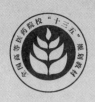

全国高等医药院校"十三五"规划教材

供护理学等专业使用

护理教育学

主　编　朱雪梅　潘　杰

副主编　王冬华　路　兰　袁　娟

编　者　(按姓氏笔画排序)

王　瑛　潍坊医学院

王冬华　长沙医学院护理学院

朱雪梅　哈尔滨医科大学护理学院

孙义元　美国阿德菲大学公共卫生与护理学院

杨　丽　哈尔滨医科大学护理学院

宋艳丽　辽宁中医药大学

赵文婷　长治医学院护理学院

袁　娟　安徽中医药大学

路　兰　武汉科技大学医学院

潘　杰　佛山科学技术学院医学院

华中科技大学出版社
http://www.hustp.com
中国·武汉

内 容 简 介

本书是全国高等医药院校"十三五"规划教材。

本书共九章,内容主要包括绪论、教育心理学理论、护理教育的目标体系、护理教育的课程、护理教学的规律与原则、护理教学的组织形式、护理教学的方法与媒体、护理教学评价、护理学专业的学生与教师。另外,为了益于学习者知识的建构,在内容的呈现上遵循认知心理学理论,设计了先行组织者、导入案例、围绕教学目标编制的能力测试题及知识链接等内容,目的是使学习内容与实际工作紧密相连,使师生明确重点,开阔视野,激发学习者的学习兴趣,同时也在一定程度上增加了教材的可读性。

本书可供全国高等医药院校本科护理学等专业学生使用。

图书在版编目(CIP)数据

护理教育学/朱雪梅,潘杰主编.—武汉:华中科技大学出版社,2015.11(2022.1重印)
全国高等医药院校"十三五"规划教材
ISBN 978-7-5680-1397-0

Ⅰ.①护… Ⅱ.①朱… ②潘… Ⅲ.①护理学-教育学-医学院校-教材 Ⅳ.①R47

中国版本图书馆 CIP 数据核字(2015)第 272029 号

护理教育学
Huli Jiaoyuxue

朱雪梅　潘　杰　主编

策划编辑：荣　静
责任编辑：罗　伟
封面设计：原色设计
责任校对：祝　菲
责任监印：周治超

出版发行：华中科技大学出版社(中国·武汉)　　电话：(027)81321913
　　　　　武汉市东湖新技术开发区华工科技园　　邮编：430223
录　　排：华中科技大学惠友文印中心
印　　刷：武汉科源印刷设计有限公司
开　　本：787mm×1092mm　1/16
印　　张：12
字　　数：307千字
版　　次：2022年1月第1版第4次印刷
定　　价：32.00元

全国高等医药院校"十三五"规划教材编委会

前言

QIANYAN

近年来，我国高等护理教育取得了快速发展，尤其是随着护理学一级学科的确立，社会对护理教育提出了更新、更高的要求。因此，培养能够满足社会和学科发展需要，具有一定岗位胜任力的优秀护理人才，是当今护理教育工作者值得思考的重要课题和肩负的使命。

基于此，在本书的编写过程中，编者始终以突出培养岗位胜任力为目标，着眼于实用性护理教育学基本理论、知识及技能的编著，以使学生初步建立护理教育理念，获得岗位工作所需的基本教学行为能力和素养，为将来从事护理教学，包括临床护理教学，以及开展临床健康教育活动奠定基础。

本书共九章。第一章的绪论部分使学生初步认识教育、护理教育及护理教育学；第二章介绍了开展护理教学活动应遵循的心理学理论，以此为理解后面各章节的内容奠定基础；第三章至第八章，依据护理教学工作的逻辑关系，编排了护理教育的目标体系、课程、教学规律与原则、组织形式、教学方法与媒体及护理教学评价；第九章介绍了护理学专业学生和教师的权利、义务及应具备的知识与素养等。另外，为了益于学习者知识的构建，在内容的呈现上遵循认知心理学理论，设计了先行组织者、导入案例、围绕教学目标编制的能力测试题及知识链接等内容，目的是使学习内容与实际工作紧密相连，使师生明确重点，开阔视野，激发学习者的学习兴趣，同时也在一定程度上增加了教材的可读性。

护理教育学尚处于发展阶段，我们结合自身理论基础和教学经验，在本书中尝试构建了护理教育学的基本构架，可能不成熟，但希望提供一个新的思考点。我们愿把这本书奉献给广大的师生和临床护理人员，并诚恳地期待您的指正。

本书在编写过程中得到了哈尔滨医科大学护理学院及各位编者所任教院校的大力支持，在此一并表示感谢！

朱雪梅

2016 年 1 月

目录

MULU

第一章 绪 论

 导入案例

某护理院校已由相关部门批准,准备开设四年制本科护理专业,该学校的专家团队首先确定学生的培养目标为面向临床,为临床一线培养临床实用型护理人才。培养目标确定后,开始设置课程,在设置课程的过程中,关于"护理教育学"这门课程是否设置的问题专家们意见不一。有的专家认为,应根据已确立的培养目标开设课程,即围绕"培养学生临床护理能力"开设课程,以传授教育学理论知识为主的"护理教育学"课程不需要开设;而有的专家则认为,作为护理本科层次的教育是需要开设这门课程的。

你认为这所学校是否需要开设"护理教育学"这门课程? 它又是怎样的一门课程? 什么是教育? 什么是护理教育? 护理教育的发展历程及发展趋势又是怎样的呢?

教育学理论知识来源于教育教学实践,是对教育实践经验的总结、提炼及升华。教育学的相关教学规律、原则及方法是千百年来教育实践传承下来的教育精华,是教育工作中应当汲取和借鉴的真理性知识。护理教育学是教育学在护理领域中的应用分支学科,是护理学与教育学的交叉学科。护理教育学的主要任务是研究护理教育现象及规律,运用教育原理指导护理教育实践。

第一节 教 育 概 述

每一门学科都有其特定的研究对象及研究内容,都会经历一个从无到有、不断发展完善的过程,践行着自己独特的研究任务。

一、教育的概念与本质

(一)教育的概念

教育(education)有广义和狭义之分。广义的教育是指在人类的生产与生活活动中,凡是有意识地增进人的知识和技能以及影响人的思想观念的活动;狭义的教育是人类发展到一定历史阶段才产生的,主要指学校教育。学校教育是指教育者根据一定的社会要求,由专门机构、专职人员承担的,有目的、有计划、有组织地促进入学者身心发展的活动。

(二)教育的本质

教育是以有意识地影响人的身心发展为首要目标的社会活动。教育的本质是培养人的活动,它与其他社会活动有着本质的区别:首先,教育活动的对象是人,包括各年龄段的人;其次,教育的首要目标是影响人的身心发展,人类社会的各种活动都有其直接的目的性,教育的直接目的则是影响人的身心发展,期望学习者的身心能在教育活动的影响下发生预期的变化;最后,这种影响是有明确意识的,并以此作为自身的首要目标。需要注意的是,教育活动的影响结果有正、负两个方面,不是所有的教育活动都对人的身心发展产生积极的影响,也存在消极落后的教育活动。

二、教育的要素和功能

(一)教育的要素

任何教育活动都是由教育者、受教育者、教育内容和教育手段四大要素组成的。

1. 教育者

教育者是指在教育活动中有目的地引导和指导受教育者的人,在学校教育中主要指教师。教师是教育活动的设计者、组织者和指导者,发挥主导作用。

2. 受教育者

受教育者是指在教育活动中承担学习责任及接受教育影响的人,在学校教育中主要指作为学习主体的学生。

3. 教育内容

教育内容是教育者对受教育者施加影响的客体,在学校教育中,教育内容包括显性的课程计划和教材以及隐性的价值观、思维方法和情感态度等。

4. 教育手段

教育手段是指开展教育活动的各种物质条件及方式方法,包括各种教学场所、设施以及教育者对教学活动的设计。

以上四个要素是构成教育活动的基本要素,教育者是教育过程中"教"的主体,受教育者是教育过程中"学"的主体,教育内容是教育者和受教育者共同认识的客体,教育手段是教育活动的基本条件。

(二)教育的功能

教育具有促进人的发展和社会发展的功能。这两大功能,相辅相成,相互促进。教育的基本功能是依据社会的需要,促进人的发展,进而促进社会的发展。社会的发展又可以提供给人更好的物质文明和精神文明,继而促进人的发展。促进人的发展是教育的根本立足点,是教育的本体功能。所有教育都必须通过培养人来实现为社会发展服务的功能。把握教育与人和社会发展的关系,有助于深刻认识教育的本质,正确、有效地开展教育活动,充分发挥教育的功能。

三、教育学的概念与研究问题

(一)教育学的概念

"教育学"一词最早起源于希腊语"教仆"(pedagogue),有照看、管理和教育儿童的方法之意。随着教育实践的不断发展,教育学逐渐发展为一门学科。教育学(pedagogy)是研究教育现象和教育问题,揭示教育规律并指导教育实践的一门学科。

（二）教育学的研究问题

教育学的研究对象是教育现象，即人类各种教育活动的外在表现形式；研究任务是揭示教育规律，即帮助人们认识教育领域各事物之间的本质联系及其发展过程的必然趋势；研究目的是为教育实践提供理论指导，即告诉人们教育是什么、为什么教育和怎样教育的问题。因此，教育学的研究问题包括：什么是教育（教育的本质），为什么教育（教育的目的），谁来教育（教育者），教育谁（受教育者），教什么（课程设置），如何教（教学过程、原则及方法），用什么手段、以什么形式进行教育（教育技术、教学组织形式等）等。

四、教育学的发展

1. 教育学的萌芽阶段

在奴隶社会和封建社会，教育学还没有成为独立学科，一些哲学家、思想家总结和概括了教育实践的经验，研究了教育问题，西方的代表人物有苏格拉底（Socratēs）、柏拉图（Platon）、亚里士多德（Aristotle）及昆体良（M. F. Quintilianus）等。苏格拉底的"产婆术"教学方法以问答的方式让学生自己得到答案，是发现法的前身；柏拉图的《理想国》比较系统地阐述了教育制度；亚里士多德是最早提倡"教育要适应儿童的年龄阶段"和"应进行德智体多方面和谐发展教育"的思想家；昆体良的《雄辩术原理》比较系统地阐述了儿童教育的问题，堪称世界上第一本研究教学法的著作。中国古代的孔子、孟子、荀子和朱熹等教育家、思想家也提出了许多有价值的教育观点。孔子是第一个应用"因材施教"的思想和方法从事教育活动的人，《论语》汇集了他关于哲学、教育和政治方面的言论，至今被人们传诵；孟子的"尽信书，不如无书"、荀子的"知之而不行，虽敦必困"、朱熹的"读书之法，在循序而渐进，熟读而精思"等教育理念对现代教育仍有着重要的启示作用；《学记》是世界上最早的专门论述教育和教学问题的论著，它系统而全面地阐述了教育的目的和作用，学校管理、教育教学原则与方法，教师的地位与作用，教育过程中的师生关系及同学之间的关系等。

由此可见，世界古代思想家、教育家的教育思想是他们的哲学或政治思想的组成部分，对教育经验的论述多停留在形象的比喻、现象的描述及自我经验的总结上，缺少独立的科学命题和理论范畴，教育学还没有从哲学、政治等学科中分化出来形成独立的学科，而是处于发展进程中的萌芽阶段。

2. 教育学的形成阶段

自欧洲文艺复兴以来，随着教育实践的丰富及教育经验的积累，人们对教育现象、教育问题的认识逐渐深入，许多教育学专著相继问世，教育学开始从哲学中分化出来，逐渐成为一门相对独立的学科。1623年英国哲学家、科学家培根（F. Bacon）在《论科学的价值和发展》中首次将"教育学"作为一门独立的学科提了出来，与其他学科并列。被誉为"教育学之父"的捷克教育学家夸美纽斯（J. A. Comenius），1632年出版了西方第一部教育学著作——《大教学论》，书中论述了课程、学科教学法、教学组织形式、教学原则等，内容十分详尽、丰富，对后来的教育实践产生了重大的影响。1776年，德国哲学家康德（I. Kant）于哥尼斯堡大学首次开设教育学讲座，使教育学在西方学界被确认为一门独立的学科。德国哲学家和教育家赫尔巴特（J. F. Herbart）传承了康德的教育学讲座内容，并于1806年出版了《普通教育学》。该书被认为是第一部现代意义上的教育学著作。

在此阶段，教育学从哲学中分化出来，成为了独立的体系，出现了一些理论体系比较完整的教育论著，但由于历史和阶级的局限，这些论著尚未达到真正科学化的程度。

3. 教育学的多元化发展阶段

从 19 世纪中叶起,教育学的理论基础更为广泛,哲学、社会学、心理学、伦理学,甚至像数学、生物学等一些自然科学也都成为教育研究的视角和方法。教育学逐渐分化出许多二级学科,如德育理论、美育、教学理论、课程论等,标志着教育学作为一门学科逐渐走向成熟。

此阶段的主要代表人物及其代表作品包括:英国实证主义哲学家斯宾塞(H. Spencer)在其著作《教育论》中,倡导科学是最有价值的知识,应重视科学教育,提出教育的任务是教导人们如何生活;德国教育家梅伊曼(E. Meumann)和拉伊(W. A. Lay)是实验教育学的代表人物,梅伊曼提倡以实验的方式研究教育问题,并将心理实验的方法应用于教育实践中,开创了"实验教育学"的先河,拉伊运用实验心理学的观察、实验、统计等科学方法,研究了教育学原理和教学法,并将研究结果发表在《实验教育学》一书中,系统地论述了实验教育思想,影响深远。

在 19 世纪末至 20 世纪初,欧洲出现了"新教育"思潮,美国则出现了以杜威的实用主义教育思想为代表的"进步教育运动"。其共同特点是反对传统的灌输式教育,强调以儿童为中心的教育以及与社会生活相联系的教育等。在 1916 年出版的《民主主义与教育》一书中,杜威提出了教育的四个基本命题:教育即经验的不断改造、学校即社会、教育即生活、教育即生长。这对 20 世纪以来的教育和教育学产生了深远的影响,导致西方教育学出现了以赫尔巴特为代表的传统教育学派和以杜威为代表的现代教育学派的对立局面。

4. 教育学理论深化阶段

自 20 世纪 50 年代以来,由于科学技术的快速发展,智力的开发和运用成为提高生产效率和推动经济发展的主要因素,引起了世界范围的新的教育改革,推动了教育学的发展。同时,由于科学的发展趋势既日益分化又日益综合,教育学越来越与社会学、经济学、心理学等学科相互渗透,在理论上不断丰富、深化,同时又受到控制论、信息论、系统论和复杂科学的思想方法的影响,使得教育学有了新的发展。

1956 年美国心理学家布卢姆(B. S. Bloom)制订出了教育目标的分类系统,这有助于教师详细地确立教学目的和任务,为观察教育过程、分析教育活动和进行教育评价提供了理论框架。1963 年美国的教育心理学家布鲁纳(J. S. Bruner)出版了《教育过程》一书,提出了"学科基本结构"的观点,对于编选教材、发展学生能力和提高教学质量具有积极意义。

(潘　杰)

第二节　护理教育概述

护理学专业作为医疗卫生事业领域的一个重要组成部分,目前正处于一个蓬勃发展和深刻变革的时期。社会的发展及医学的进步使得当代护理教育在数量、质量及层次等各个方面都达到了历史最高水平,培养了大批护理专业人才。在此背景下,护理教育者需要对教育学的理论和实践进行研究,进而催生了护理学与教育学的交叉学科——护理教育学。

一、护理教育与护理教育学的概念

(一)护理教育的概念

护理教育(nursing education)是指培养护理专业人才的社会实践活动。相对于社会系统而言,护理教育的性质与教育的性质是一致的,都属于社会意识的传递系统。相对于整个教育系统而言,护理教育是培养护理人才的专业教育活动。护理学专业学生接受这种教育的直接目的是为未来从事护理工作做好准备。护理教育具有很强的实践性,是一种护理院校与医院及社区医疗服务机构密切结合、共同完成的教育。

(二)护理教育学的概念

护理教育学(nursing pedagogy)是护理学与教育学相结合而形成的一门交叉学科,是一门研究护理领域内的教育现象和教育问题,揭示护理教育规律的应用学科。它依据社会卫生事业和护理科学发展的规律和特点,运用教育科学的基本原理和方法,研究护理教育活动的基本规律,阐述培养符合社会和护理学科发展需要的护理专业人才的理论和方法,并探讨护理院校的组织及管理活动的规律和策略。

二、护理教育的特点

1. 护理专业性质与任务的特点

护理教育是为国家卫生保健事业服务的,其目标是培养各层次护理专业人才。由于社会政治、经济、文化及科学发展水平的影响,护理教育的规模、结构,乃至教育内容都必须根据国家卫生保健事业发展的需要来确定。近年来,由于服务对象健康保健意识的增强及社会对高级护理人才需求的增加,社区保健教育及高等护理教育已在护理教育中占据重要地位。

2. 护理教育内容的特点

护理学是一门综合自然科学和人文社会科学的应用性学科,实践性比较突出。为使服务对象在生理、心理和社会各方面都达到良好状态,护士需要成为理论知识扎实、技术技能娴熟、人文底蕴深厚的专业人才。因此,护理教育的内容具有综合性、整体性、实践性的特点。护理专业学生除了学习医学基础知识及护理专业知识外,还要学习人文社会学科的知识,以加强学生人文关怀品质的培养。护理教育特别注重实践教学,以培养学生的动手能力和解决实际问题的能力。

3. 护理教学组织与方法的特点

护理学与人类生命及健康息息相关。在教学过程中,许多护理学专业知识和技能的掌握必须通过对人直接或间接的护理行为来实现。因此,除了一部分知识和技能可以通过护理模型来学习外,相当一部分教学需要安排在临床或社区,采用案例讨论、角色扮演、临床教学、导师制带教等方法开展,以利于学生理论联系实际,达到情感态度、知识及技能的统一。这对教学的组织安排及教学方法的选择与改进提出了特殊的要求。

4. 护理教育管理的特点

护理专业的实践性特点,决定了护理教育必须依托于医院、社区等实践教学基地,而不可能全部在学校内的教室及实验室完成。因此,护理教育管理的层次、部门及参与人员相应增多,需要理顺各层次、各部门之间的关系,确保彼此之间沟通顺畅、相互支持、密切合作。

三、护理教育的任务

1. 培养合格的护理人才

护理教育担负着为国家、为社会培养各层次合格的护理人才的重要使命,这是护理教育的基本任务。各护理院校应注重提高人才培养的质量和规格,护理教育的主要力量必须放在使学生掌握护理学基础理论、基本技能及发展智力和能力上,同时还必须重视职业道德品质的教育,培养学生对职业的热爱情感和健康的身心,确立为提高人类健康水平而终身奉献的专业信念及强烈的人文关怀精神,使学生具有主动学习,独立获取知识、自我教育的能力,具有丰富的个性、勇于探索、不断创新的精神,开阔的视野,很强的国际意识和国际竞争能力。

2. 开展护理科学研究和护理教育研究

护理院校集中了较高专业水平的教师及科研人员,是护理研究的重要力量。所属医学院校或大学专业较齐全,实验设备条件好,信息交流快,学术活动丰富,同时又有研究生等作为科研所需的人力保证。因此,有条件的护理院校应成立教学中心与科研中心。这既有利于更新教学内容,提高教育质量,提升护理人才的科研能力,又有利于发展护理学理论与技术,促进护理事业的发展。

3. 发展社会服务项目

社会服务是指护理院校除教学、科研以外的面向社会的服务活动,例如开展各种护理咨询活动、推广及应用护理科研成果、举办护理知识及技能培训班、开展卫生保健知识讲座、承担社会教育及预防保健的任务,等等。护理院校为社会服务,不仅有助于提高人们的健康保健意识,推动社会物质文明和精神文明的发展,而且有助于加强护理教育与社会的联系及理论与实际的联系,帮助护理院校根据社会需求及时改进教育、教学和科研工作,增强培养护理人才的社会适应性。

四、护理教育的类型和层次

(一)护理教育的类型

护理教育依据教育对象、教育时间、办学形式与教学方法分为以下几种类型。

1. 根据教育对象分类

(1)基础护理学教育(basic nursing education):过去又称为护理执业前教育(preregistration education),是建立在普通教育基础上的护理学专业教育。依据教育目标,基础护理学教育在中等护理学教育和高等护理学教育两种水平上实施,后者又含护理学专科教育和护理学本科教育,旨在为学生毕业后从事各种护理工作或进入后续教育做准备。

(2)毕业后护理学教育(postgraduate nursing education):在完成基础护理学教育,并取得注册护士资格后所实施的教育培训。依据我国和世界大多数国家现行的护理教育制度,毕业后护理学教育采取注册后护理学教育(post-registration education)和研究生教育(postgraduate education)两种方式实施。注册后护理学教育的目的:①进入医院工作前,通过岗前培训,了解医院规章制度,学习护理工作制度、操作常规、仪器设备的使用及管理等;②结合临床病例进行在职学习,提高护理质量;③学习现代护理学及相关学科新知识,了解护理学专业新进展。研究生教育的主要目的是培养从事专科护理、护理教育、护理研究和护理管理的高级护理人才。

(3)继续护理学教育(continuing nursing education):为正在从事实际工作的护理人员提供持续终身的在职教育,以学习新理论、新知识、新技术和新方法为目标。接受继续护理学教育既是护士的权利,也是护士的义务。

2. 根据教育时间分类

(1)全日制护理教育(full time nursing education):除节假日和寒暑假外全日进行的护理

教育,包括医学院校或大学护理学院(系)、护士学校、中等卫生学校中的护士专业及全脱产的专业班次,部分医院也有全日制的护理学专业班次。

（2）业余护理教育(part time nursing education)：利用业余时间进行的各种教育,包括医学院校或大学的护理夜大学、护理函授大学自学辅导站等。

3. 根据办学形式与教学方法分类

（1）护理学函授教育(nursing correspondence education)：运用通讯方式进行的远程护理教育,实施机构为具有各类函授资格的医学院校或大学的函授部。学生以自学函授教材为主,函授学校给予学生书面辅导或必要的面授。目前,我国护理学函授教育有高等护理教育自学考试、大专升本科高等护理教育等形式。

（2）护理学进修教育(nursing advanced education)：各级护理人员通过到条件较好的预防、医疗、护理、康复、科研、教学单位进行有目的、有计划的学习,以提高业务能力的一种教育形式。进修教育一般以实践为主,进修单位定期组织一定的理论教学,进修人员在水平较高的教师指导下从事实际的护理、教学和科研活动。进修教育一般由选送单位向进修单位提出申请,说明进修目的和要求,通过进修单位审查认可,即可按期进修,进修期间一般没有严格的考试,通常也不发结业证书,仅在进修结束时,由进修单位对进修人员在进修期内的表现做出评语和鉴定,寄往选送单位。与进修教育不同,各种专门进修班则组织规模较大,系统性较强,理论教学比重偏大,学员修业期满,通过考试或考核,由办班单位发给进修结业证书。

（3）护理学短期培训(nursing short-term training)：继续护理学教育的一种形式,学习时间较短,为期数天至数周不等,通常不发给学历证明。一个短期培训班主要讲习一个护理专题及相关知识,多为新理论、新知识、新技术、新方法方面的更新培训,既可以是普及性的,也可以是提高性的,内容深浅度差别很大,一般的学术讲座也属于此类教育。

（二）护理教育的层次

我国现行的护理教育层次按培养护理人才的等级从低到高可以分为以下几类。

1. 中等护理学教育

中等护理学教育(diploma nursing programs)的任务是培养实用型中级护理人员。招生对象为初中或高中毕业生,学习年限一般为 3 年。学生按课程计划修完全部课程,考试及格,准予毕业,发给毕业证书。毕业时应掌握中等教育所必需的文化基础知识、医学基础知识、护理学基础知识及基本技能,能够对常见病、多发病及急危重病人进行观察、应急处理和身心护理,具有基本的卫生保健知识。通过国家护士执业资格考试,取得执业许可证后,方可在各类医疗卫生、保健机构独立从事护理和预防保健工作。

2. 护理学专科教育

护理学专科教育(associate degree nursing programs)的任务是培养技术应用型护理人才。招生对象为高中毕业生或具有同等学力的青年、应届初中生或中专毕业生,以及中专毕业后参加护理工作的护士。学习年限依不同学习对象和学习形式而异,一般为 2～5 年。函授大学多数为 3 年;招收在职护士、干部的专修班,因入学前已有一定专业基础,多为 2 年;应届初中生常采取"3＋2"模式。学生学业期满,考试及格,准予毕业,发给专科毕业证书。毕业时学生应在掌握护理专业基础理论、基本知识及基本技能的基础上,提高专科护理理论及技能水平,掌握护理专业的新知识、新技术,具备整体护理、保健康复、健康教育等能力。

3. 护理学本科教育

护理学本科教育(baccalaureate degree nursing programs)的任务是培养高级应用型专业

人才。实施护理学本科教育的主要机构是各医学院校或大学。目前我国护理学本科教育主要有两种形式:一种是学生高中毕业后通过国家统一入学考试,进入护理院校学习,修业年限为4～5年;另一种是已取得护理专科文凭,通过国家统一的自学考试、全日制专科升本科、函授专科升本科等教育形式,学习年限一般为2年。学生修完全部课程,考核合格,达到要求学分,准予毕业,发给毕业证书,按国家颁布的学位条例规定授予学士学位证书。通过学习,学生应掌握较系统的护理学及相关的医学和人文社会学知识,具有评判性思维能力、独立解决问题能力、自主学习能力及创新精神,具备基本的临床护理能力,初步的教学能力、管理能力和科研能力。

4. 护理学研究生教育

护理学研究生教育包括护理学硕士研究生教育和护理学博士研究生教育两个层次。

(1)护理学硕士研究生教育(master's degree nursing programs):其任务是培养具有从事专科护理、护理管理、护理教学和护理科研工作的高级应用型或学术型护理人才。实施护理学硕士研究生教育的机构主要是获得护理学硕士学位授权资格的医学院校或大学的护理学院(系),招生对象是护理学专业或相关专业本科毕业生或具有同等学力者,经过国家统一考试,择优录取,学习年限一般为3年。研究生修满规定学分,各门课程成绩合格,通过学位论文答辩,经国家授权的硕士学位评定委员会批准,可授予硕士学位及研究生学历毕业证书。通过学习,研究生应具备坚实的护理学理论基础和系统的专业知识,了解护理学科国内外发展前沿,具有科学的创新精神、评判性思维能力、自我发展能力和独立研究能力,在护理学专业领域具有一定专长。

(2)护理学博士研究生教育(doctoral degree nursing programs):是护理人才培养的最高层次,任务是培养能够独立从事科学研究及教学工作,并在科学和专门技术领域内做出创造性成果的高级学术型护理人才。实施护理学博士研究生教育的机构主要是获得护理学博士学位授权资格的医学院校或大学的护理学院(系),招生对象为护理学专业或相关专业具有硕士学位的人员,经国家统一考试,择优录取。修业年限为3～6年。研究生毕业时符合《中华人民共和国学位条例》规定要求者,授予博士学位。通过学习,研究生应具有坚实宽厚的基础理论知识和系统精深的专门学科知识,把握自身研究方向的国内外发展前沿,具有科学的创新精神、良好的思维品质和自我发展能力。

(潘 杰)

第三节 护理教育的发展与改革

国外护理教育经历三百多年的发展,目前已基本形成了以高等护理专业教育为主体,多层次护理教育并存的比较完整的教育体系。自20世纪后半叶以来,在世界范围内,掀起了新的教育改革浪潮。我国护理教育的发展与护理专业的成熟紧密相连,护理教育体系也在不断发展与完善。自20世纪90年代,依据教育部面向21世纪高等医学教育教学改革计划精神,为培养适应21世纪社会发展需要的高等护理人才,我国护理教育也进行了相应的改革,以缩小与国外护理教育的差距。

一、护理教育的发展

(一)国外护理教育的发展

1. 19 世纪中叶前的非正规护理教育

1633 年,法国罗马天主教徒保罗(S. V. Paul)在巴黎成立了"慈善姊妹社",招募有一定文化基础的天主教徒学习护理知识,学习后去医院和母婴室从事护理服务。可见,这种护理教育活动与宗教活动、医学教育混为一体,教育对象大多是教徒。1798 年,席曼博士(V. Seaman)在美国纽约医院开办了第一个有组织的护理课程,但并无多大影响。直到 1836 年,德国牧师西奥多·弗里德尔(P. T. Fliedner)在凯斯维尔斯城为教会女执事建立了护士短期培训班,护士弗罗伦斯·南丁格尔(F. Nightingale)初次接受训练即在这里。此期的护理活动以家庭式的照顾为主,尚没有成为专业,做护理工作的多为修女,她们出于爱心和宗教观念对病人提供一些生活照顾和精神安慰,她们没有接受过科学、正规的护理训练和护理教育。

2. 19 世纪中叶后的以医院护校为基础的正规护理教育

从 19 世纪 50 年代开始,在欧洲医院中采用带徒培训的方式培训护士。当时护士通过从事 6 个月不付报酬的工作来获取护士资格。由于他们的出色表现,提高了医疗质量,受到病人和医生的普遍赞扬。在 1853 年的克里米亚战争中,南丁格尔富有成效的护理工作使社会第一次认识到护理工作的重要性,并得到了英国女王的奖励。1860 年,南丁格尔用 4000 英镑的奖金在英国伦敦圣托马斯医院创办了世界上第一所护士学校,开启了现代护理教育的新阶段。南丁格尔以从事医院管理工作和战地救护工作积累的经验,提出了全新的护理教育办学思想。她认为护理应该是一个专业,护理教育务必有自主权,护理教学必须要坚持理论联系实际。在南丁格尔的不懈努力下,由她创立的以医院为基础的护士学校这一护理教育模式成为欧洲、北美及日本等地区和国家护理教育的标准模式,护理工作成为了一项社会认可的职业,护理教育摆脱了学徒制模式,走向了正规的学校教育发展之路。

3. 20 世纪高等护理教育的兴起和发展

高等护理教育最初在美国兴起。1899 年,哥伦比亚大学教育学院家政系开设了医院经济学课程,培养护校校长、教师及护士长,被称为高等护理教育的先驱;1909 年,明尼苏达大学设立了学制为 3 年的护理学本科课程;1924 年耶鲁大学成立护理学院,第一个开设以大学为基础、以授予学士学位为目标的 4 年制护理本科教育。此后,护理教育逐步从职业培训向专业教育转化,成为了高等教育的一部分。1916 年,哥伦比亚大学成为美国第一所培养护理学硕士的高等教育机构,并于 1924 年开设了第一个护理学哲学博士项目。在过去一百多年中,美国护理教育比其他国家发展迅速,并形成了比较完善的高等护理教育体系。

(二)我国护理教育学的发展

1. 新中国成立前的护理教育

鸦片战争前后,西医和宗教传入我国,护理教育开始兴起。1888 年,美国人约翰逊女士在福州开办了中国第一所护士学校。1909 年,在江西牯岭成立了中华护士会(1964 年改名为中华护理学会),1912 年其第三次会议规定统一中国护士学校课程,确定全国护士统一考试的时间和章程,成立护理教育委员会。1921 年,北京协和医院和燕京大学、南京金陵女子文理学院、苏州东吴大学、广州岭南大学及山东齐鲁大学五所大学合办高等护士学校,学制 4～5 年,学生毕业时可获学士学位,这是我国高等护理教育的开端。1922 年,国际红十字会日内瓦会议正式接纳中国护士会为第十一名会员国。1934年,教育部成立了护士教育专门委员会,将护士教育改为高级护士职业教育,学制3~4年,护士教育被纳入国家正式教育系统,直至1950年停办。1931年,在革命根据地江西汀州创办了中央红色护士学校。1941—1942年,中华护士学会在延安成立分会。毛泽东为大会题词:"护士工作有很大的政治重要性"和"尊重护士,爱护护士"。1946年联合国善后救济总署(United Nations Relief and Rehabilitation Administration,UNRRA)在美国举办护士师资进修班,为期4个月,中国派出20名优秀护士赴美学习,这是中国护理教育史上第一次派出护士留学。

2. 新中国成立后的护理教育

1950年,第一届全国卫生工作会议将护理教育列为中等专业教育之一,1953年停办高等护理教育。中等护理教育由卫生部统一领导,制定全国统一的课程计划、课程标准和教材,招生对象为初中毕业生,学制2年。1954年,卫生部决定将中专护理教育学制改为3年。1961年,北京第一医科大学护理系招收护士进修大专学生,但"文化大革命"开始后,刚刚复苏的高等护理教育再度夭折。1966—1976年"文化大革命"期间,全国护士学校停办。但由于当时医疗工作的实际需要,较多医院自办护士班,致使大批未接受正规教育的初级人员进入护理队伍,导致护理质量大幅度下降,造成中国护理教育与世界护理教育之间的差距更大。

3. 改革开放后的护理教育

1976年以后,特别是党的十一届三中全会以后,护理学专业再次获得新生。1977年以来,中华护理学会和各地分会先后恢复。1979年为护理工作转折点,国家卫计委(原卫生部)颁发了"关于加强护理工作的意见"和"关于加强护理教育工作的意见"两个文件,加强对护理教育的扶持。1980年,由南京医学院与南京军区总院联合开办了"文革"后第一个高级护理进修班,学制3年,大专学历。1983年,天津医学院率先开办了5年制护理学本科专业。其后,相继有北京医科大学、协和医科大学、上海医科大学、华西医科大学、第二军医大学等10所高等院校开设了护理学本科专业,学制4~5年。1992年,北京医科大学获批护理学硕士学位授予点,随后协和医科大学、上海医科大学、华西医科大学、第二军医大学等相继获批招收护理学专业硕士研究生。2003年,第二军医大学率先获批护理学专业博士学位授予权。

1995年,教育部高教司制定公布了《高等医药教育面向21世纪教学内容和课程体系改革计划》,掀起了全国范围内高等护理教育改革的热潮。经过近二十年的教学研究与改革实践,高等护理教育取得了丰硕的成果:基本形成了完整的护理教育体系,护理人才培养模式初步呈现多元化格局;调整了高等护理教育的学制、培养目标以及课程设置,突出了护理学专业特色;编写了大批适应新课程实施的教材;建立了配套的教学管理制度;初步构建了专业素质评价指标体系与各类评价工具;提高了护理教育师资队伍的学历层次。

4. 21世纪初的护理教育

1999年始,我国高等教育扩招,高等护理教育的规模随之迅速膨胀。据统计,2003年我国本科和高职护理专业的招生量分别是1996年的25倍和24倍,护理学专业成为医学类专业招生最多的专业。截至2011年,我国护理专业起始教育各层次办学点已达到中专866所、大专374所、本科211所、硕士65所、博士25所。

在我国,护理学专业原来为隶属于临床医学专业下的二级学科,2011年3月,国务院学位办颁布了新的学科目录,护理学专业从临床医学专业中分离出来成为一级学科。护理学专业一级学科地位的确立为护理事业的发展提供了更高更广的平台,同时也对护理人才的培养提出了更高的要求。在此背景下,护理教育理念也必须不断转变,应以学生的发展为出发点和归宿点,教会学生做人、学习、做事和创造,教学活动由灌输式转向探索式,日益提倡以学生为主体、教师为主导与专业实践紧密结合的开放式教学组织方式。

二、护理教育的改革

(一)国外护理教育的改革

1. 发展高等护理教育

世界上很多国家都实现了以大专、本科、研究生为主体的护理教育体系。其原因主要是:①人类社会跨入信息时代,经济全球化、竞争综合化及社会老龄化,使人们对健康的需求日益增高,这就要求与健康及生命息息相关的护理工作者要相应地提高和改变自身的观念、态度、知识及技能等,确保提供高质量的护理;②高等护理教育是投入少、产出多的潜在预防保健措施,提高护理教育层次,扩大护士工作内容及职责,可显著提高医疗护理质量,降低病残率和死亡率,有效地降低医疗成本。发展高等护理教育,提高护理人才素质已是全世界护理改革的根本举措。

2. 构建护理终身教育体系

从教育科学的角度来看,当代的基本特征就是所谓的"三大爆炸",即知识技术爆炸、教育人口爆炸及教育需求爆炸。传统的教育观念和教育框架已难以适应这一局面。1972 年,联合国教科文组织(United Nations Educational,Scientific and Cultural Organization,UNESCO)国际教育委员会发表了《学会生存——教育世界的今天和明天》,系统而深刻地论述了终身教育的理论及原则。此后终身教育日渐被世界各国和各地区护理界广泛接受。一方面重视继续教育,补充新理论、新知识、新技术及新方法,以满足护理工作的需求;另一方面重视终身教育在塑造人格、发展个性及增强人文关怀理念等心理修养和行动能力方面的意义,要求全面改造护理院校教育观念及课程,由知识传递、知识复制型院校转变为知识创造、知识操作型院校,由一次性、批量化教育转变为多次性、个性化教育。

3. 调整培养目标

培养目标是国家培养人才的具体规范,具有权威性和导向性。世界各国护理界为迎接 21 世纪的挑战,培养适应 21 世纪需要的护理人才,在对未来社会进行预测和对现行教育制度进行反思的基础上,制定和修订了本国的护理教育标准和护理人才培养目标,展现了以下鲜明的特点:①重视专业价值观、专业人文精神和专业发展能力的培养;②提倡国际观念和国际活动能力的培养;③强调对卫生保健政策的知晓和提倡成本效益合理的护理;④注重能适应多样化卫生保健的实践环境;⑤提出个性化培养目标,尊重人的个性,培养独特的个体;⑥体现能力本位,突出对学生专业核心能力的培养。

4. 进行课程改革

培养目标主要是通过课程来实现的。因此,各国在调整培养目标的同时,相应地进行了课程改革,尽力提高教育质量,这既是当今教育改革的核心,也是教育改革的重点和难点。在高等护理教育方面,有以下趋势值得重视:①淡化学科界限,开设综合性课程,提高学生整体认识和应用知识的能力;②建立核心课程,开展通识教育,实现科学教育与人文教育的统一,促进学生品格、心智全面发展,具有可持续学习与发展的能力;③理论教育与实践相结合,强化学生的思维、交流及动手能力;④加强护理科研教育,让学生参与各种科研活动,为学生提供发展智力的环境和条件,培养创新能力;⑤注重将最新医学、护理学成果与本国、本民族传统文化相结合;⑥开设多样性选修课,使学生有更多的选择,以发展自身的个性和特长。

5. 改革教学策略与方法

现代教育提倡以学生为主体、以职业胜任力为核心及"做中学"等理念。在此导引下,护理教学策略由替代式教学策略为主转变为以生产式教学策略为主,改变学生的学习过程,使其将思考与学习结合起来,由"吸收-储存-再现"的传统模式变革为"探索-转化-创造"的创造型模式,广泛采取以问题为基础的教学、情境化教学、合作教学、服务性学习等方法,培养学生的职业核心能力,如合作能力、自我学习能力、人际交往能力、运用信息技术的能力、评判性思维能力、独立决策能力和问题解决能力。

6. 采用高科技教学手段

新科技革命为护理教育提供了先进的教学手段,改善了护理实验教学的条件,高性能、高仿真性的护理教学模型增强了学生学习护理技能的形象性和真实感。计算机辅助教学被广泛采用,网络课程被大量开发出来,计算机全球网络已成为现实,可以利用计算机远程教育输出护理教育,最大限度地发挥护理教育资源的共享性,为护士的专业学习提供便利、经济、有效的途径。

7. 推行以操作为基础的临床护理实践能力考评

由于日益重视对学生临床护理实践能力的培养,许多国家开展了以操作为基础的临床护理实践能力的综合化考评。如通过模拟临床情境和模拟病人,综合考评学生的人际沟通能力、健康评估能力、临床决策能力、执行护理干预措施能力及健康教育能力等。一方面,避免了传统考评形式的主观性及片面性,使认知、情感和动作技能三个教育目标分类领域都能得到评价;另一方面,也有利于推动能力本位的教育目标的实现。

8. 加强护理师资队伍建设

UNESCO 指出:"教师是变革的动力,是促进东西方之间、南北方之间相互了解的桥梁,是塑造新一代性格和思想的积极参与者,人类从没有像今天这样痛切地感悟到教师在这方面的重要作用"。2000 年,UNESCO 又专门提出"加强和提高教师的社会地位、道德规范和职业特性"的战略目标。各国也积极致力于教师教育政策、课程、教学方法、培训机构以及教育资源与手段等方面的改革,视教师教育为提升综合国力的重要方面。加强护理师资队伍建设的趋势和措施是:①制定教师专业标准,以提升教师形象及推动教师专业化进程;②关注教师本人的全面成长,注重师德、教师的情感、价值观及态度的培养;③建立在 UNESCO 领导下的国际教师教育协作组织,加强各国教师间的合作与交流,借助有质量的国际资源促进教师的专业化发展;④提高教师选任标准,强化教师在职培训;⑤提高教师的工资及福利待遇,以吸引优秀人才从事护理教育,并确保现有教师队伍的稳定。

9. 推行教育标准化

近 20 年来,世界各国普遍重视高等教育质量。1998 年 UNESCO 倡议建立教育质量保证制度,受到大学国际联合会、大学校长国际联合会及高等教育质量保证机构合作网等国际组织的响应,在全球范围内掀起了一场以高等教育标准化为显著特征的质量保证运动。作为这场运动的先行国家,早在 1986 年,美国护理学院学会就签署了关于《护理学专业高等教育标准》的文件,首次从国家的角度定义了护理学本科教育应提供的价值观、知识及专业行为。1998 年《美国护理学专业本科标准》定稿。在美国的带动下,英国、加拿大、澳大利亚等国家也纷纷制定各自的护理学教育标准,并成立了相应的护理教育认证机构及组织,对本国各层次的护理教育进行定期的质量评估及资格认证,有效地保障了护理教育的质量。2008 年,

WHO在《护士与助产士初级护理教育全球标准》中指出了护理和助产本科教育的最低要求和基本纲要,以指导各国护理教育标准的建立。

10. 促进护理教育国际化

为适应世界各国之间联系和交往日益频繁的趋势,各国普遍注重并采取护理教育国际化措施:①广造舆论,唤起领导、公众对护理教育国际化的必然性和重要性的认识;②开展国际合作研究,制定全球护理教育标准,逐渐实现国际护理教育资质和质量的互认;③开设专门课程,如"世界文化"、"国际问题"及"国际关系"等课程,或在相关课程中渗透护理教育国际化内容,以加强对护理教育国际化的理解;④加强外国语教学;⑤广泛开展国际护理教育交流与合作,包括互换学生和访问者、合作研究、合编著作等。

(二)我国护理教育的改革

1. 调整护理学专业培养目标,满足时代要求

在分析经济全球化、社会需求、学科发展趋势及新时期青年学生特征的基础上,许多学校调整了护理学专业本科生的培养目标,其总体特征是:①强调护理人才培养的国际化要求;②将护理人才的专业发展和全面发展统一起来;③突出护理人才可持续发展素质的提高和核心能力的培养;④注重护理人才人文精神的培养。

2. 调整学年编制,体现护理特点

根据护理学专业实践性强的特点,许多院校将护理教育以往沿用的医学教育5年制的学制模式改为4年制,以此带动教学的整体改革。同时突破传统的先理论后实践的教学计划安排,采取"渐进式"教学计划安排,即专业课提前,理论和实践同步进行,学生尽早进入临床,实践时间逐渐增多,较好地培养了学生的临床实践能力和专业情感。

3. 调整课程设置,突出专业特色

遵照整体性和综合性原则,全力探索既符合国情,又与国际接轨的高等护理教育课程体系。课程改革的主要特点是:①强化培养目标,淡化学科界限;②体现现代医学模式,增加人文社会学科课程比例,减少公共基础课程比例;③以护理为主线,突出整体人的概念,优化重组护理学专业课程,精简整合医学基础课;④强调理论与实践相结合,增加实践教学时数,减少理论教学时数。

4. 编写新教材,满足时代需要

与课程体系改革配套,重新构建护理学科理论和技术体系,编写了一批面向21世纪课程教材及国家重点规划教材。新教材的特点:①重构学科知识体系;②强化"三基"内容;③增补专业发展新知识;④融入学科人文精神;⑤注重学生能力培养;⑥提高可读性;⑦增强助学功能。

5. 优化教学方法,注重素质教育

改变以教师为中心的灌输式教学法,探索以学生为中心,有效培养学生能力和专业情感的教学方法,如以问题为基础的教学法、实践反思讨论法、情境教学法、案例教学法等。

6. 创新教学手段,提高教学现代化水平

运用计算机多媒体技术,开展计算机辅助教学研究,将计算机多媒体技术成功运用于课堂教学中,研制开发与护理学课程配套的计算机多媒体课件。运用高仿真模拟训练器材,模仿各种临床情境,给学生创造与工作情境、专业角色和特定的工作任务相关联的学习,对学生的专业能力提供整合性的训练,提高学生未来职业岗位的胜任力。

7. 改革评估方法,构建科学的评价体系

围绕素质教育的目标,通过研究提出护理本科生的专业素质理论模型,据此从护理人才专业素质质量评价和护理院校办学水平评价两条线,分别开展护理教育教学评价指标体系、评价方法和评价工具的研究,进一步建立了相应的教学管理和运行制度。

8. 创新临床教学模式,突出训练学生实践能力

主要表现为:①建立健全临床教学管理组织机构,设立在护理部领导下的临床教研室-总带教-科室带教三级护理教学管理体系;②制定科学的实习计划,着重培养学生的综合能力;③实施科学的评价方法,加强过程评价和终末评价;开展以标准化病人为对象的多站式临床技能综合考评,有效测评学生的护理操作技能、团队协作能力、沟通能力、健康教育能力、评判性思维能力和职业态度等。

9. 扩宽教育渠道,加快护理人才培养速度

通过不同渠道、不同办学方式大力发展护士在职教育、继续教育及学历教育,为广大临床护士提高学历,更新知识结构提供了更多的机会,提高了护士队伍整体水平。主要的教育形式有:①开办全国性护理学专业专升本自学考试;②争取各类国际基金资助,如与泰国清迈大学合办护理研究生教育;③在有护理硕士学位授予权的院校开办护理学专业研究生课程班。

10. 健全国家护士执业考试制度,促进护理教育发展

1994 年建立了护士执业考试制度,以加强护士管理、规范护理队伍、提高护理质量和促进护理教育发展。目前,已形成了一套适合我国国情,基于专业实践能力的考试方法和制度,并通过《护士条例》进一步确立了其必要性与合法性。

（潘　杰）

第四节　护理教育研究

一、护理教育研究的概念与内容

（一）护理教育研究的概念

护理教育研究(nursing educational research)就是护理教师或护理工作者运用护理教育的相关理论,以护理教育现象为研究对象,采用各种科学方法,遵循科学的认知过程,根据对收集到的事实材料的分析,对假设或理论进行检验,以揭示护理教育现象的本质及其客观规律的活动。

（二）护理教育研究的内容

护理教育研究涉及护理教育过程中各种问题,如培养目标、教育理论、教学内容、教学方法、教学手段、教学评价、教学管理、师资队伍建设及学生学习等。本节主要从护理教育研究开展较多的几个方面作介绍。

1. 护理师资队伍建设的研究

护理教师是护理教育活动的直接组织者及实施者,在整个教学过程中,不仅在传授专业知识上起主导作用,而且对学生道德品质的培养,人生观、价值观及生活观念的形成也具有深刻影响。因此,如何通过不同的途径培养和提高护理师资队伍的素质,如何建立护理教师选拔、任用、管理机制等,都是护理教育研究中值得探索的研究课题。

2. 护理专业学生的研究

护理教育的受教育者主要是护理专业的学生,对护理专业学生的研究也是护理教育研究的重点内容。如不同层次学生应具备的知识和能力结构的研究,护理专业学生专业思想、非智力因素的研究等。

3. 课程设置和教学内容的研究

随着社会对护理工作需求的不断变化,受教育者的培养目标也随之发生着变化,因此课程设置研究已成为护理教育研究与改革的重点。如为了满足临床护理工作的需要,在课程编制中应开设哪些课程,如何优化理论课与实践课的学时及二者的学时比,在课程设置中如何淡化学科界限等问题,是当前护理课程体系改革与研究的主要内容。

4. 教学方法和教学手段的研究

教学方法是教师和学生为了实现共同的教学目标,完成共同的教学任务,在教学过程中运用的方式与手段。教学方法多种多样,同时也是在不断变化和发展的。根据教学内容深入研究和探讨教学方法,对提高教学质量具有重要意义。探讨教学方法及其实施的过程与步骤,研究其对提高教学质量的作用等均是当前护理教育研究的热点。多媒体和网络技术的迅速发展,促使教学手段不断地发展和变革。现代化的教学手段可以使教学更加直观和反复强化,进而降低教学难度,提高课堂理解率,并可激发学生的学习动机和自主性,因此,现代化的教学手段在护理教学中的运用和效果的研究,也日益引起广大护理教师的重视。

5. 教学评价研究

教学评价是依据教学目标对教学过程及结果进行价值判断。教学评价是研究教师的教和学生的学的价值过程。教学评价的两个核心内容:一是对教师教学工作过程的评价,即对教师教学评估,包括课堂教学评价和实践教学评价;二是对学生学习效果的评价,即考试与测验。目前,在护理教育研究中,对教师课堂授课质量和实践教学带教效果的研究较多,而对学生学习效果的评价研究较少,但也逐渐受到重视,也将成为日后护理教育研究的热点。

二、护理教育的研究方法

(一)文献研究法

文献研究法(literature research)是指对文献资料的检索、搜集、鉴别、整理、分析,形成事实科学认识的方法。文献研究法所要解决的问题主要是如何在浩如烟海的文献资料中选取适用于课题的资料,并对这些资料做出恰当的分析,归纳出有关问题。所以,文献研究法不仅仅指资料收集,更加侧重对这些资料的分析。通过文献资料研究,可以获得新论据,找到新视角、发现新问题、提出新观点、形成新认识。研究文献,可以从前人的研究中获得某种启示,少走弯路,减少盲目性,也可以利用前人的权威观点为自己佐证,使研究增强说服力。因此,文献研究法既可以独立完成一项课题研究,也可以作为一些课题的辅助性研究方法。

(二)观察法

教育观察法(observation method)是在自然条件下,有目的、有计划地运用各种感官或借助于科学仪器等技术手段,对研究对象的言语、行为等外部表现进行系统考察,收集事实材料并加以分析从而获得对研究问题深入认识的研究方法。在具体应用中,教育观察法往往不是单独发生作用,而是与其他研究方法一起协同作用。

护理教育观察的领域主要包括:①护理专业学生的学习、生活等方面的情况。护理教师可以通过观察法对学生课内外的表现,如技术操作、沟通技能、口头表达、生活自理能力、心理状况、问题处理等进行观察与评价。②护理教师的教育、教学活动情况,包括教师在课堂上的教学活动情况及德育工作等。③护理专业学生与教师的关系,涉及教师对学生的态度,学生对教师的态度及教师教育行为与学生行为表现之间的关系等。④学校管理,包括学校常规管理、学校办学特色、改革举措、学生或教师的群体氛围等。⑤其他教育因素的影响,包括不同教材、教学手段、校园环境对学生的影响等。

（三）调查研究法

教育领域的调查研究法（survey method）是指在科学方法论和教育理论指导下,围绕一定的教育问题,运用问卷、访谈、测量等方式,有计划、有目的地收集有关的事实材料,从而作出科学分析并提出具体工作建议的一系列教育实践活动。调查研究是一种描述性研究,以现实存在的教育问题及表现形式为研究对象,经过对搜集到的事实材料进行分析,在研究过程中对研究对象不加任何干涉,所得出的结论常常揭示的是事物的相互关系。在护理教育研究中,调查研究法是收集和处理信息的基本方法,是被普遍采用的研究方法。

（四）实验法

实验研究法（experimental method）是在观察和调查的基础上创设一定的情境,对研究的某些变量进行操纵与控制,以便人为地引起某种教育现象发生、发展和变化,从而验证研究假设,揭示教育现象之间因果关系的一种教育研究方法。实验研究的本质是变革,目的是通过变革一些措施,揭示教育规律,提高教学质量,促进学生全面发展。实验研究方法是护理教育研究的一种重要方法,也是设计最为严格的研究方法。

由于教育实验研究通常是在教学实际情境中进行的,在研究中不便于打乱原有的自然教学班,因此往往不能按照随机原则抽取研究对象和随机分配研究对象至不同的研究组中。另外,教育变量具有多样性和复杂性,许多因素无法进行有效的控制,在研究中只能对自变量和一部分无关变量进行控制。因此,实验研究法在教育领域应用时一般采用的是准实验设计。

（五）行动研究法

行动研究（action research）是指教育实践工作者（主要指教师群体）在实践情境中发现并确定问题,并进行探究和反思,从而解决教育问题、改进教育工作,提高教学质量的过程。行动研究既是一种研究方法,也是一种新的教育理念。

1. 行动研究的特点

（1）为行动而研究:行动研究的目的是解决教育实际问题,改进实际教育工作。其研究目的具有实用性,问题的解决具有即时性。

（2）在行动中研究:行动研究把解决教育实践中的问题放在首位,往往是一边研究,一边解决问题。

（3）由研究者研究:行动研究的主体是实际工作者,即教师和教育行政人员,他们在教育实践中发现并确定研究问题、制定行动计划、实施行动、收集研究反馈信息并调整行动、评价结果以及应用研究成果。

2. 行动研究的步骤

（1）问题:此阶段主要完成的任务是明确问题与分析问题。①明确问题:如教育实践中面临的问题、理论学习受到的启发、他人成功经验的启示及通过社会调查发现的问题等。②分析问题:对被确定的研究问题,从不同层面、不同方面进行把握,要尽可能地明确这个问题的种类、范围、性质、形成过程及可能影响,使要研究的课题变得更具体、更清晰。

(2)计划:内容如下。①计划实施后预期达到的研究目标;②行动的步骤与时间安排;③行动研究涉及的人;④要使用的问卷或其他收集数据的工具;⑤对课程实施改变的因素,以及观察或监控这些因素的方法;⑥如何实施已修改的策略。在制定计划时,要具有可行性,明确、具体且具有灵活性。

(3)行动:行动是教育行动研究最关键、最核心的环节。主要包括:①行动:行动研究的根本目的就是要解决实践中的问题,改善教育实践的质量。行动是不断调整的、灵活的、能动的,包含着行动者的认识和决策。②考察:主要指对行动过程、结果、背景以及行动者特点的考察。可采用观察法、访谈法、问卷法等进行考察。在考察中,要注意按计划,随时注意观察、改善和解决问题的变化情况,及时记录各种新情况、新问题和新感想。如果遇到问题,也要随时做到具体分析。

(4)反思:反思是对行动过程及行动结果的思考。主要包括:①评价:即对行动的过程和结果作出判断评价,对有关现象和原因作出分析解释,找出计划与结果的不一致性,从而形成基本设想,总结计划和下一步行动计划是否需要修正,需作哪些修改。②总结:主要工作是整理和描述,即在评价的基础上对观察到的、感受到的与制定计划、实施计划有关的各种现象加以归纳整理,描述出研究的循环过程与结果。总之,教师的整个教育行动研究过程是不断通过教师的实践、反思、调整,直到使教育教学活动有新的改进。因此,教育行动研究是一个开放的循环的过程,是一个从不间断的过程。

(六)比较研究法

比较研究法(comparative research method)是教育科学研究中最基本的方法,是根据一定的标准,对某类教育现象在不同情况下的不同表现进行比较研究,探求教育的普遍规律及其特殊本质,力求得出符合客观实际结论的方法。比较必须具备三个条件,即必须存在两种以上有联系的事物,必须有共同的基础,必须有不同的特性。

1. 比较研究法的分类

(1)纵向比较与横向比较:纵向比较即时间上的比较,是比较同一事物在不同时期的形态,从而认识事物的发展变化过程,揭示事物的发展规律。如对我国高等护理教育近30年来的发展进行比较研究,明确其发展历程,为护理教育改革提供理论依据。横向比较就是对空间上同时并存事物的既定形态进行比较,是按空间结构的横断面展开的,强调的是从事物的相对静止状态中研究事物的异同,分析其原因。如教育实验中的实验组与对照组的比较、同一时间各国教育制度的比较等都属于横向比较。在教育科学研究中,对一些比较复杂的问题,往往既要进行纵向比较,也要进行横向比较,这样才能比较全面地把握事物的本质及发展规律。

(2)同类比较与异类比较:同类比较是对两种或两种以上同类事物进行比较,从而认识其异同点的方法。同类相同点比较,可以找到事物发生发展的共同规律。同类不同点比较,可以找到事物发生、发展的特殊性。异类比较是对两个或两类性质相反的事物或一个事物的正反两方面加以比较,从而说明两个事物或一个事物两个方面的不同,以发现事物发生、发展的特殊性。通过对事物的"求同"、"求异"分析比较,可以使我们更好地认识事物发展的多样性与统一性。

（3）定性比较与定量比较：任何事物都是质与量的统一，所以在科学研究过程中既要把握事物的质，也要把握事物的量。定性比较就是通过事物间的本质属性的比较来确定事物的性质、特点和趋势的研究方法。定量比较是对事物属性进行量的分析以准确地判断事物的发展变化。定性比较与定量比较各有所长，在教育科学研究中应追求两者的统一，才能使比较的内容更加清晰，比较的结论更加正确。

在教育科学研究中，对某个复杂的问题进行探讨时，往往要采用多种比较方法对研究的教育现象进行综合比较，从而在整体上全面认识研究对象。

2. 比较研究法的步骤

（1）确定比较的问题：明确比较目的、确定比较的问题是比较的前提。这一环节要注意：①选定比较的主题，如"不同时期我国高等护理教育的比较研究"；②确定比较的内容，即确定比较的项目，如可以从"护理教育培养目标"、"课程设置"、"教学内容"、"教学方法"、"师资队伍建设"等方面加以比较；③确定比较的范围，要明确是班内的比较、校内比较或是国内比较，甚至是跨国比较。上述例子是国内比较，是不同时期的比较。

（2）制定比较的标准：制定标准是比较的依据和基础，比较的标准可根据实际情况制定，但要求明确化、具体化，即具有可操作性。

（3）搜集资料并加以分类、解释：要通过各种途径尽可能多地收集相关的各种资料，并对资料进行鉴别，保证资料的权威性和客观性。然后，对各种资料按比较的指标进行归类、并列。最后，对这些归类好的资料作出解释，即赋予资料以现实意义，为下一步的比较分析奠定基础。

（4）比较分析：这是比较研究最重要的一步，是运用比较研究法的中心。在这个阶段要对收集到的材料逐项按一定的标准进行比较，并分析其之所以产生差异的原因，而且要尽可能地进行评价。比较时应以客观事实为基础，对所有的材料进行全面客观的分析。

（5）结论：得出结论是运用比较研究法的目的，通过对材料的分析比较得出结论，并对所得的结论进行理论和实践的论证。

（七）叙事研究法

叙事研究法（narrative analysis method）是运用与分析叙事材料的研究方法，是探究人类经验世界的研究方式。教育叙事研究是通过一个个故事的描述，去追寻参与者的足迹，倾听参与者的声音，通过个体、群体的叙述来研究个体、群体的过去、现在和将来，通过对过去事件的发生、现在的影响及未来期待的描述来发现教育的本质、规律和价值意义。叙述不仅仅是为了解释，而是通过对有意义的教学事件、教师生活和教育教学实践经验的描述和分析，发掘或解释内隐于日常事件、生活和行为背后的意义、思想或理念。这不仅有助于改进教师的教育教学实践，也能以更鲜活的形式丰富教育科学理论，促使教育政策的制定与实施更加完善和灵活。

1. 叙事研究法的特点

（1）以"质性研究"为方法论：这是质性研究方法的具体运用，属于质性研究方法的范畴，其具有质性研究方法的特征，如具有自然情境性、研究者的自身工具性、自下而上的归纳性及对事实的解释性和建构性等。叙述研究法综合运用质性研究收集资料的多种方法，如定性观察、深入访谈法等，使用归纳法分析资料并得出结论，从而解释教育事件的本质、规律及其内在意义。

（2）以教师的生活故事为研究对象：研究者所叙述的内容应当是自己或他人教学活动中

已经发生或正在发生的教育事件。研究者在叙述事件时应尊重客观事实,决不能为了达到某种研究目的或研究结论而歪曲甚至捏造事实,要确保真实性。此外,这些故事要具有一定的情节性,这是叙事研究区别于其他研究形式的重要特征。对事件的具体情节进行描述不仅有利于叙事者更加生动地讲述故事,而且能帮助研究者更加深入地分析事件发生的深层原因。

(3)注重叙事者在研究中的地位和作用:在教育叙事研究中,叙事者应当是事件的经历者、目睹者或聆听者。只有这样才能体现叙事研究的特点,确保研究者所叙述的事件是客观发生的真实事件。注重叙事者在研究中的地位和作用,尤其是注重所叙述的事件是教育教学实践中的真实事件,加之叙事者在讲述中或多或少会融入自己的一些真情实感,因而容易引发其他教师的共鸣。

(4)以归纳的方式得出研究结论:在教育叙事研究中,叙事研究者通常是从所叙述的教育事件及其具体情节中归纳和总结出研究结论。

2.叙事研究法的步骤

(1)确定研究问题:这是进行研究的前提,教育叙事研究的研究问题来源于实践领域的教育现象。研究问题的确定要考虑三个方面的因素:一是所探究的教育现象与内隐的研究问题要有价值,如对学生发展、对学校教育质量提升有所贡献,对改善教师的教学活动有所帮助等;二是所探究的问题要有新意,即这类教育现象或问题至今尚未探究,或对别人而言不是新问题,但相对于研究者本人而言,这些教育现象或问题仍然存在疑问或被其困扰;三是具有可行性,即具备主观条件、客观条件和时机条件。主观条件是指研究者要考虑自己的知识储备以及能力是否能够驾驭研究工作,是否了解叙事研究方法,研究过程中能否及时补充所需的知识等。客观条件是指具备探究这类教育现象或问题的环境。时机条件是指研究者当前及其后一段时间内可以对这类教育现象或问题进行持续探究。

(2)选择研究对象:即抽样,它是研究得以进行的保证。教育叙事研究的特点决定了其需要采用综合抽样策略,即以目的抽样方式为主,兼顾就近和方便的方式选择研究对象,将能够为研究问题提供丰富信息的个体作为研究对象。抽样的具体方法可以根据研究需要采用极端个案抽样、最大差异抽样、分层目的抽样等方法。研究对象的选择要与研究的典型问题相关,且要考虑研究者与被研究者之间的关系,只有得到研究对象的充分信任与合作,才能获得真实的资料,使研究顺利进行。

(3)进入研究现场:是叙事研究获得真实资料的直接来源。研究者走进现场进行观察、记录,搜集个体教育故事,进入研究对象的真实环境,观察和了解研究对象在教育现象中的种种表现和行为。进入现场的方式可以在自然状态下融入,也可创设特殊情境快速融入,或者通过他人介绍进入,也可间接地在观察中进入,但都必须征得研究对象的同意。

(4)收集资料:是围绕研究问题而进行的,收集资料的方式有多种。①观察:由研究者以非结构式观察法收集和记录所要研究的教育现象,要注意力求客观,避免"先见"对研究的干扰。②访谈:采取非结构式访谈法,围绕研究主题提出比较宽泛的问题,使被访者在研究者设计的一系列开放性问题中回答问题。③实物收集:实物包括文字类(信件、日记、学生作业、成绩单等)、图片类(照片、绘画等)、音像类(录音、录像、电影等)等。实物常与观察和访谈得到的材料互证。

(5)整理分析资料:是叙事研究极为重要的环节,整理分析资料就是与这些教学事件进行对话的过程,一般分为三个阶段。①写出原始故事:即把录音或录像设备搜集的故事转化成文本。如果已经是研究对象提供的文稿形式的故事,或者某些反映自己教育故事的书面材料,则可直接进入下一阶段。②编码和转录故事:把搜集到的现场文本故事由研究者按照故事所包含的基本元素进行编码、转录。③确定故事包含的主题或类属:可有两种途径,一是归纳思路,类似扎根理论研究方法,根据故事基本元素的特点将故事归类,同一类故事反映、支持共同的主题或类属,这些主题或类属代表着从故事里发展出来的主要思想;二是归纳与演绎相结合的思路,即主题或类属在先,它们来源于对编码、转录的故事的分析。主题或类属确定之后,可以考虑让某些理论加入,用来支持、理解和解释个体教育生活的经验和意义,帮助分析主题。分析资料时要注意避免研究者原有偏见的影响,且要从收集的大量资料中寻找出"本土概念",即研究对象经常使用的,能表达其观点和情感的语言。

(6)撰写研究报告:是在大量工作的基础上进行的总结性归纳。叙事研究报告既要详尽描述,又要整体分析,要创设出一种"现场感"。研究者可以把自己的思想和观点穿插于故事之中给读者以提示和引导。

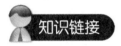 知识链接

优秀护理教师专业发展的叙事研究

选择研究对象:采取目的抽样方法,选取一位任教于某大学护理学院的赵老师作为研究对象。

进入研究现场:在取得研究对象同意后,在赵老师办公室访谈两次,到课堂听课两次。另外参与赵老师教研室的教学法活动和集体备课活动数次。

资料的收集:收集资料的方式主要采取了开放式访谈、参与性观察和文献收集等途径。①个别访谈法:对于访谈内容,笔者提前拟定了粗略的访谈提纲,然后与赵老师约定好时间、地点后,进入现场对她进行访谈。共进行了两次较长时间的访谈,每次访谈时间大概为1小时左右。访谈时,并没有完全按照访谈提纲的顺序和内容提出问题,而是根据具体情况对访谈的程序和内容进行了调整。访谈主要遵循赵老师回忆的思路展开,尽量鼓励她有自己的思考。笔者在赵老师讲述不细致的地方向她提出疑问。在征求赵老师同意的情况下进行了全程录音。另外,由于笔者是赵老师教研室的教师,工作上与她经常接触,因此除这两次访谈外,在整理分析访谈资料过程中,针对个别问题进行过若干次的短时间沟通,以确认研究者理解的准确性和补充,达到收集资料的真实性和完整性。②参与性观察法:从真实的课堂听课中感受教师的教学智慧,关注她们的教学风格。另外在教学法活动和集体备课中观察其教学工作,体验其教学理念。③产品分析法:通过分析教师的活动产品,如有代表性的教案、听课笔记、著作、论文、工作总结、各种荣誉、学生座谈会记录等,了解教师的能力、倾向、技能、熟练程度、情感状态和知识范围,感受教师的精神生活。同时,这些资料与访谈内容起到了相互验证的作用。

资料的分析与整理:每次访谈后将录音"原汁原味"地转化为文本,对所收集的资料进行整理、编号,反复阅读,并对这些原始资料及时进行整理、分析,为下一步资料收集提供方向和依据,以保证资料的完整和客观真实。分析和整理资料时,围绕着"教师优秀在哪里,何以优秀?"这个问题展开,从多个方面了解研究对象的受教育经历和教学生活。通过对她教学等各方面的了解,从专业成长轨迹特点、影响因素、成长途径三个方面对她的专业成长加以分析。

撰写研究报告:总结性归纳,详尽描述、整体分析。

资料来源:朱雪梅.优秀护理教师专业发展的叙事研究.东北师范大学2010年硕士论文。

以上介绍了教育研究中常用的七种研究方法,其中行动研究法、比较研究法和叙事研究法是教育学中特有的研究方法,而目前这三种研究方法在护理教育研究中的应用不是很广泛,但也日益受到护理教育同仁们的重视。除了上述几种研究方法外,教育学中还可采用历史研究法、内容分析法、人种志研究法等,但在目前的护理教育研究中应用得很少,在此不予详述。

（杨 丽）

能力测试题

1. 试述教育的内涵及功能。
2. 简述教育学的研究问题及其发展。
3. 简述护理教育的概念与特点。
4. 概述护理教育的类型和层次。
5. 简述护理教育的发展。
6. 概述护理教育的改革趋势。
7. 试述护理教育研究的主要内容。
8. 区别护理教育研究的方法,并尝试针对每种方法确立一个护理教育相关课题。

第二章　教育心理学理论

导入案例

　　李老师是一位深受学生喜爱的教师,无论多么抽象和难以理解的知识,只要是李老师讲授,学生都喜欢听,而且能很好地理解和掌握。李老师的同事都非常想知道他究竟有什么妙招? 有一天,李老师把他的方法告诉了同事们,这个方法就是他十分重视将教育心理学理论应用于教学中。

　　为什么将教育心理学理论应用于实际教学中,就能取得如此好的教学效果? 什么是教育心理学理论? 这些理论有哪些流派? 它们各自有何特点? 在护理教学中又如何应用呢?

　　教育心理学(educational psychology)是应用心理学的一种,是教育活动与心理活动相结合的产物,是心理学与教育学的交叉学科。教育心理学是探讨教育过程中教与学的心理规律的科学,旨在阐明什么是学习及在教与学相互作用后个体行为的变化或经验获得的心理过程。认识学习的心理机制、影响因素和发生条件,并据此创设有效的教学情境,从而促进学生的学习。在护理教学中,只有充分把握学生学习的本质和心理活动的规律,才能保证护理教学的效果。

第一节　行为主义学习理论

　　行为主义理论产生于20世纪初,其创始人是美国心理学家华生(J. B. Watson)。行为主义心理学是美国现代心理学的主要流派之一,也是对西方心理学影响最大的流派之一。行为主义学习理论成为西方学习理论的主体部分,主要包括巴甫洛夫条件作用学习理论、桑代克试误学习理论和斯金纳操作条件作用学习理论。

一、行为主义学习理论的主要观点

(一)巴甫洛夫的条件作用学习理论

　　俄国生理学家巴甫洛夫(I. P. Pavlov)在研究消化现象时,发现有两类刺激可以引起动物唾液分泌:①动物嘴里或胃内的食物,此反应是本能固有的。巴甫洛夫把食物称为无条件刺激(unconditioned stimulus, UCS),把所引起的反射性唾液分泌称为无条件反射(unconditioned response, UCR);②伴随食物同时呈现的其他事物。巴甫洛夫将灯光、铃声等与食物配对,经过多次尝试后,发现在不提供食物,只是单独呈现灯光或铃声的情况下,也能引起动物的唾液分泌（图 2-1）。此时，铃声或灯光就成了条件刺激（conditioned stimulus，CS），由条件刺激引发的唾液分泌则是条件反射（conditioned response，CR）。可见，条件反射就是由条件刺激与无条件刺激配对呈现的结果。心理学家将巴甫洛夫的条件作用原理应用到学习中，概括出以下学习规律。

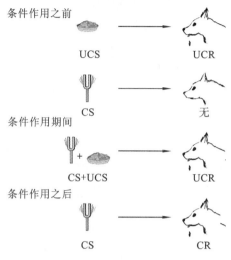

条件作用之前

UCS → UCR

CS → 无

条件作用期间

CS+UCS → UCR

条件作用之后

CS → CR

图 2-1 条件反射过程示意图

1. 习得律

习得律（law of acquisition）是指条件刺激和无条件刺激配对呈现，便可建立条件反射。

2. 消退律

消退律（law of extinction）是指条件刺激多次重复出现但不伴随无条件刺激，条件反射会逐渐减弱以致消失。然而，这种消失并非永久性的，它只是一种习惯的钝化，过一段时间后会自发恢复（spontaneous recovery）。只有当多次自发恢复都没有得到无条件刺激强化时，条件反射才会真正消退。

3. 泛化律

泛化律（law of generalization）是指某一种条件反射一旦建立，此条件反射也可由其他类似原来条件刺激的刺激引发。通常情况下，刺激与原条件刺激越相似，越有可能引发条件反射，发生条件反射的强度也越强。

4. 辨别律

辨别律（law of discrimination）是指提供辨别学习后，学习者可有选择地对某些刺激做出反应，而对其他刺激不做出反应。辨别是与泛化相反的过程。

巴甫洛夫经典条件作用理论可以用来指导我们的日常生活、工作和学习。例如，一个害怕考操作的学生，很可能是因为过去考的成绩差而遭到过其他同学的羞辱，因而就形成了他对考操作产生害怕的条件反射。条件反射既可以是积极的感觉，也可以是消极的感觉，应有意识地将学习与愉快的事情联系起来，以激发学生的学习兴趣。

（二）桑代克的试误学习理论

美国心理学家桑代克（E. L. Thorndike）是心理学史上第一个通过动物实验来研究学习的人。他用迷箱作为实验工具（图 2-2），将饥饿的猫关进迷箱，箱外食物（鱼）可见不可及，箱内设有开启门闩的装置，猫通过抓、咬、钻、撞、跳等各种方式想逃出迷箱，经过多次尝试与错误,无效动作越来越少,终于辨别出开门的装置,建立了打开门闩与开门取食的联系,逃出迷箱。桑代克据此得出结论:个体的学习是一种渐进的、反复尝试错误的过程,使刺激情境与正确反应之间形成联结,并提出了三条学习定律。

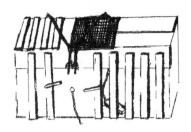

图 2-2 桑代克迷箱

1. 准备律

准备律(law of readiness)是指学习者在学习开始时的预备定势。包括三种状态:学习者准备学习而又允许其学习时则感到满意,准备学习而未允许其学习时则感到烦恼,没准备学习而强制其学习时也感到烦恼。

2. 练习律

练习律(law of exercise)包括应用律和失用律。应用律(law of use)是指如果应用一个习得的刺激与反应的联结,则这个联结的力量就牢固,而且两次应用的间隔越接近,则联结力越强;失用律(law of disuse)是指如果不应用一个习得的刺激与反应的联结,则这个联结的力量就会减弱。

3. 效果律

效果律(law of effect)是指反应结果影响刺激-反应联结。如果反应结果是满意的,则联结可增强;如果反应结果是烦恼的,则联结会削弱。

桑代克在教育心理学的发展中占有重要地位,其学习理论是第一个系统的教育心理学理论,指导了大量的教育实践,一直是学习心理学中的重要争论点和主要研究课题,也激起了其他心理学家大量的实验研究。

(三)斯金纳的操作条件作用学习理论

美国心理学家斯金纳(B. F. Skinner)完善了桑代克的实验研究,发明了"斯金纳箱"进行关于操作条件作用的实验(图 2-3)。箱内装有一个与提供食丸装置相连的操纵杆,他将饥饿的白鼠置于箱内,白鼠偶尔踏上操纵杆,供丸装置便会自动落下一粒食丸。白鼠经过几次尝试,便学会了按压操纵杆以取得食物的反应,形成操作条件反射。斯金纳认为食物在此处的作用是行为的强化剂。斯金纳的主要理论观点包括操作性条件作用和强化理论两个方面。

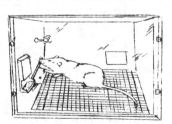

图 2-3 斯金纳箱

1. 两种类型的学习

斯金纳认为个体的行为可分为应答性行为和操作性行为两类。应答性行为（respondent behavior）是由刺激引发的，是有机体对环境的被动反应，具有不随意性；操作性行为（operant behavior）是自发产生的，是有机体主动作用于环境习得的反应。人类的大多数行为是操作性行为。据此可将学习分为两类模式：刺激类条件作用学习和强化类条件作用学习。斯金纳认为可以通过安排各种强化，使有机体习得相应行为。

2. 强化理论

强化理论是斯金纳学习理论的精华，他认为通过不同的强化类型和强化程序可影响学习行为。

（1）强化类型：强化（reinforcement）是指提高有机体反应概率的所有事件。强化可分为正强化和负强化两类。正强化（positive reinforcement）是通过呈现某种刺激来增强反应概率；负强化（negative reinforcement）是通过中止某种刺激来增强反应概率。负强化与惩罚有本质区别。惩罚（punishment）是通过给予某种不愉快的刺激来抑制反应概率。惩罚在改变行为方面有时是有效的，但会导致一些负效应，应尽可能少用。

（2）强化程序：分连续强化和间歇强化两类。连续强化（continuous reinforcement）是指在每一次正确反应之后都给予强化；间歇强化（intermittent reinforcement）则不是在每一次正确反应之后都给予强化，它又可分为比例强化（固定比例强化和变化比例强化）和间隔强化（固定间隔强化和变化间隔强化）。在强化行为时应注意每一种强化程序都会产生相应的反应模式：连续强化的习得速度快于间歇强化，消退速度也快，因此在教新行为时采用连续强化最为有效；间歇强化比连续强化反应率高，而消退率却比连续强化低；比例强化反应速度快于间隔强化；变化的强化程序的反应速度快于固定的强化程序；固定强化的习得速度快于变化强化，消退速度也快。

（3）塑造与渐退：塑造（shaping）是指通过安排特定的强化相倚关系使学习者习得他们行为库中没有的新行为。在学习中，可以通过塑造技术教会学习者从事某种行为反应；渐退（fading）是指通过有差别的强化使学习者学会对类似的刺激做出辨别反应。

斯金纳的操作条件反射比巴甫洛夫的经典条件反射是更接近于现实生活的学习，斯金纳的理论研究被广泛应用于教学仪器和程序教学中，有助于人们更好地了解学习及提高学习效率。

二、行为主义学习理论在护理教育中的应用

（一）明确教学目标，组织目标教学

根据行为主义理论，教学的目的就是提供特定刺激以引起学生特定的行为反应。在护理教育中，首先要明确学生的起点行为（指学生在开始学习时已有的知识或技能）和终点行为（指经过学习后学生获得的知识和技能），并在此基础上制定具体、精准的教学目标。

（二）运用经典条件作用理论，形成积极的学习行为

1. 帮助学生形成积极的学习行为

例如学生第一次接触临床，面对陌生的环境和病人感到紧张、无所适从，临床带教老师热心的接纳态度、耐心的环境介绍、悉心的操作指导等，可增加学生临床见习或实习的安全感和自信心，产生渴望临床学习的积极态度和相应的学习行为。

2.帮助学生避免或消除某些已经形成的有碍于学习的消极条件反射

例如学生不喜欢学习某一课程,教师可通过反复提供令学生愉快的配对刺激,使学生逐步对该课程产生兴趣,避免或消除消极的学习态度,形成积极的学习。

(三)正确应用强化理论,培养希望的学习行为

1.通过正强化保持所希望的行为

通过表扬、奖励学生良好的学习行为等正性强化手段,使学生继续保持该行为。研究表明,正强化有利于维持学生自尊,培养学生自信,使学生感受到学习的快乐与收获。因此,在护理教育中,应尽可能使用正强化,避免负强化,特别是惩罚。

2.通过塑造技术培养新行为

学生第一次表现为关心集体、拾金不昧等良好行为时,应及时给予鼓励和表扬,使其产生应该做好人好事的想法和行动。

3.利用不同的强化程序提高教学效果

由于不同的强化程序可导致不同的习得速度、反应速度和消退速度,教师可通过固定间隔强化的定期考核或变化间隔强化的不定期小测验等教学评价手段来促进学生持续学习,提高教学效果,还可利用斯金纳的操作条件作用理论开展计算机辅助教学。

除了上述作用外,行为主义理论过于强调学习的外部环境作用,而忽略了认知、情感、个性特征等影响学习的许多内部因素,导致该理论的运用有很大的局限性。

（潘　杰　孙义元）

第二节　认知主义学习理论

认知心理学是 20 世纪 50 年代中期在西方兴起的一种心理学思潮。认知心理学作为人类行为基础的心理机制,其核心是输入和输出之间发生的内部心理过程。认知心理学家不满足于行为主义心理学家只研究外部事件,认为在个体与环境的相互作用方面,是个体作用于环境,而非环境导致人的行为,环境只提供外在刺激,而这些外部刺激是否受到学习者的注意并导致其行为改变,则取决于学习者内部的心理结构。学习的基础是学习者内部心理结构的改组或形成。因此,认知心理学派对学习的研究侧重于介于刺激与反应之间的心理过程,借助外显的行为变化来推断导致这种变化的内在机制或过程。本节将重点介绍较有影响的三个认知学习理论:布鲁纳的认知结构学习理论、奥苏贝尔的认知同化学习理论和信息加工学习理论。

一、认知主义学习理论的主要观点

(一)布鲁纳的认知结构学习理论

布鲁纳(J. S. Bruner)为美国教育心理学家和教育家,当代认知心理学派和结构主义教育思想的代表人物之一,主要从事人的知觉、学习、思维、记忆等研究,倡导发现法,强调要重视学生学习的信心与主动精神。

1.学科结构

布鲁纳认为学习就是掌握事物的结构,学习事物是怎样相互联系的。在教学中,必须使

学生了解各学科的基本结构,掌握基本的原理和概念,因为:①懂得基本原理有利于学生更好地理解学科知识;②学习普遍的或基本的原理有利于学生记忆知识;③领会基本原理和概念有利于学生将所学知识迁移,解决课外所遇到的问题和事件;④理解学科的基本原理有利于学生将学科学习持续地深入下去。

2. 类目与编码系统

类目(category)是指有关的对象或事件,它既可以是一个概念,也可以是一条规则。例如,瓜是一个类目,从其代表若干性质相似物体或事件的意义上说,瓜类是一个概念,它表征那些所结的果实是球形或椭圆形的蔓生植物,因而作出都是瓜的推论。布鲁纳认为,人们若要超越直接的感觉材料,只是把感觉材料归类是不够的,还必须将类目加以概括、推理,构成编码系统(coding system),即人们对环境信息加以分组和组合的方式(图 2-4)。他认为学习就是类目及其编码系统的形成,这使学生能把同类事物联系起来,并把它们联结成有意义的结构,使学生的学习能够超越给定的信息,达到举一反三的效果,同时也有助于学生提取信息。

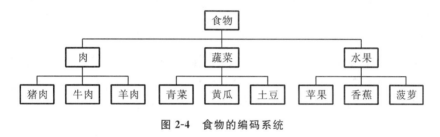

图 2-4　食物的编码系统

3. 发现学习

发现学习(discovery learning)是指学生在学习情景中,通过自己的探索和寻找获取问题答案的一种学习方式。布鲁纳认为学生不仅要掌握学科基本结构,同时还要掌握学习该学科的基本方法,其中发现的态度和方法是最重要的。发现并非仅局限于发现人类未知的事物,它包括用自己的头脑亲身获取知识的一切形式。其发现学习的特征是强调:①学习是一个探究的过程,其主要目的不是要学生记住所学的学科知识内容,而是要学生参与建立该学科知识体系的过程;②直觉思维是发现学习的前奏,对发现活动极为重要;③内在动机在学习中的重要性;④学习记忆的首要任务是提取,而不是贮存。布鲁纳发现学习的主要观点如下。

(1)直觉思维是发现学习的前奏:他认为直觉思维者的心智运作一定较为活跃。他提倡学生根据自己的知识及经验,先对问题情景作一番直觉思维,以期发现解决问题的线索,此时直觉思维就变成了发现学习的前奏。

(2)学习情景的结构性是有效学习的必要条件:他提出结构是知识构成的基本架构,包括彼此关联的概念。在具有结构性的情景下,才会产生发现学习。只有具有结构性的教材,才会使学生理解,并于学后长期保持,不易遗忘。学生从结构中学到的原理及原则,将有助于其在以后类似的情景中产生正向迁移,也有助于培养学生学习中执简御繁的能力,以进一步获取高层次知识。

(3)探索中发现的正误答案都具有回馈价值:与行为主义学习理论强调强化是构成学习的主要条件相反,他认为学生经过探索性学习后,能否立即获得强化性的回馈并不十分重要。学生探究问题答案时,最重要的是从错误调整到正确的认知历程。学生发现错误而自行纠正后所产生的回馈作用远比外在的强化奖励更有价值。对有效学习而言,"发现自己的错误"与

"发现正确的答案"同样重要。

(二)奥苏贝尔的认知同化学习理论

奥苏贝尔(D. P. Ausubel)是认知心理学派的另一位著名代表,其核心思想是有意义学习和同化理论。

1.有意义学习

有意义学习(meaningful learning)是指符号所代表的新知识与学习者认知结构中已有的先备知识和观念建立起实质性联系的过程。奥苏贝尔认为,学习要有价值,就要尽可能有意义。因此,他认为接受学习和发现学习、机械学习和有意义学习之间是有区别的。接受学习是指教师将学习的主要内容以定论的形式传授给学生,学生只需对所学内容加以内化,以便将来再现和应用。发现学习是指学习的主要内容不是现成地给予学生,而是由学生自己去发现这些知识,然后再把发现的知识内化和运用。接受学习未必都是机械的,教师讲授得当,并不一定会使学生机械地接受学习;同样,发现学习也未必都是有意义的。有意义学习必须具备两个先决条件:①学生必须具备有意义学习的心向;②学习内容对学生具有潜在的意义,能够与学生已有的认知结构联系起来。

2.同化理论

同化(assimilation)是指新知识被认知结构中原有的相应观念吸收,新旧观念发生相互作用,新知识获得心理意义,并使原有认知结构发生变化的过程。奥苏贝尔认为同化是有意义学习的心理机制。新旧知识的相互作用与同化才发生了有意义学习,这种同化有以下三种模式。

(1)下位学习(subordinate learning):指新的学习内容类属于学生认知结构中已有的、包摄面较广的观念,其有两种形式。①派生下位:指新的学习内容只是学生原有的、包摄面较广的命题中的一个例证,或能从原有的命题中直接派生出来。②相关下位:指新的学习内容属于已有的、具有较高概括性的命题,但可使已有命题得到扩展、精确化或获得新的意义。

(2)上位学习(superordinate learning):当学生学习一种包摄性更广,可以把一系列原有的观念从属于其下的新知识时,新知识便与学生认知结构中原有的观念产生这种上位关系。

(3)组合学习(combinational learning):当学习内容与认知结构中原有的概念和知识既不产生下位关系,也不产生上位关系时,便产生组合学习。在组合学习中,因为只能借助一般的内容起固定作用,所以对于它们的学习和记忆都较困难。

(三)信息加工学习理论

信息加工学习理论始于20世纪50年代初,该理论的核心是认为学习是对信息的加工、储存和提取的过程。

1.记忆信息的加工过程

心理学家从各个维度研究了人类的记忆信息加工过程,近年来颇受关注的是阿特金森-希弗林的信息加工模式(the Atkinson-Shiffering model)(图2-5)。该模式由感觉记忆、短时记忆和长时记忆三个主要部分构成。

(1)感觉记忆(sensory memory):又称感觉登记或瞬间记忆,是信息加工的第一步,是个体通过视、听、嗅、触等感觉器官感应到外界刺激时所引起的瞬间记忆,保留0.25~2秒。通常而言,感觉器官感应到的各种信息都可获得感觉记忆,但并非全部记忆的信息都得到进一步加工。注意负责筛选信息,过滤遗忘无用的信息;辨认被注意到的信息,并形成知觉经验,

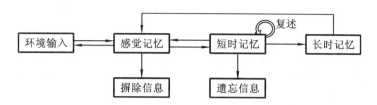

图 2-5 阿特金森-希弗林的信息加工模式

传入短时记忆。

（2）短时记忆（short-term memory）：又称运作记忆，是一种工作记忆，是指经过感觉记忆及注意后而在时间上延续到 1 分钟以内的记忆。它保存时间短暂，信息容量很小，具有运作性。运作性是指短时记忆能从感觉记忆和长时记忆中选择需要的信息进行有意加工：一是它借助注意接收从感觉记忆接收的信息，为此时的认知服务；同时，它又依据此时认知活动的需要，从长时记忆中提取储存的信息进行加工。

（3）长时记忆（long-term memory）：它是保持信息长久不忘的永久性记忆。其特点是：①保留信息的时间长达 1 分钟以上，甚至终身；②容量极大，包括个人的所有知识；③信息为经过短时记忆加工后的内容；④主要作用是备用，需要时被提取到短时记忆中处理。

2. 记忆过程

记忆（memory）是指个体能较快速地再认或回想已习得的信息的心理过程，可分为以下相继运行的三个阶段。

（1）编码（code）：指人脑将感受到的信息转化为神经系统能传递和贮存的代码的过程，如把听觉信息转换为语义代码，把视觉信息转换为言语代码等。

（2）贮存（storage）：指信息编码后被保持到提取的过程。短时记忆系统加工信息的能力是有限的，必须把信息转化到长时记忆中去，信息才能长期被保持。

（3）提取（retrieval）：指从长时记忆中检索所需要信息的过程。提取主要取决于两个因素：①记忆痕迹的强度，记忆痕迹强度大的信息容易被提取，即熟悉的信息容易提取；②与提示线索的关系，信息的提示线索与记忆痕迹越接近，信息越容易被提取。

3. 遗忘的特征与原因

1）短时记忆遗忘特征及原因：短时记忆若没有复述或重复则迅速遗忘。其原因可能是：①信息替换是短时记忆遗忘的主要原因，因为短时记忆系统容量很小，当新信息进入此系统时，就将已有的旧信息挤出去了；②记忆痕迹衰退，因为通过简单重复可以阻止短时记忆的遗忘。

2）长时记忆遗忘特征及原因：

（1）长时记忆遗忘的特征：通常而言，机械学习的材料会迅速遗忘，而发现学习、有意义学习的材料则不易遗忘。德国心理学家艾宾浩斯（H. Ebbinghaus）以无意义音节为识记材料进行研究，并将实验结果绘制成人类历史上第一条遗忘曲线，得出了遗忘的规律：遗忘速度是先快后慢，遗忘内容是先多后少。此后，许多心理学家的研究不仅证实了艾宾浩斯的研究结果，并进一步表明识记材料的保持还受到识记材料的数量、性质、理解程度、学习方法及识记时主观状态等因素的影响。例如，里德（J. Read）进行的关于概念遗忘的研究结果表明：在一周之内，学习过的概念基本未遗忘，经过六周很少遗忘。这与无意义识记材料的迅速、大量遗忘形成鲜明的对比（图 2-6）。

（2）长时记忆遗忘的原因：主要有以下四种解释学说。

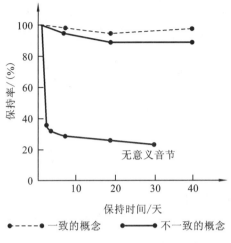

图 2-6　概念和无意义音节保持曲线比较

①消退学说:该学说认为学习时,信息在人的神经系统中留下痕迹,随着时间的推移这些痕迹将逐渐衰退,最终完全消失。这是对遗忘原因最古老的解释。

②干扰学说:该学说认为导致遗忘的原因是由于其他信息进入记忆系统,干扰已有信息,导致提取失败。干扰分两类:前摄干扰,又称前摄抑制,即先前学习内容对后继学习的干扰;后摄干扰,又称后摄抑制,即后继学习内容对先前学习内容的干扰。不管哪种干扰,先后学习的内容越相近,干扰的程度就越大。

③同化学说:奥苏贝尔认为干扰学说只能解释机械学习的保持和遗忘,在真正的有意义学习中,先后相继的学习是相互促进的,后继学习以先前的学习为基础,是对先前学习的补充、扩展。在这个过程中,同样存在遗忘,但此时的遗忘是人脑为减轻记忆负担,在对知识加以组织、简化的过程中,用概括水平高的概念代替概括水平低的概念,这是一种积极遗忘,它提高了知识的概括性和适用性。但若已有的知识得不到巩固或新旧知识辨析不清,新知识会向已有的稳定、具体的知识还原,导致知识的真正丧失。

④动机遗忘学说:该学说认为动机因素决定人将记住什么,遗忘什么。人认为重要的信息,常被牢记,不重要的信息,则容易忘记。

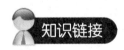

不要一行行地做记录——画脑图

如果所学的重要内容在用时却又记不起来,那还有何必要去学它?全世界数以万计的学生此时此刻正在记笔记,他们一行一行地写字,或者在一些语言中一栏一栏地写。但是大脑不是以那种方式运作的,它不是用清清楚楚一行行或一栏栏的方式存储信息的。大脑是将信息存储在树状的树突上的,它以类型和关联存储信息。因而,你越能用大脑自身的记忆方法工作,你就会学得越容易、越迅速。

因此,不要作记录,而是画脑图。用树状结构和图像再辅以颜色、符号、类型和关联来画脑图。即使你还不是个画家,画脑图的要点是很简单的:

1.想象你的脑细胞像许多棵树,每一个细胞在其分支上存储相关的信息。

2.现在,在一张白纸上用同样的树形格式排列任何一个题目的要点。

3.在纸的中央,从主题开始——最好用一个符号,然后画出从主题上分散出来的分支。

4.对于你想重新回忆的每一要点,通常只用一个词和/或一个符号记录每一分支上的主题。

5.将相关的内容放到同一分支上,每一内容如新的亚分支那样分散开来。

6.对有关题目用不同颜色的铅笔或记号笔。

7.尽可能多地画图画和符号。

8.你完成每一分支后,用不同色彩的框将其框上。

9.有规律地将内容补充到每一张图上。这样,就很容易从概要开始,然后当你在每一学科中学到更多要点时,不断使脑图更加丰富、充实。

资料来源:珍妮·沃思,戈登·德莱顿.学习的革命(修订版).顾瑞荣,等译.上海:上海三联书店,1998.

二、认知主义学习理论在护理教育中的应用

(一)布鲁纳的认知结构学习理论在护理教育中的应用

1.重视学习基本的原理,而不是具体的知识

护理教师需认识到帮助学生掌握具体的护理学知识,并不是教学的最终目的,学生只有能够举一反三、融会贯通地应用所学知识,才能满足不同服务对象的实际需求。使学生把握护理学科的基本原理和学科框架,并在此基础上触类旁通,将所学的护理学原理有效地应用于各个护理实践中,才是现代护理教学的根本目的。

2.重视学习的过程,而不是学习的结果

任何教师都会重视学生的学习结果,但是取得优良成绩的过程和方法对学生的心智成长也十分重要。护理教育应重视教学过程的设计,充分发挥学生的智慧潜能,使学生在学习护理学专业知识的过程中掌握学习方法,学会自己发现知识,适应终身学习的需要,具有发现问题、分析问题、解决问题的能力,提高护理专业岗位适应力。

3.重视学习的内部动机,而不是外部动机

注意培养学生对学习护理专业知识的兴趣,运用发现学习的方法,挖掘学生的智慧潜力,帮助学生建立肯于钻研和探索的学习精神,使其在发现中不断提高自信心,激发学生学习的内部动机,使其主动参与探究学习活动,养成自主学习和工作的能力,始终保持旺盛的求知欲和不懈的探究精神。

(二)奥苏贝尔的认知同化学习理论在护理教育中的应用

1.正确评估学生的知识水平

奥苏贝尔认为有意义的学习才是有效的学习,而只有学习材料能配合学生现有的认知结构时,学习才会有意义。因此,要正确评估学生已有的知识水平,搭建新旧知识有机结合的桥梁,促进新旧知识的相互同化,促使学生的认知结构逐渐明晰,提高知识的保持率。

2.合理安排教学内容

在护理教学过程中,应遵循学科逻辑结构编制课程,注重对教学内容的组织与呈现方式,按照逐渐分化和整合协调的原则,尽可能展现教学内容的内在逻辑性和相互关联性,以促进有意义的学习,保证学习效果,提高教学质量。

（三）信息加工学习理论在护理教育中的应用

1. 调动学生注意力

在护理教学过程中，应采用有效的教学策略，如富有感染力的讲解、生动的临床案例、直观鲜明的教具和教学媒体等，吸引、保持学生的注意力，帮助学生将学习内容从感觉记忆转入短时记忆。

2. 提高学生记忆力

教授学生"信息组块"等记忆技术，提供有意义的学习资料，激发学生学习动机，使其主动学习，认真思考，切实理解学习内容，明确学习资料的涵义，定期强化复习，促进短时记忆进入长时记忆，巩固和记忆所学知识。

（潘　杰　孙义元）

第三节　人本主义学习理论

人本主义心理学是 20 世纪 60 年代发展起来的一种心理学流派，与行为主义心理学和认知主义心理学不同的是，它不是从验证性研究中形成理论，而多半的依据是根据经验原则所提出的观点与建议；同时，它不限于对片段行为的解释，而是扩展到对学习者整个成长经历的解释。它主要研究人的本性（nature）、潜能（potentiality）、经验（experience）、价值（value）、创造力（creativity）和自我实现（self-actualization）。该流派的主要代表人物是美国心理学家罗杰斯（C. R. Rogers）。

一、人本主义学习理论的主要观点

罗杰斯认为：在现代世界中，变化是唯一可以作为确立教育目标的依据。这种变化取决于过程而不是静止的知识。教育的目标是促进学生的变化和学习，培养能适应变化和会学习的人。人本主义学习理论的主要思想是强调学习应以人为本，学习的重点是"形成"学习的过程，而不是学习内容。教学中应以学生为中心，促进学生需要、情感、价值观、潜能和人际关系等和谐发展，成为适应社会的健康人。

（一）以学生为中心的教育理念

罗杰斯认为：学生是教育的中心，学校为学生而设立，教师为学生而教学；强调人类有其天赋的学习潜力，相信每个学生都具有自我学习、自我发展、自我实现的潜能；强调学生是学习活动的主体，教师必须尊重学生，重视他们的意愿、情感、需要和价值观；教学不是教给学生知识（行为主义强调的），也不是教会学生怎样学（认知主义关注的），教师的基本任务是允许学生学习，满足他们的好奇心，从而调动他们的主观能动性，挖掘其发展潜能，教师在学习中主要起促进者作用。

（二）以自由为基础的学习原则

（1）教师要尊重学生，在情感上和思想上与学生产生共鸣，要信任学生，并感受到被学生信任，这样才会取得理想的教育效果。

（2）强调学习内容应是对人有价值、有意义的知识，这样的教学内容，学生感兴趣并容易记忆,也有利于以后的应用。

(3)学习是一种自觉的心理过程,最有用的学习是掌握学习方法及过程,而且只有在外界威胁降到最低时,学习效果最佳;只有自发地全心投入的学习,才会产生良好效果。

(4)学生自我评价学习效果,可以培养其独立思维能力及创造能力。

(5)在教学中要重视学生生活能力的培养,以适应社会的发展。

(三)提倡构建真实问题情境,强调学生"做中学"

罗杰斯认为:让学生直接面临社会问题、伦理问题、个人问题和研究问题,可以促进学生学习;当今社会最有用的学习是了解学习过程,对经验始终持开放的态度,并把它们结合到自己的变化过程中;要在不断变化的社会中生存,就必须顺应时代的变化,因此,学校要根据社会的变化调整教育方向。另外,在教学中除教学生知识外,尽量使学校社会化。如让学生到临床、社区见习等,这样的学习效果要远远优于单纯在课堂内讲授知识。

二、人本主义学习理论在护理教育中的应用

1. 重视人的价值和人格发展

健全的人格和良好的职业素养是开展护理工作的必要条件,因此应将人格教育理念融入护理学各学科的教育活动中,使学生在潜移默化的过程中形成健全的人格。

2. 重视师生关系

教学中视学生为学习的主体,让学生参与教学活动。相信学生自己能教育自己,发挥自我潜能。教师扮演好学习的鼓励者、促进者及指导者的角色。

3. 接受学生具有个体差异性

应了解、信任并接受学生,从学生的角度来理解事物,因材施教,努力为学生创建情感融洽、气氛和谐的学习氛围,鼓励学生保持独特的态度和价值观。

4. 了解学生的学习需求,尊重学生的选择

在课程内容的选择上必须有意义且符合学生的要求,师生共同制定学习计划,并为学生营造学习氛围和"做中学"的机会。

(王 瑛)

第四节 社会学习理论

社会学习又称观察学习或替代性学习,是由美国心理学家阿尔伯特·班杜拉(A. Bandura)于1952年提出的。社会学习是指个体可以通过观察他人在一定环境中的行为,并观察他人接受一定的强化便可完成学习,从而减少不必要的尝试与错误。班杜拉认为以往的学习理论家一般都忽视了社会变量对人类行为的制约作用,他们通常是用物理方法对动物进行实验,并以此来建构他们的理论体系,这对于研究生活在社会中人的行为来说,似乎不具有科学的说服力。如行为主义的刺激-反应理论无法解释人类的观察学习现象,因为刺激-反应理论不能解释为什么个体会表现出新的行为,以及为什么个体在观察榜样行为后,这种已获得的行为可能在数天、数周甚至数月之后才出现等现象。班杜拉认为人类的学习大多发生于社会情境中,只有站在社会学习的角度才能真正理解发展。

一、社会学习理论的主要观点

(一)交互决定论

班杜拉认为,人的行为,特别是人的复杂行为主要是后天习得的。行为的习得既受遗传因素和生理因素的制约,也受后天经验和环境的影响。班杜拉在对环境决定论(行为主义的)和个人决定论(人本主义的)进行批判的基础上提出了"交互决定论"(reciprocal determinism)。交互决定论强调在社会学习过程中行为、认知和环境三者的交互作用。他认为:行为、个人因素、环境因素实际上是作为相互连接、相互作用的决定因素产生作用的。人不是单向的受内在的倾向性或者外在的环境所决定和控制的,人的内部因素、行为和外部环境三者之间既相互独立,相互作用,又是相互决定的。简言之,人的行为是由行为、内部因素(认知、情感等)与环境交互作用所决定的。

(二)观察学习理论

班杜拉认为,在社会情境下,人们仅通过观察别人的行为就可以迅速地进行学习。如果社会学习完全是建立在奖励和惩罚结果的基础上的话,那么大多数人都无法在社会化过程中生存下去。班杜拉通过一个经典试验——波波玩偶实验(详见知识链接),提出观察学习的四个特点,进而又将观察学习划分为四个过程。

1.观察学习的四个特点

(1)观察学习不一定具有可见的外显行为反应:学习者可以通过观察他人的行为学会该行为。

(2)观察学习不依赖直接强化:学习者通过观察别人的行为及其结果,就能学习到相应的行为,无须亲自体验强化。

(3)观察学习具有认知性:个体通过观察他人行为就能学习到较复杂的行为,这种学习是具有认知性的。

(4)观察学习不同于模仿:模仿是对他人行为的简单复制,而观察学习需要学习者从他人行为及其结果中获得信息后,经过自我矫正调整,抽象出超越所观察到的行为之上的规则,并通过这些规则的组合,创造出新的行为。

2.观察学习的四个过程

(1)注意过程:这是观察学习的起始环节,在此过程中,示范者行动本身的特征、学习者本人的认知特征以及学习者和示范者之间的关系等诸多因素影响着学习的效果。如在护理临床带教中,如果教师无法引起学生对示教行为的注意,学生就不可能去模仿他们的行为。

(2)保持过程:人们往往是在观察榜样行为一段时间后,才模仿他们。示范者虽然不再出现,但他的行为仍给学习者以影响。要想在榜样不再示范时能够重复他们的行为,就必须将榜样的行为记住。此阶段,学习者记住了榜样的行为,并在大脑中回忆行为的执行过程,即在其执行这一行为之前,在大脑中反复默默地、象征性地进行演练,如教师进行口腔护理示教后一段时间,学生仍然能够记住"口腔护理"的动作程序。

(3)动作再生过程:学习者把记忆中的符号和表象转换成适当的行为,即再现以前所观察到的示范行为。如在实践技能考核时,学生独立完成口腔护理操作。而要想准确地模仿榜样的行为,就需要学习者掌握必要的动作技能,对于有些复杂的行为,如果学习者不具备必要的技能,是难以模仿的。

（4）强化和动机过程：班杜拉认为人们并不是把学到的每个行为都表现出来，而个体呈现习得行为的动机受强化影响。强化包括：①外部强化，即榜样行为是否导致有价值的结果，如奖励；②替代性强化，即看到他人表现出示范者行为后获得积极效果；③自我强化。

3. 观察学习的影响因素

社会学习理论认为：人的多数行为是通过观察别人的行为和行为的结果而习得的，依靠观察学习可以迅速掌握大量的行为模式。但是获得什么样的行为以及行为的表现如何，则有赖于榜样的作用。榜样是否具有魅力、是否获得奖赏、榜样行为的复杂程度、榜样行为的结果，以及榜样与观察者的人际关系都将影响观察者的行为表现。

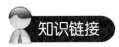
知识链接

班杜拉-波波玩偶实验

在这个经典研究中，先让一些 4 岁儿童不在父母陪伴下观看一部电影。在电影中一个成年男子对充气娃娃表现出踢、打等攻击行为，影片有三种结尾。将孩子分为三组，分别看到的是三种不同的影片。奖励攻击组的儿童看到的是在影片结尾时，进来一个成人对主人公进行表扬和奖励。惩罚攻击组的儿童看到另一个成人对主人公进行责骂。控制组的儿童看到进来的成人对主人公既没奖励，也没惩罚。看完电影后，将儿童立即带到一间有与电影中同样的充气娃娃的游戏室里，实验者透过单向镜对儿童进行观察。结果发现，看到榜样受到惩罚的孩子表现出的攻击行为明显少于另外两组，而另外两组则没有差别。在实验的第二阶段，让孩子回到房间，告诉他们如果能将榜样的行为模仿出来，就可得到橘子水和一张精美的图片。结果，三组孩子（包括惩罚攻击组的孩子）模仿的内容是一样的。说明替代性惩罚抑制的仅仅是对新反应的表现，而不是获得，即儿童已学习了攻击的行为，只不过看到榜样受罚，而没有表现出来而已。

资料来源：

[1]Bandura Albert, Ross D, Ross S A. Transmission of aggressions through imitation of aggressive models. Journal of Abnormal and Social Psychology, 1961, 63, 575-582.

[2]Bandura Albert, Ross D, Ross S A. Imitation of film-mediated aggressive models. Journal of Abnormal and Social Psychology, 1963, 66, 3-11.

[3]Kosslyn Stephen M, Robin S Rosenberg. Psychology: The Brain, The Person, The World. 2nd ed. Boston: Pearson, 2004.

二、社会学习理论在护理教育中的应用

在教学过程中，应重视观察学习在学生行为获得中的作用，注意提升教师的榜样示范作用。由于学生常常将教师作为观察学习的榜样，因此无论在课堂讲授、实践教学、临床见习或实习过程中，护理教师都应明确角色定位，树立"学高为师，身正为范"的榜样。另外，在教学中应重视行为、个体和环境之间的交互作用，努力为学生营造良好的学习环境，帮助学生逐步树立正确的护理职业情感，形成良好的专业角色行为模式。

（王 瑛）

第五节　建构主义学习理论

建构主义（constructivist）学习理论是认知主义学习理论的进一步发展，该理论认为学习的过程是一种主动建构的过程，它强调个体在学习的时候，头脑中并不是空的，而是由于先前的生活经验在头脑中保存着自己特有的认知图式，在学习过程中，通过与外界环境的相互作用，建构新的认知图式，这种新的认知图式在性质上不是原有图式的延续，而是具有创造性的。20世纪对建构主义思想发展做出重要贡献，并将其应用于课堂和学习的理论学家首推杜威（J. Dewey）、皮亚杰（J. Piaget）、布鲁纳（J. S. Bruner）和维果斯基（L. Vygotsky）。

一、建构主义学习理论的主要观点

建构主义学习理论认为学习是建构内在心理表征的过程，是学习者以已有的经验为基础通过与外界的相互作用来获取、建构知识。它认为学习过程包含两方面的建构：一方面是对新信息的意义的建构，同时又包含对原有经验的改造和重组。该理论强调知识的动态性，认为知识将随着人们认识程度的深入而不断地变革、升华和改写，在解决具体问题时，知识是需要针对具体问题的情景对原有知识进行再加工和再创造的；同时还强调学生经验世界的丰富性和差异性，当面对问题时，他们可以基于相关的经验，依靠他们的推理和判断能力，形成对问题的不同理解。建构主义理论学家们基于对知识和学生的这些认识，进一步提出学习的过程具有以下三个基本特点。

（一）主动建构性

学习不是知识由教师向学生的传递，而是学生建构自己知识的过程，学生不是被动的信息接受者，而是信息意义的主动建构者，这种建构不可能由其他人代替；学习是个体主动建构自己知识的过程，是对外部信息进行主动的选择和加工；知识或意义也不是简单地由外部信息决定的，外部信息本身没有意义，意义是学习者通过新旧知识经验间反复的、双向的相互作用过程而建构成的；学习过程并不简单是信息的输入、存储和提取，而是新旧经验之间的双向的相互作用的过程。

（二）社会互动性

建构主义者强调，学习是通过某种社会文化的参与而内化相关的知识和技能、掌握有关的工具的过程，这一过程常常要通过一个学习共同体（学习小组）的合作互助来完成。通过组内的协商、互动和协作，完成对知识的建构，其意义主要体现在以下三个方面。

1. 智慧的共享

通过小组协作形式对某个探究主题的任务进行分解，每个小组成员负责不同侧面的子任务，小组中每个学生都成为某方面的"专家"，大家彼此交流探究成果，分享经验感受，共同贡献于集体任务，达到共同建构知识的目的。

2. 认知整合和思想改进

通过协作互动，学习者可以表达多元化的理解，在小组中进行交流争论，从而达到观点整合和思想改进，并以此激发学生的深入思考和批判性反思，帮助他们建构起更深层次的知识，发展多视角的理解。

3.思维的外显化和精致化

为了和他人交流、共享自己的想法,学生必须首先将自己的思路及观点明确化,并提供足够的证据支持,进行自我解释。由此,学生的知识和思维被外显化和精致化,有利于促进学生的反思,提高思维和学习活动的质量。

(三)情境性

建构主义认为,知识不可能脱离活动情境而抽象地存在,学习活动应该与情境化的社会实践活动结合起来。具体体现在以下三个方面。

(1)知识存在于具体的、情境性的、可感知的活动之中。概念知识不是一套独立于情境的知识符号(如医学名词术语等),它只有应用于实际活动中,才能真正被人们所理解。

(2)人的学习应该与情境化的社会实践活动联系在一起。学习者通过参与共同体的社会实践而逐渐形成知识。

(3)学习和理解的关键是学习者能理解该情境中的限制规则,理解在社会互动和实践活动中存在的"条件-结果"关系,从而能对自己的活动过程及其结果做出预期。

二、建构主义学习理论在护理教学中的应用

建构主义学习理论认为,教学不再是传递客观而确定的现成知识,而是激活学生原有的相关知识经验,促进知识经验的"生长",促进学生知识建构的活动。以问题为基础的教学法(PBL)就是在此理论指导下发展而来的教学方法。在实际教学中要求以学习者为中心进行组织教学,教师是意义建构的帮助者、促进者,教师要为学生创设理想的学习情境,为学生提供足够的表现自己、表达自己思想和情感的机会,激发学生的推理、分析、鉴别等高级思维活动,同时还要给学生提供丰富的信息资源、处理信息的工具以及适当的帮助和支持,促进他们自身建构意义及解决问题。

(朱雪梅)

第六节 成人学习理论

随着"终身教育"思想在全世界日益广泛的传播,作为"终身教育"体系重要组成部分的成人教育也随之发展起来。成人学习理论是由美国著名成人教育家诺尔茨(M. Knowles)提出的,他将成人教育定义为"帮助成人学习的科学与艺术"。

一、成人学习理论的主要观点

(一)学习即变化

对成人学习者来说,"文化"的变化往往是对已获得的知识或经验进行的再排列和再组织;"技能"的变化是为了获得更有效的工作与生活技能;"态度"的变化则是对一个问题或事物产生与以往不同的理解或形成技能所谓的"有利的情绪"。相对青少年而言,成年人在物质上和精神上的独立性更强,学习的许多方面与成人面临的任务或职责有关,因此,在对知识的认识和选择上,其目的性更明显。

(二)学习的"操纵者"只能是学习者本身

诺尔茨认为,随着年龄的增长,人逐渐趋向成熟,其标志就是从依赖型走向独立自主型,

他们已形成自己的价值观体系,进入自律。成人学习者能够选择自己的学习需要,确定自己的学习内容并评价自己的学习效果。因此,诺尔茨认为,倘若建立一门成人教育学,它必须是一门帮助成人进行学习的科学与艺术。诺尔茨在研究成人教育的过程中创造了成人教育模式,成人教育模式是相对于传统儿童教育模式的新的学习方法或形式,而这两种学习形式是平行的而不是对立的,教育者应该根据学习者的不同情况,从两者中选择适当的模式。成人教育模式与儿童教育模式的不同假说见表 2-1。

表 2-1 成人教育模式与儿童教育模式的不同假说

假说	成人教育模式	儿童教育模式
学习者的概念	自我定向型:学生对自觉的学习全面负责	依赖型:教师控制了学习中所有主要的决策
学习者的经历	学生的经历对学习有很大的作用,取决于成人不同的角色	大多数学生的经历对学习几乎没有作用,而依赖于教师的传递
学习的意愿	与需要有关:学生知道做某事的需要	与年龄有关:取决于生物年龄阶段以及年级水平
学习的倾向性	以任务为中心:课程设置以任务、问题为中心	以内容为中心:课程设置以内容为中心
学习的动机	内在的:出于自尊和自信的需要	外在的:来源于外部的压力,如父母和教师

（三）成人的学习是一种相互协助、解决问题的活动

成人的学习主要是为了解决其所面临的各种实际问题。他们多数反感老师"填鸭"式的说教。他们学习目的明确,指向清楚,反对浪费时间,希望学习有用的东西,渴望分享知识和交流心得体会,因此,成人的学习是一种相互协助的活动。在活动中的协作可以激发人的兴趣,开发人的智慧,增强成人的能力。而协作的基础是成年人的经验,尤其是他们的社交经验。协作及经验的充分共享是他们共同解决问题的宝贵资源。

二、成人学习理论在护理教育中的应用

1. 提高教学的针对性与实效性

针对成人护理学生开展的护理教育应该从不同对象的不同需要出发,按需施教,定向培养。尊重他们追求自我实现和自我提高的需求,注重授课内容与他们实际工作之间的衔接,避免空洞、乏味的说教,注意结合临床实际进行讲授。

2. 加强课程的实践性和应用性

成人教育教学的内容多是技术性知识,理论知识的传授也以应用性为目的。因此,在教学过程中应加强实践环节,理论联系实际地进行讲授和示范往往能取得比较好的效果。

3. 营造宽松的学习氛围,提高学生学习的自主性与合作性

成人护理学生的世界观和人生观已趋于稳定,具有独立意识和主动精神。教师在教学中要注意尊重学员,调动他们学习的自主性,并有效地进行教学合作,以保障教学的质量和效率。

（王 瑛）

第七节　动作技能学习理论

　　动作技能是指以程序性知识为基础,借助于骨骼肌运动,经过学习和训练实现将一系列外部动作以完善合理的方式进行组合,并趋于高度自动化时形成的一种技能(认知活动)。护理教育需要培养既具备丰富的专业知识,又具备熟练专业技能的复合型人才。因此护理教师就需要了解动作技能的特点,以便有效指导学生动作技能的学习。

一、动作技能学习理论的主要观点

(一)动作技能的心理要素

　　心理学家费茨(P. M. Fitts)认为动作技能主要由四个心理要素组成:①认知要素,即学习者对动作技能训练项目的理解水平;②知觉因素,即学习者能准确、敏锐地辨别需作出反应的线索;③协调能力,即对自身平衡、稳定等方面的调控;④个性与气质特征,即不同气质类型的学生在学习动作技能时常表现出一定的差异。

(二)动作技能的形成过程

1. 动作技能的学习

动作技能的学习包括以下三个连续阶段。

(1)认知阶段:又称知觉阶段,是在学习一种新的动作技能的初期,学习者可通过教师的言语讲解、动作示范来理解学习的任务与要求,即从动作的外部线索了解动作的要求,并进行初步尝试。这一阶段的主要学习任务是领会技能的基本要求,掌握技能的局部动作。此阶段,学习者常会出现注意范围狭窄、动作不连贯及不协调,多余动作多,难以发现错误等问题。

(2)联系形成阶段:经过一段时间练习,学习者掌握了一系列局部动作,将它们综合起来,形成一个连续的整体,排除过去经验和习惯及局部动作之间的干扰,此时反应时间缩短,肌肉神经紧张程度下降,多余动作减少。此阶段学习机会的多少,对动作技能的掌握具有重要影响。

(3)自动化阶段:此阶段一系列动作形成有机联系,相互协调,动作整体达到熟练和自动化,无需特殊注意与纠正。技能逐步由脑的低级中枢控制,反应速度提高,注意范围扩大。

2. 动作技能的保持

　　动作技能的学习完成后还必须经过一定时间的练习,才能将习得的技能保持下来。练习是影响动作技能获得的重要条件之一,练习的量和方式则依据学生情况和技能的特点来确定。此外,在练习过程中适时反馈学生的动作情况是练习的重要条件,可以帮助学生提高动作能力。

3. 动作技能的迁移

　　动作技能的迁移是指一项技能对另一项技能产生积极、促进的作用(称为正迁移)或消极、抑制的作用(称为负迁移)。发生迁移的基本条件是两种技能具有共同特点或因素。共同因素越多,则迁移越明显。迁移可以是前摄迁移,也可以是后摄迁移。如先前学习的无菌技术操作对后继学习导尿术操作,就发挥着后摄正迁移的作用。

（三）影响动作技能教学的因素

（1）成熟与经验：研究表明，学习者动作技能的学习随着年龄和经验的增加而提高。如随着工作时间的增长，护士的动作越来越娴熟。

（2）动机：动作技能的学习效果与学习者的学习动机成正比，即学习动机越强学习效果越好。

（3）个性：良好的个性品质，如忍耐力、控制力、抗挫折力及自信等对动作技能的学习与掌握起促进作用。

（4）指导与示范：不同的指导与示范方法，对动作技能的学习效果有很大差别。如准确、清晰的动作示范对学生的影响要远远优于简单的观看视频录像。

（5）练习与反馈：练习在一定程度上能够促进动作技能的学习，适时的反馈可提高学生的学习兴趣。

（6）学习内容的难易程度：复杂的动作技能，学习费时费力；简单的动作技能，学习省时省力。

二、动作技能学习理论在护理教育中的应用

1. 有效的指导与示范

（1）提高学生学习兴趣：示范之前教师要对学生说明动作技能操作的目的、意义和注意事项，提示学生要认真观察示范者的动作。

（2）注意与学生互动：示范过程中动作必须减慢，甚至分解进行，边讲述边示范，并注意学生的反应，防止由于信息量过多而使学生无法适应教师进度的情况。

（3）采用互教互练方法：这种方法可弥补班级授课条件下，学生无法全部理解教师的讲解、示范的缺陷，并易于发现学习者个人的错误，利于相互交流各自所掌握的动作要领。

（4）利用视听手段：录像、电影等手段可呈现动作技能学习全过程，便于学习者反复观察完整的动作过程和复杂的局部动作，从而促进技能学习。

2. 有效的练习

（1）遵循练习规律：心理学研究发现，动作技能的练习具有一定规律，即开始进步快，中间有一个停顿期，后期进步慢。据此，在组织学生练习时要尊重学习规律，避免"拔苗助长"，以至于"欲速而不达"。

（2）局部与整体练习相结合：由于每一个动作技能都可以分解成多个局部动作，局部动作的掌握程度关系到整体动作的形成。因此，对于复杂的动作技能，可按动作先后顺序，分解为较简单的局部技能进行练习，待熟练之后，再将局部技能综合起来练习。

（3）重视练习中的反馈：对学生的动作情况进行反馈，可以帮助学生及时调整自己的动作，促进学生动作技能的形成及提高。

（4）适当分配练习的次数与时间：练习的次数与时间并不是越多越好，虽然反复的练习可在一定程度上提高练习的效果，但如果一段时间内练习次数过多，易使练习者产生疲劳、厌倦，进而影响练习效果。

（王　瑛）

能力测试题

1. 列出各教育心理学理论的主要观点，比较各理论流派的不同之处。

2. 以小组为单位，结合自身体会或举例，讨论在护理教育中如何应用各学习理论。

3. 应用本章所学理论知识，分析你熟悉的一项护理动作技能的形成过程及影响因素。

4. 行为主义心理学创始人华生曾声称："给我一打健全的婴儿和用于培养他们的特殊环境，我就可以保证，在其中随机选出任何一个，不论他们的天赋、倾向、本能和其父母的职业与种族如何，我都能把他们训练成为我所选定的任何类型的特殊人物，如医生、律师、艺术家、大商人，或者乞丐、窃贼"。他的这一言论能成为现实吗，为什么？

第三章　护理教育的目标体系

 导入案例

　　小李护理学硕士研究生毕业后,应聘到某高职院校的护理系任教"护理学导论"课程。该校刚刚成立医学部,并开始招收临床医学专业和护理学专业本科学生。学校首先根据"国家教育目的"制定了本校"医学生培养目标",然后护理系根据"医学生培养目标"制定了"护理专业培养目标",最后要求任课教师依据"护理专业培养目标"确定所要讲授课程的教学目标和每堂课的教学目标。于是,小李根据"护理专业培养目标",并结合"护理学导论"课程所涉及的内容开始思考:本门课程和每堂课的培养目标是为达到护理专业培养目标服务的,从这个意义上讲,"护理学导论"课程中哪些教学内容是必须讲的、重要的呢? 每一个内容又需要学生掌握到怎样的程度呢? 这些培养目标又该如何表述呢?

　　你认为该学校关于培养目标和教学目标的制定程序与做法对吗? 什么是教育目的、培养目标和教学目标? 制定这些目标的原则和依据是什么? 这些目标所起的作用是什么? 又该如何编制与表述呢?

　　护理教育的目标体系是由相互独立而又相互联系的目标构成的一个体系,在这个体系中,目标由抽象到具体、由一般到特殊可分为三个层次,即教育目的、培养目标及教学目标,每一个层次目标均服从于总的教育目的,并在各层次上发挥对教育活动的导向、调控和评价等作用。正确认识及理解护理教育的目标体系,对护理教育工作具有重要的指导意义。

第一节　教　育　目　的

　　教育目的是教育领域里一个根本性的问题,它是整个教育工作的核心,一切教育活动都是围绕教育目的而展开的。因此,教育者只有深刻理解教育目的,才能自觉地按照教育目的的要求进行各项教育活动,从而保证人才培养的质量和效果。

一、教育目的的概念与作用

(一)教育目的的概念

　　教育目的(aims of education)是把受教育者培养成一定社会所需要的人的基本要求,它规定了所要培养的人的基本规格和质量要求。教育目的是教育的根本出发点,是整个教育工作的核心,也是教育活动的出发点和归宿。它明确了教育对象未来的发展方向和预定的发展结果,指导着整个教育具有活力地开展,支配着教育的各个方面和整个过程。无论是政策的制定、教育制度的建立,还是教育内容的确定、方法的选择及效果的评价等,都必须受到教育目的的制约。

(二)教育目的的作用

1. 导向作用

教育目的规定了人们行动的方向。它不仅为受教育者指明了发展方向,预定了发展结果,也为教育者指明了工作方向和奋斗目标。因此,教育目的无论是对教育者还是对受教育者都具有目标导向作用,具体体现为:一是对教育的社会性质的定向作用,对教育"为谁培养人"具有明确的规定;二是对人培养的定向作用,它能使人们按照目标的要求控制自己行为的方向,对不符合教育目的的发展给予正确的引导,使其发展与预定的方向一致。同时,就人的行动方式而言,既有个体的单独行动,也有群体的共同活动,教育目的是将个体聚合起来形成群体共同活动的根本因素,正因为有了目的的导向作用,才有了群体的共同活动。

2. 调控作用

教育目的对整个教育活动的全过程具有调控作用。从宏观上说,它对教育改革、教育规划、教育结构调整和教育政策的制定等,具有支配、调控方面的作用。从微观上看,它对实际教育教学过程中各种要素的组合,如教育计划的制定、教育内容的选择、教育手段和教育技术的运用,也具有支配和调控的功能。

3. 评价作用

教育目的是衡量和评价教育实施效果的根本依据和标准。评价学校的办学方向、办学水平和办学效益,检查教育教学工作的质量,评价教师的教学质量和工作效果,检查学生的学习质量和发展程度等工作,都必须以教育目的为根本标准和依据,有针对性地进行。同时,教育目的还起着一种"准价值体系"的作用,可以借助于教育目的去判断教育实践活动的社会价值。

4. 激励作用

目的反映人的需要和动机,是人们在一起共同活动的基础。因此,共同的目的一旦被人们认识和接受,它不仅指导整个实践活动过程,而且能够激励人们为实现共同的目标而努力。教育目的也是这样,一旦教育者和受教育者认识到教育目的,并自觉接受它的指导,那么在教育活动中就会以更强烈的责任感,更充沛的干劲,更饱满的热情,更有效的相互合作来实现教育的目标。

二、制定教育目的的基本依据

(一)社会发展的需要

社会是人类生存的空间,也是个体成长的摇篮和温床。社会在向人们提供必不可少的生存和发展条件的同时,也要求人们按照社会规范来调节自己的行为方式,因而也要求教育按照一定的社会需求来培养和塑造正在成长中的人。由此可见,教育目的具有社会制约性。

1. 社会生产力发展水平制约教育目的

生产力发展水平要求培养人的知识、智力、体力等素质水平与之相适应。古代社会的生产力发展水平低下,自然科学不发达,对直接从事生产的劳动者还没有提出必须接受学校教育训练的要求。所以,奴隶社会、封建社会的教育目的很少反映社会生产力的要求,强调教育为国家培养卫士,教育内容基本上是伦理、道德等人文学科。到了资本主义社会,由于现代大工业机器生产的出现,自然科学迅猛发展,科学技术渗透于生产的各环节和各要素之间,于是,社会要求广大社会成员具有一定程度的科学文化知识,掌握一定的生产原理和技能,以适应社会化生产的发展,这种社会需求就明显地反映到教育目的中来。

2. 生产关系制约教育目的

社会政治经济制度不同,教育的目的也就不同,教育要培养具有社会所需要的思想意识和世界观的人、为维护发展社会的政治经济制度服务的人。在阶级社会里,统治阶级的教育目的总是取决于统治阶级的利益,它集中反映了统治阶级对培养人的根本要求。例如在西方,古希腊的奴隶制国家的教育目的是培养奴隶主阶级所需的统治人才。如斯巴达是农业奴隶主阶级统治的国家,其教育目的是培养"武士";在我国古代奴隶制社会里,政治、宗教和教育是统一的,教育目的是培养奴隶主阶级的统治人才。其后,孔子提出的教育目的是把统治阶级的子弟培养成为"士"和"君子",使他们具有从政能力,而不是体力劳动。我国封建社会的教育目的是把地主阶级的子弟培养成为维持封建王朝的官吏和实际掌握地方政权的绅士,即所谓"学而优则仕"。当今我国的教育目的是依据社会主义现代化建设和发展的需要,依据社会主义物质文明和精神文明建设的需要,依据社会主义民主建设的需要制定的。

(二)人的身心发展的需要

教育目的的直接指向的对象是受教育者。受教育者的身心发展有其内在规律,社会期望只有转变为个体内部的心理需要,并且与受教育者的生理机制、心理机能相吻合,才能促进其身心全面发展。个体身心发展的需要比社会需要更富有积极性、能动性、创造性。教育作为一种外因不能改变受教育者身心发展的内在必然性,但可以促进其发展。遵循教育对象发展的规律性,分析其发展的条件和因素,是制定教育目的的前提。

个体需要包含生理需要和心理需要两个方面,其中生理需要是制定教育目的的生理前提。促进体格健壮、提高体质体能、增强抗病能力和培养良好的精神状态是学校教育的重要目标。作为一个完整的个体还需要有健全的心理。个体的心理需要是多层次的,随着生理的发展,个体的心理也不断发展,并在不同的发展阶段体现出不同的特点。因此,人们在制定教育目的时,就不得不考虑受教育者的心理和生理发展规律。教育目的所勾勒的受教育者所要形成的素质结构,是社会规定性在受教育者个体身上的体现,是社会需要和个体需要的有机结合。

(三)制定教育目的的价值取向

1. 个人本位论

个人本位论强调从个人自身的发展出发来规定教育目的,认为教育应当把促进个人个性的发展作为自己的目的。如夸美纽斯(J. A. Comenius)认为"教育在于发展健全的个人";洛克认为"教育的目的在于完成健全精神与健全身体";卢梭(J. J. Rousseau)认为教育的目的就是要培养"自然人";裴斯泰洛奇(J. H. Pestalozzi)认为"教育在于使人的各项能力得到自然的进步与均衡的发展"。在当代西方各国,个人本位论依然有着重要影响。如实用主义教育流派强调以儿童为中心,提出"教育即生长"、"教育即生活"、"教育即经验的改造"的教育目的;存在主义教育流派则否认"外界因素"对个性形成的作用,提出"在发现自我的境遇中进行个人的自由发展",他们认为教育的目的就在于促进学生"成为自身之我",帮助他们"自我实现"。以上种种教育目的,强调的重点各有不同,如有的强调品德的完善和美感的陶冶,有的强调知识的积累和智力的培养,有的强调个性的和谐发展,有的强调实际操作能力的训练。但这些教育目的都是从主观方面出发,以个人自我发展的内在需要为依据而提出来的,他们主张个人价值高于社会价值,或主张社会只有在有助于个人发展时才有价值,总之,都是以个人为本位的。

2. 社会本位论

社会本位论则强调从社会的需要出发来规定教育的目的,认为教育应将培养符合一定社会准则的人,使教育者社会化、保护社会生活的稳定与延续作为自己的目的。特别是 19 世纪中叶以来,社会本位论的影响越来越大。如法国社会学家涂尔干(E. Durkheim)就否认个人的存在,认为人之所以为人,只因为他生活于人群之中,并且参与社会活动。教育是年长的一代给未能适应社会生活的年轻一代所施加的影响,其目的在于发展其生理、智慧和道德三类品质,使其适应政治社会和具体环境对个人提出的要求。德国教育家凯兴斯泰纳(G. Kerschensteiner)和哲学家纳托尔普(P. Natorp)也都是从社会需要的观点出发来研究教育问题的。如凯兴斯泰纳认为绝大多数国民的特性是自愿从事体力劳动,只有极少数人适宜于精神工作,因此对不同的人应实施不同的教育。对绝大多数人应给予从事体力劳动的职业训练,这种劳作教育的目的在于进行职业的陶冶,使之安于自己的职业,做自己应该做的工作。纳托尔普则认为在教育目的决定方面,个人不具有任何价值,个人不过是教育的原料,个人不可能成为教育的目的。总体来说,社会本位论注重社会的需要,有的强调教育的政治目的,有的强调教育的经济目的,有的强调教育的文化传承目的等。这些教育目的都是从客观方面出发,或主张社会价值高于个人价值,或认为个人的存在与发展从属于社会,宗旨都是以社会对个人的外在要求为依据提出教育目的的。

3. 人的全面发展观

(1)马克思之前的全面发展理论:关于人的全面发展的问题已是一个古老的哲学和教育学课题。古希腊的雅典教育就是身心和谐思想的实践。亚里士多德提出了德智体和谐发展的教育主张。在教育中出现的"三艺"、"七艺",其宗旨就是培养智力、道德、美感及体魄和谐发展的人。文艺复兴运动后,在欧洲思想家眼中,人的全面发展成为一种崇高理想,特别是近代教育思想的代表人物卢梭提出身心两健、自由发展的自然人思想,使全面发展理论得以传播。19 世纪的空想社会主义者也十分关注人的全面发展,特别是欧文(R. Owen)为此做了教育实验,在实践中开掘了培养全面发展新人的先河。

(2)马克思关于人的全面发展学说:马克思生活的时代正是资本主义走向鼎盛的时期,生产力高度发展与道德堕落并存。马克思批判地继承了上述关于人的全面发展学说,特别是法国空想社会主义者关于人的全面发展思想。其学说的基本观点有:物质生产是物质生活发展的基础,同时也是人的发展的基础;人的发展同时受到社会关系的制约;旧式分工使人畸形发展;脑力劳动和体力劳动相分离是生产力发展到一定程度的必然产物;当生产力充分发展以后,就要改变旧式分工,大大解放生产力,为人的全面发展创造物质前提。马克思主张的是人的体力和脑力、人的各种能力的充分发展,个人能力和社会全体成员能力的统一发展,其最终目的在于解放全人类,使社会上每个人都能得到全面、充分、统一的发展。马克思主要不是从教育的角度提出和阐述人的全面发展学说的,而是把实现人的全面发展作为联结共产主义的远大目标和现实的桥梁。所以,人的全面发展学说确切地说是一种理想,是制定社会主义教育目的的一种理论基础。

马克思关于人的全面和谐发展的思想内涵包括以下三层含义:①人的心智的全面和谐发

展。教育可以通过德育、智育和美育等不同渠道来促进个体心理素质的和谐、全面发展,以塑造出真、善、美统一的理想个性。②人的身心全面和谐发展,是指将人的生理和心理素质统一起来把握,把德、智、美三育同作为其物质基础的体育内在地结合起来,作为一个不可分割的有机整体来把握。③个体和社会的协调统一全面发展,是指在更广阔的社会背景中具体地、历史地把握人的全面和谐发展。

三、我国的教育目的

(一)我国教育目的的历史发展过程

新中国成立以来影响最大的教育目的的表述,是毛泽东1957年在《关于正确处理人民内部矛盾的问题》中提出的:"我们的教育方针,应该使受教育者在德育、智育、体育几方面都得到发展,成为有社会主义觉悟的有文化的劳动者。"1958年,中共中央、国务院在《关于教育工作的指示》中正式肯定了这一教育目的,并提出了"教育为无产阶级服务,教育与生产劳动相结合"。

1981年,党的十一届六中全会通过了《关于建国以来党的若干历史问题的决议》,对教育目的作了这样的规定:"坚持德智体全面发展、又红又专、知识分子与工人农民相结合、脑力劳动与体力劳动相结合的教育方针",在同年11月的第五届人大的政府工作报告中,又提出:"使受教育者在德育、智育、体育几方面都得到发展,成为有社会主义觉悟的、有文化的劳动者和又红又专的人才,坚持脑力劳动和体力劳动相结合,知识分子与工人农民相结合"。

1982年,在新宪法中,规定"中华人民共和国公民有受教育的权利和义务。国家培养青年、少年、儿童在品德、智力、体质等方面全面发展"。

1985年,《中共中央关于教育体制改革的决定》中指出,教育必须"面向现代化、面向世界、面向未来,为90年代至下世纪初叶我国经济和社会的发展,大规模地准备新的能够坚持社会主义方向的各级各类合格人才",同时提出"所有这些人才,都应该有理想、有道德、有文化、有纪律,热爱社会主义祖国和社会主义事业,具有为国家富强和人民富裕而艰苦奋斗的献身精神,都应该不断追求新知,具有实事求是、独立思考、勇于创造的科学精神",这是我国首次将"独立思考"、"创造能力"的培养纳入教育目的。

1986年通过的《中华人民共和国义务教育法》规定了我国义务教育的目的:"义务教育必须贯彻国家的教育方针,努力提高教育质量,使儿童、少年在品德、智力、体质等方面全面发展,为提高全民族的素质,培养有理想、有道德、有文化、有纪律的社会主义建设人才奠定基础。"

中共中央、国务院于1993年2月13日正式印发的《中国教育改革和发展纲要》提出,各级各类学校要认真贯彻"教育必须为社会主义现代化建设服务,必须与生产劳动相结合,培养德、智、体全面发展的建设者和接班人。"

1995年3月18日在第八届人大第三次会议上通过,1995年9月1日起正式生效实施的《中华人民共和国教育法》第五条规定:"教育必须为社会主义现代化建设服务,必须与生产劳动相结合,培养德、智、体等方面全面发展的社会主义事业的建设者和接班人。"

1999年6月,中共中央、国务院在《关于深化教育改革全面推进素质教育的决定》中指出:"全面贯彻党的教育方针,以提高国民素质为根本宗旨,以培养学生的创新能力和实践能力为重点,造就'有理想、有道德、有文化、有纪律'的、德智体美等全面发展的社会主义建设者和接班人。"这是第一次将"美"作为独立素质提出来,这标志着教育目的的进一步完善。

2002年11月8日,中共中央十六大报告中提出了新时期党的教育目的是:"坚持教育为社会主义现代化建设服务,为人民服务,与生产劳动和社会实践相结合,培养德智体美全面发展的社会主义建设者和接班人。"迄今为止,这是关于我国教育目的最为科学、最为完善的表述,也是我国21世纪教育事业发展所遵循的总方针、总政策和总的指导原则。

(二)我国教育目的的基本精神

纵观建国以来我国教育目的的历史发展过程,可以看出,在社会主义建设的不同时期,存在着人才培养的不同要求。但我国社会对人才培养的基本精神是一致的,主要体现在以下两个方面。

1. 培养社会主义的劳动者

教育目的的这一规定指明了我国社会主义教育的方向,也规定了我国教育培养出来的人应具有的社会地位与社会价值。我国教育所培养的劳动者,应当是社会主义所需要的各级各类人才,这些劳动者尽管有不同分工,有脑力劳动和体力劳动的差异,但都应该有理想、有道德、有文化、有纪律,热爱社会主义祖国和社会主义事业,具有为国家富强和人民富裕而艰苦奋斗的献身精神,都应该不断追求新知,具有实事求是、独立思考、勇于创造的科学精神,以上这些就是对劳动者的统一要求。

2. 全面发展的教育

我国教育目的中的全面发展要求实际上是对于受教育者素质结构的一种基本规定,包括德育、智育、体育、美育四个方面。

(1)德育:向学生传授一定社会的思想政治观点和道德规范,以形成他们的思想品德,发展他们的道德判断能力和自我修养能力的活动,属于形成个性的教育范畴。对巩固和发展一定的社会制度、形成统一的社会规范、确立稳定的社会秩序等具有重要作用,对受教育者各方面素质的发展具有导向作用。德育历来是教育目的的重要组成部分,也是实现教育目的的必由之路。

(2)智育:向学生传授系统的科学文化基础知识和基本技能,发展他们智力的活动。它不是单纯的知识教育,而是知识教育和智能教育的总称。其内容包括文化科学领域的所有知识技能,包括人类知识能力的所有因素,实施德育、体育、美育的必要前提。因而,智育是教育目的的核心。需要注意的是,不能把智育和教学等同起来混为一谈。教学是实施四育的途径,教学与智育两个概念既不相同,也不并列,不能画等号。

(3)体育:旨在强化体能的非生产性人体活动,它使参与者体能充沛,从而在有生之年始终精力旺盛地生活、学习和工作。学校体育是有计划、有组织地授予学生身体锻炼和运动的知识技能,强化学生体能,提高学生运动能力,并形成良好品德的教育。体育是以学生身体活动为媒介,培养新一代身心全面协调发展的教育,是教育目的的重要组成部分。

(4)美育:在培养学生正确的审美观点,提高学生感受美、鉴赏美的能力和激发学生表现美、创造美的能力方面起着主渠道的作用。美育既是教育目的的重要组成部分,又是一种富有说服力、感染力和吸引力的教育手段。美育在促进人的全面发展过程中具有独特的功能。

德育、智育、体育和美育是我国教育目的全面发展教育的有机组成部分,是对人类长期教育实践中积累的培养人的经验的抽象和概括。四育各有自己特殊的任务、内容和方法,对个人发展起着不同的作用,同时又相互依存、相互渗透、相互促进。把四育作为统一的整体,才能使受教育者形成合理的素质结构,培养出符合社会要求的全面发展的人才。

第二节　培 养 目 标

　　教育目的是各级各类学校培养学生的共同准则,但它不能代替各级各类学校对所培养人才的特殊要求。教育目的与培养目标的关系,是普遍与特殊的关系,也是抽象与具体的关系。培养目标由特定的社会领域(如教育、医疗卫生、工业、农业等)和特定的社会层次(如工程师、专家、科学家,小学教师、中学教师、大学教师等)的需要决定。因此,培养目标最终以专业的培养目标体现出来。

一、培养目标的概念与作用

　　培养目标(training objectives)是指各级各类学校、各专业培养人才的质量规格和培养要求。培养目标包括三个方面的内容:①培养方向:指专业培养人才所对应的未来职业种类。如护理学专业本科教育的培养目标中培养方向为"在医疗卫生、保健机构从事护理和预防保健的专业人才"。②使用规格:指同类专业中不同人才在未来使用上的规格差异,如"理论型"和"应用型",护理学专业本科教育培养目标中的使用规格为应用型。③规范与要求:指对同一培养方向、同一使用规格人才在德、智、体、美等方面的具体要求,它是培养目标中的核心和本质内容。

　　教育目的对各院校培养目标的制定具有指导作用。没有教育目的,制定具体的培养的目标就会迷失方向,没有具体的培养目标,教育目的也无法在各级各类学校以及各专业教育中得到落实。培养目标在各级各类学校、各专业的培养人才过程中起着导向、调控、评价以及激励的作用。

二、制定培养目标的基本原则

(一)体现国家的教育方针

　　教育方针是国家在一定历史时期,根据社会、政治、经济发展的需要,通过一定的立法程序,为教育事业确立的总的工作方向和奋斗目标,是教育政策的总概括。内容包括教育发展的指导思想、教育目的及实现教育目的的基本途径。因此,在制定培养目标时,必需全面贯彻、落实国家的教育方针,确保培养目标的方向性。

(二)有明确的专业定向和人才层次规定

　　在培养目标中,应有明确的专业方向,并界定不同层次护理人才的具体培养规格和要求。这样才能有利于护理院校有针对性地实施专业培养计划,以及教师系统地组织教学,有利于学生明确自己的发展方向,有利于护理教育质量的检查,以及用人单位衡量人才的水平。

(三)适应学生身心发展的规律

　　正确评估不同层次学生入学前的知识能力水平,客观把握学生毕业时应具备的基本理论、基本技能和基本态度,有效衡量学生在校期间学习新知识和新技能的最大限度,这是制定培养目标的依据。

三、护理教育的培养目标

　　护理教育的培养目标是指护理院校培养人才的具体质量规格与培养要求。合理的护理教育培养目标是护理教育开展的必要前提。我国现行的护理教育分为两个等级四个层次：两个等级是高等护理教育和中等护理教育，四个层次是护理学中等教育、专科教育、本科教育和研究生教育。2011年教育部印发《学位授予和人才培养学科目录（2011年）》，将护理学从属于临床医学下的二级学科调整为一级学科。学科地位的提高，为护理学专业发展提供了机遇，也带来了更大的挑战，对护理教育提出了更高的要求，各层次护理教育的培养目标需要进一步思考和定位。

（一）高等护理教育的培养目标

1. 护理学研究生教育的培养目标

护理学研究生教育的培养目标包括两个层次：护理学硕士研究生和护理学博士研究生。《2015年全国硕士研究生招生工作管理规定》明确规定了高等学校和科研机构招收硕士研究生的培养目标是："培养热爱祖国，拥护中国共产党的领导，拥护社会主义制度，遵纪守法，品德良好，具有服务国家、服务人民的社会责任感，掌握本学科坚实的基础理论和系统的专业知识，具有创新精神、创新能力和从事科学研究、教学、管理等工作能力的高层次学术型专门人才，以及具有较强解决实际问题能力、能够承担专业技术或管理工作、具有良好职业素养的高层次应用型专门人才。"2010年，护理学专业硕士学位已经通过国务院学位委员会审批，进入《硕士、博士专业学位授予与人才培养目录》，成为国家39个硕士专业学位之一。至此，我国护理学硕士研究生包含科学学位和专业学位两个培养类型。同时，教育部明确规定护理学专业学位硕士研究生培养目标是："培养具备良好的政治思想素质和职业道德素质，具有本学科坚实的基础理论和系统的专业知识、较强的临床分析和思维能力，能独立解决本学科领域内的常见护理问题，并具有较强的研究、教学能力的高层次、应用型、专科型护理专门人才。"

目前，我国护理学博士研究生教育以科学学位为主，《2014年招收攻读博士学位研究生工作管理办法》明确规定了高等学校和科学研究机构招收博士研究生的培养目标是："培养德智体全面发展，在本门学科上掌握坚实宽广的基础理论和系统深入的专门知识，具有独立从事科学研究工作的能力，在科学或专门技术上做出创造性成果的高级专门人才。"这个培养目标是全国各专业，包括护理学专业博士研究生教育培养目标制定的依据。护理学博士专业学位目前正处于探索和论证阶段，而且国内也没有统一制定的护理学博士研究生教育的培养目标，要实现良性发展还需要很长一段时间。

2. 护理学本科教育的培养目标

在教育部高教司指导下，由教育部高等学校护理学专业指导委员会组织了专题研究组，经过几年的研究，2014年制定了《护理类护理学专业类教学质量国家标准（修订稿）》，提出护理学本科教育的培养目标是："培养适应我国社会主义现代化建设和卫生保健事业发展需要的德智体美全面发展，比较系统地掌握护理学的基础理论、基本知识和基本技能，具有基本的临床护理工作能力，初步的教学能力、管理能力及科研能力，能在各类医疗卫生、保健机构从事护理和预防保健工作的专业人才。"在总的培养目标下，设立了思想品德与职业态度、知识和技能三类具体目标。

3. 护理学专科教育的培养目标

2003年教育部和卫生部共同颁布的《三年制高等职业教育护理学专业领域技能紧缺人才培养指导方案》中规定三年制高等职业护理学专业人才培养目标是："培养拥护党的基本路线，德智体美全面发展，具有良好的职业道德，掌握护理学专业必需的基本理论知识和专业技能,能在医疗卫生保健和服务机构从事临床护理、社区护理和健康保健的高等技术应用型护理专门人才。"在该培养目标下,设立了10项岗位能力。

(二)中等护理教育的培养目标

2001年,《中等职业学校医药卫生类护理学专业教学计划》指出中等护理教育的培养目标为"培养与我国社会主义现代化建设要求相适应,德智体全面发展,具有一定护理职业能力,在护理第一线工作的高素质中等专业人才。"教育部颁布的《中等职业学校专业目录(2010年修订)》进一步明确规定中等护理教育的培养目标是:"培养从事临床护理、社区护理和健康保健的专业人员。"在培养目标下,设立了9项职业能力要求。

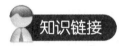

美国高等护理教育标准

1986年,美国高等护理教育学会(American Association of Colleges of Nursing,AACN)制定了"高等护理专业教育标准"(The Essentials of Baccalaureate Education for Professional),目的是界定护理本科生毕业时应具备的基本知识、价值观和专业行为。该标准一直是美国护理本科教育的框架,1995年,AACN对此标准进行了修订,1998年完成了修订工作,主要内容如下:

美国"高等护理学专业教育标准"主要界定了护理学科、护士角色及护理学专业教育标准。护理学专业教育包括通识教育、专业价值观、核心能力、核心知识和角色发展。其中本科生应掌握的核心能力包括评判性思维、评估、沟通和护理技术能力;核心知识包括健康促进与疾病预防、疾病护理、运用信息和护理技术、伦理、多元文化护理、全球健康服务、健康服务系统与政策知识。

2008年,AACN对此标准进行了补充,强调护理高等教育应该重视培养学生的广泛的人文和科学素养、循证护理、跨学科交流合作能力。

资料来源:http://www.aacn.nche.edu

第三节　教　学　目　标

教学目的和培养目标是通过一系列具体的教学目标落实到教学活动中去的。教学目标以教育目的和培养目标为基础,是教育目的和培养目标的具体化。教学目标是设计、实施和评价教学的基本依据,它贯穿教学过程的始终。教学目标是否科学、合理直接影响教学的效果。

一、教学目标的概念与作用

(一)教学目标的概念

教学目标(objectives of teaching)是教学活动预期达成的结果。教学目标主要描述的是学生在完成规定的教学内容后表现出知识、技能和情感等方面的变化。对教师而言,它是教授的目标;对学生而言,它是学习的目标。好的教学目标应该是教授目标和学习目标的统一体,它既可以是一门课程的目标,也可以是一个教学单元或是一节课的目标,对于教育者而言,常制定的是后一类目标。

(二)教学目标的作用

1. 导向作用

教学目标是教学活动的预期结果,制约着教学设计的方向,为教师加工教材内容、选择教学方法、设计教学内容、布置作业、评价等提供依据。教学目标是教学双方的共同目标,既有助于教师把握教学重点、难点,又有助于学生有目的、主动地学习。

2. 调控作用

教学目标可把教学人员、行政人员和学生各方面的力量凝结在一起,为实现共同目标而共同努力。同时,也为各类教学人员的沟通创造条件。

3. 评价作用

教学目标作为预期达到的教学结果,是评价教学活动有效性的尺度和标准。

4. 激励作用

教学目标能激发学生对学习任务的期望和达到该教学目标的欲望,即激发学生的学习动机,从而调动学生学习的积极性和主动性。如果目标实现,就会使学生产生成就感,获得良好的情绪体验,为下一个目标的实现提供良好的心理准备。

然而,教学目标主要是教师制定的,它更多地体现了教师个人的愿望和意志。也就是说作为评价标准的教学目标本身也是需要受到评价的,同时,教学活动中还存在各种非预期的教学效果。单方面强调教学目标,可能导致僵化、机械的教学模式。

二、教学目标的分类

20 世纪 50 年代以来,西方的一些教育学家和心理学家倡导用可观察和可测量的行为来陈述教学目标,意在为教学及其评价提供具体的指导。其中,布卢姆(B. S. Bloom)等人的教育目标分类学有着较大的影响,是"最容易为教师所接受的分类"。这种理论在 20 世纪 80 年代初引入我国以后,引起了较大的反响。布卢姆等人将教学目标分为认知、情感和动作技能三个领域,每个领域的目标由低向高分为若干层次。

(一)认知领域(cognitive domain)

(1)知识(knowledge):指对先前学习过的材料的记忆。包括具体事实、方法、过程、理论等的回忆。它所要求的心理过程主要是记忆,这是最低水平的认知学习结果。

(2)领会(comprehension):指领悟学习材料的意义。可有三种表现形式:一是转化,即用自己的语言或用与原先的表达方式不同的方式表达自己的意愿;二是解释,即对一项信息加以说明或概括;三是推断,即估计将来的趋势(预期的后果)。领会超越了单纯的记忆,代表最低水平的理解。

(3)运用(application):指将习得的知识应用于新的具体情境。包括概念、规则、方法、规律和理论的运用。运用代表较高水平的理解。

(4)分析(analysis):指将所学整体材料分解成它的构成要素,并理解组织结构。包括要素的分析、要素关系的分析和组织原理的分析。分析代表了比运用更高的智能水平,因为它既要理解材料的内容,又要理解其结构。

(5)综合(synthesis):指将所学知识综合起来组成新的整体。包括以独特的方式表达自己的思想和情感,制定计划或操作步骤和概括抽象关系。它强调创造能力,需要产生新的模式结构。

(6)评价(evaluation):指对学习材料做出价值判断的能力。包括按材料内在标准(如组织)或外在标准(如与目的的适当性)进行价值判断。这是最高水平的认知学习结果,它要求超越原先的学习内容,并需要基于明确标准的价值判断。

(二)情感领域(affective domain)

(1)接受(receiving):指学生对某一现象表现出愿意接受或注意倾向。接受分为三种层次:觉察、愿意接受及有选择的注意。教师的任务是指引或维持学生的注意。

(2)反应(responding):指学生有足够的动机与兴趣,并主动参与某事或某活动。反应分为三个层次:默认的反应、自觉的反应及满足的反应。这类目标与通常所说的"兴趣"类似,强调对特殊活动的选择与满足。

(3)评价(evaluation):指学生对某物或某事产生喜欢或厌恶的反应。价值的评价分为三个层次:接受某种价值、偏爱某种价值及信奉某种价值。评价与通常所说的"态度"和"欣赏"类似。

(4)组织(organization):指学生将许多不同的价值标准组合在一起,克服它们之间的矛盾、冲突,并开始建立内在一致的价值体系。重点是将许多价值标准进行比较、关联和系统化。组织分为两个层次:价值的概念化和价值体系的组织。

(5)价值与价值体系的性格化(characterization by value or value complex):指某一价值或价值体系为学生所内化,成为持久影响其行为的个性特征。这一水平的学习结果强调学生行为的典型化和性格化。这一目标分为两个层次:泛化心向和性格化。

(三)动作技能领域(psychomotor domain)

(1)知觉(perception):指运用感官获得信息以指导动作。

(2)定向(set):指为学习某一动作技能做好准备,包括心理准备、生活准备和情感准备。

(3)有指导的反应(guided response):指学生在教师的指导下完成有关的动作行为,是复杂动作技能学习的早期阶段,包括模仿和尝试错误。

(4)机械动作(mechanism):指学生反复练习所学的动作技能,该阶段学生能按程序步骤完成动作操作,不需要指导。

(5)复杂的外显反应(complex overt response):指学生能熟练地完成全套动作技能。操作的熟练性以迅速、连贯、精确和轻松为指标。

(6)适应(adaption):指技能的高度发展水平,学生能修正自己的动作模式以满足具体情境的需要。

(7)创新(creation):指在学习某动作技能的过程中形成了一种创造新的动作技能的能力。

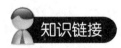

布卢姆教育目标分类理论研究进展

1956年,在布卢姆等人出版的《教育目标分类学,第一分册:认知领域》一书中将教育目标分为认知、情感和动作技能三个领域,并将认知领域教学目标由低到高分为6个层次。1964年,克拉斯沃尔(D.R.Krathwohl)、布卢姆等出版的《教育目标分类学,第二分册:情感领域》中把情感领域教学目标分为5个层次。1972年哈罗(A.J.Harrow)在《动作技能领域教育目标分类学》中提出了以学龄前教育为视角的 6 个层次动作技能教学目标分类。同年,辛普森(E. J. Simpson)在《动作技能领域教育目标分学类》中提出了以职业技术教育为视角的 7 个层次的动作技能教学目标分类,即本教材中所阐述的。2001 年,由安德森(L. W. Anderson)等出版了《学习、教学和评估的分类学:布卢姆教育目标分类学修订版》。该修订版将认知领域目标按知识与认知过程两个维度分类。其中知识维度分为事实性知识、概念性知识、程序性知识和反省认知知识 4 种类型,认知过程由低到高被分为记忆、理解、运用、分析、评价和创造 6 种水平,所以,4 种知识类型×6 种水平,总共构成 24 个目标单元。每一个目标单元所指的就是某一类知识的某种掌握水平。

资料来源:

[1] L. W. Anderson,等. 学习、教学和评估的分类学:布卢姆教育目标分类学修订版. 皮连生,译. 上海:华东师范大学出版社,2008.

[2] A. J. Harrow,E. J. Simpson. 教育目标分类学,第三分册:动作技能领域. 施良方,译. 上海:华东师范大学出版社,1984.

三、护理教学目标的编制

(一)护理教学目标编制的要求

1. 教学目标要反映教育对学生全面发展的要求

教学目标的制定既要包括对学生知识目标的要求,又要体现对学生情感和动作技能方面的要求。

2. 教学目标要反映本学科重要成果

各门学科知识都存在固有的逻辑体系,制定教学目标前,应认真分析学科特点,结合社会需求,以保证教学目标涵盖学科最重要的知识和技能。

3. 教学目标的行为主体必须是学生

教学目标的行为主体必须是学生而不能是教师。诸如"培养学生的创造能力"这样的目标表述是不恰当的,因为,它的行为主体并不是学生。

4. 教学目标必须表达教学活动的结果

教学目标必须用教学活动的结果而不能用教学活动的过程或手段来表述。诸如"学生应受到科学研究的基本训练"也是一个不合格的目标表述。虽然这一目标的行为主体是学生,但它并没有表达教学活动最终要达成的结果。

5. 教学目标的表述必须明确具体

教学目标的表述必须是明确具体的、可观察和测量的,而不是抽象和含糊。教学目标不仅是教学过程的指南,而且也是评定学生学业成绩的依据,抽象含糊的目标无法观察,也无法检查。在这个意义上,传统的教学目标常用的诸如"让学生掌握无菌技术的概念"、"让学生熟悉肌内注射的步骤"等均是不合格的目标表述。

(二)护理教学目标编制的步骤

1. 研究教学内容

教师要充分考虑教学内容中学科知识点与知识点之间的联系,确定每个知识点在教学中占据的相对重要的程度以及学生的接受能力。

2. 确定目标的领域与层次

首先根据知识点的性质,确定其归属于何种领域(认知、情感、动作技能三个领域),再确定其归属于该领域的哪个层次。虽然,布卢姆的目标分类方法是公认的具有科学性和严密性的分类方法,但由于其目标分类太细,操作烦琐,不便于推广实施。为此,我国护理教育专家将布卢姆的目标分类理论加以修订和简化。一般将认知领域的六个层次简化为识记、理解和运用三个层次,将情感领域五个层次简化为接受、反应、爱好和个性化四个层次,将动作技能领域七个层次简化为模仿、形成、熟练三个层次。

3. 表述教学目标

确定教学目标的领域与层次后,要用恰当的语言来表述教学目标。完整的教学目标表述应包括教学对象、行为、条件和标准四个方面。

(1)教学对象的表述:教学目标的行为主体是学生,这是非常明确的,因此,没必要在每一条教学目标的表述时具体写出。

(2)行为的表述:行为是目标表述中最基本的成分,是目标表述中的谓语和宾语,必须写出,不得省略;表述行为运用动宾结构的短语,动词说明动作的类型,宾语说明学习内容。行为的描述要明确、具体、可观察与测量。例如:"能理解教育目的的概念"这个目标表述中的"理解"就没法去测量,可以换一种表述,如"能用自己的语言解释教育目的概念"。表3-1 给出了编写具体教学目标时,可供选用的部分动词。

表 3-1　护理教学目标表述中常用的行为动词

分类	层次	简化层次	动词名称
认知领域	知识	识记	定义、描述、复述、陈述、背诵、列出、默写
	领会	理解	解释、区分、举例、归纳、估计、转换
	运用	运用	计算、演示、操作、修改、执行、示范、运用
	分析		分析、比较、对照、选择、分类
	综合		编写、设计、制订、组织、计划、综合
	评价		评判、判别、评价、比较、断定
情感领域	接受	接受	听讲、知道、接受、觉察、默认、认可、参加、顺从
	反应	反应	选择、赞成、请求、提出、同意、遵守
	评价	爱好	支持、完成、解释、探究、评价、区别
	组织		坚持、建立、权衡、主动、专注、渴望
	价值与价值体系的性格化	个性化	相信、保持、养成、自觉、贡献、贯彻、抵制
动作技能领域	知觉	模仿	观察、说出要领
	定向		说出操作程序
	有指导的反应		模仿、回示
	机械动作	形成	规范地进行、连贯地进行
	复杂的外显反应	熟练	熟练地进行
	适应		改进、调整
	创新		用其他方法操作、创造地进行

（3）条件的表述：条件表明学习者完成行为的条件或情境，包括环境、人、设备、信息、时间等因素，是目标描述句中的状语。例如："在模型上独立演示口腔护理操作"这个目标表述中的"在模型上"就是实现该目标所具备的环境条件。

（4）标准的表述：标准是用来判断达成预期目标行为的标准，是表述句中的状语和补语成分。标准一般从行为的速度、准确性和质量三方面来确定，例如："运用小儿营养计算法，为特定年龄和体重的儿童计算入量，正确率达100％"，其中行为动词是"计算"，实现目标的条件是"运用小儿营养计算法"，评价行为的标准是"正确率达100％"。

4. 各领域教学目标举例

（1）认知领域：①识记：要求的是记忆能力，学生要回答"是什么"的问题。例如：正确复述静脉输液的方法与步骤。②理解：要求学生掌握教材的内在联系和新旧知识的联系，能回答"为什么"的问题。例如：比较教育目的与培养目标，正确说出两者的异同点。③运用：要求学生将习得的护理学知识应用于具体的情境之中。例如：根据乳腺癌病人的护理问题，正确制定一份护理计划。

（2）情感领域：①接受：情感反应过程是被动的，情感状态是中性的。例如：能参加护理研究的小组讨论活动。②反应：情感反应是积极的，是一种自愿的行动。例如：赞成开展护理研究的小组讨论活动。③爱好：指对某一类事物、现象等表现出定向性的，具有一定稳定性、一致性的积极情感反应。例如：渴望参加护理研究的小组讨论活动。④个性化：指个体的情感行为所表现的价值取向具有高度的稳定性和一致性，体现出一种习惯性。例如：在护理研究的小组讨论中始终保持积极主动的态度。

（3）动作技能领域：①模仿：指学生在理解操作要领、步骤和观察教师示范的基础上，进行规范的分解动作和连贯动作的模仿性操作。例如：在教师的指导下正确进行皮内注射的回示。②形成：指的是学生在经过反复练习后，能做到操作连贯而规范，必要时能运用。例如：独自正确连贯地完成皮内注射操作。③熟练：指的是学生经过反复训练及实际演练后，技能动作简练而娴熟。例如：正确熟练地进行皮内注射操作。

能力测试题

1. 分析教育目的、培养目标和教学目标三者之间的关系。

2. 分析个人本位论和社会本位论的区别。

3. 根据本章所学知识，判断以下教学目标是否正确，并将错误的教学目标改正。

（1）能说出口腔护理的操作方法。

（2）熟悉留置导尿管病人的护理诊断、护理目标和护理措施。

（3）向学生介绍如何向糖尿病病人进行健康教育。

（4）能准确熟练地进行口腔护理，无多余动作，病人感到舒适。

4. 运用教育目标分类理论编制护理学专业有关课程的三个领域教学目标各两条，并进行相互评价。

（王冬华）

第四章　护理教育的课程

导入案例

经省教育厅批准,某学院已获批开设护理学专业四年制本科的资格。招生前,该学院教务管理部门组建了一支课程设计小组,该小组由护理、教育及教学管理等领域的专家和领导组成。小组成员依据国家的教育目的及该大学的人才培养目标,结合社会需要、生源特点及师资现状,以及国内外护理专业发展趋势,进行反复论证与讨论,确立了该学院护理学专业的办学特色与培养目标。然后依据课程编制模式,并遵循课程编制原则,结合预设的培养目标编制完成了突出培养特色、切实可行的"课程计划"。最后,由选聘的任课教师依据课程计划制定了"课程标准",接下来,根据课程标准选择、编写了教科书、实习指导等教材。授课前,任课教师结合课程标准、教科书等进行备课。

你认为该学院招生前的准备工作科学合理吗?为什么?什么是课程、课程计划、课程标准及教材?它们在教学中所起的作用是什么?这些教学资料如何编制呢?

课程是学校教育的基础与核心,它是实现国家教育目的和学校培养目标的基本途径,同时,它又受限于教育目的和培养目标。课程必须根据社会和专业发展需要,以及受教育者身心发展需要进行设置、改革和发展,才能确保专业人才的培养质量。在教学活动中,能对受教育者产生巨大影响的活动,莫过于参与一个课程体系或自己任教课程的设计。本章着重探讨护理学专业课程及其编制的相关理论知识与技能。

第一节　课　程　概　述

课程是知识的载体,师生的双边活动是通过课程得以实现的。为了科学地进行课程设置,并形成一个既有助于学生系统、有效地掌握知识,又有益于学生身心健康成长的科学合理的课程体系,必须首先明确课程概念,以及构成课程的三要素,即学校课程的三种表现形式——课程计划、课程标准及教科书,并了解它们在护理教育中所发挥的作用。

一、课程的概念

(一)课程概念的起源

据考证,在我国"课程"一词始见于唐宋年间。唐朝孔颖达在《五经正义》里为《诗经·小雅·巧言》中"奕奕寝庙,君子作之"一句注疏:"维护课程,必君子监之,乃依法制"。这时的课程喻义"伟业",其涵义远远超出了学校教育的范围。宋朝朱熹在《朱子全书·论学》中提及"宽着期限,紧着课程"、"小立课程,大作功夫"等。朱熹所谓的"课程"主要指功课及其进程,这里"课程"的意义很接近于我们今天的理解,即指"功课及其进程"。

在西方国家,"课程"一词最早出现于英国教育家斯宾塞(H. Spencer)1859年发表的《什么知识最有价值》一文中,该词源于拉丁语"currere",意为"跑"。"curriculum"则是名词,原意为"跑道"。根据这个词源,西方最常见的课程定义是"学习的进程",简称"学程"。由于斯宾塞所用的"curriculum"一词原意是静态的跑道,因而导致在教育中过多强调了课程作为静态性的特点,且相对忽略了学习者与教育者的动态经验和体验,故当代许多学者更倾向于用"currere"的原意"跑的过程与经历"来解释课程概念,它可以把课程的涵义理解为学生与教师在教育过程中的经验和体验。

(二)课程概念的界定

长久以来,在教育领域中,由于各家所持的教育理念、学习理论以及社会的和哲学的导向等不同,致使对课程概念的理解均有所不同。关于"课程"一词的定义众说不一,有学者倾向于"课程即经验"的理解,有的倾向于"课程即目标或计划",也有的倾向于"课程即社会改造的过程"的理解。因此,可以说课程是一个发展的概念,随着社会的变化,其内涵和外延也在不断变化。综合国内外学者的观点,本书将课程概念归纳为广义和狭义两方面。

1.广义的课程概念

广义的课程(curriculum)是指学生在学校获得的全部经验,也称学校课程,包括显性课程和隐性课程。显性课程(explicit curriculum)是指各级各类学校为实现培养目标而规定的学习科目及其进程的总和,其具体体现于课程计划、课程标准及教材中。显性课程是教育者以直接、明显的方式表现出来的,一般是有计划、有组织地实施的课程,学生从中获得的主要是学术性知识。隐性课程(hidden curriculum)也称潜在课程、隐蔽课程,是指学生在学校情境中无意识地获得的经验、价值观、理想等意识形态内容和文化影响。隐性课程存在于学校、家庭和社会教育中,是以间接的、内隐的方式呈现的课程。学生从中得到的主要是非学术性知识,其具有非预期性、潜在性、多样性及不易觉察性。隐性课程是一种潜在的教学,不列入课程计划,但却对学生的知识、信念、情感、意志、行为和价值观等方面起到潜移默化的教育作用。

2.狭义的课程概念

狭义的课程是指显性课程中的某一个学科或科目,即我们通常所理解的某一门具体课程。学生在校期间学习的所有这些具体课程组合起来,即构建成为显性课程的课程体系。当我们讨论课程设置或课程编制时,所探讨的是这些具体课程之总和,即广义课程的有形部分——显性课程课程体系的构建问题。

二、课程的组成要素

课程是比较抽象的,而课程计划、课程标准及教材是学校课程的具体表现形式。三者又被称为课程的三要素,有学者将三者所形成的文字材料统称为课程方案。

(一)课程计划

1.课程计划的概念

课程计划(instructional program)也称教学计划或培养方案,是根据各专业的培养目标制定的,用以指导学校教育教学工作的指导性文件。课程计划是对学校课程的总体规划,也是学校组织和管理教学的主要依据。课程计划是课程的具体体现,也是学校实现培养目标的重要途径。护理学专业的课程计划是根据护理学专业的培养目标与业务要求制定的,它反映护理学科的特点和教学规律,体现护理教育的目的和任务。课程计划具体规定了学校应设置的课程科目、课程开设的顺序及课时分配,并对学期、学年、假期进行划分。课程计划具有规定性和标准性,其一经确定不应轻易改变。本章第四节将介绍如何编制护理学专业的课程计划。

2. 课程计划的作用

在课程计划中,培养目标是课程计划的依据,课程体系是课程计划的核心,各门课程学时分配和各教学环节安排是课程计划的表现形式。因此,为了实现专业培养目标,课程计划的主要作用就是对课程进行最优化的组合与设置。

(二)课程标准

1. 课程标准的概念

课程标准(syllabus)又称教学大纲,是指依据培养目标和课程计划,以纲要形式编写的有关各门课程教学内容的教学指导性文件。它对课程的教学目标、任务、内容、教学进度及教学方法等提出具体规定,体现了学校各专业对教学和教材的基本要求。它是护理教学的行动指南,也是编写或选择教材的主要依据,又是检验学生成绩和评估教师教学质量的重要准则。关于课程标准的编制见本章第四节。

2. 课程标准的作用

课程标准是联系课程计划和课程教学的中间桥梁,它规范各门课程的教学,对教师的教和学生的学均具有直接的指导作用。它是教师教学的主要依据,也是学生学习的重要指导性文件,师生通过课程标准可以了解本门课程的基本要求,做到心中有数,确保教学效果。

(三)教材

1. 教材的概念

(1)教材:教材(subject material)是依据课程标准所规定的内容和教学法的要求,以简明、准确的文字(图像)系统地阐述一门课程的知识,是教师教学和学生学习知识的载体。教材包括教科书、讲义、补充教材、实验实习指导及视听教材等,其中教科书是教材的主体。

(2)教科书:教科书(textbook)即课本,是根据课程标准和学生的接受能力,为师生的教与学而编制的教学用书,是课程标准的具体化,其阐述了课程标准所规定的知识和技术。教科书是教师备课、上课、布置作业和检查学生学习效果的基本材料。教科书主要由正文、作业、附录、中英文名词对照索引及参考文献等组成,正文是教科书的主体部分。关于如何编写教科书的内容将在本章第三节中详述。

2. 教材的作用

(1)教师教学的基本依据:无论是理论授课还是实践教学,教师的主要论点和新知识的补充均是围绕教材或以此为基础组织的。另外,在对教师的授课质量评价中,教师能否重点突出、难点讲透地清晰阐述教材内容,是主要的评价内容之一。

(2)学生获取知识的主要来源:教材是由具有丰富教学经验的教师经过深思熟虑,专门为学生编写的。对于掌握学科的基本知识而言,教材具有系统、简明扼要的特点,能帮助学生在短时间内学习到必要的知识与技能,因此,教材适用于学生的学习和复习,有利于学生掌握知识。

第二节　课程的类型与结构

课程类型与结构是课程设置中所涉及的主要问题,在课程设计与编制中发挥着承上启下的重要作用。由于课程内容都是通过一定的课程类型和结构表现出来的,因此,课程类型与结构涉及课程内容的实际组织形式。课程类型指的是课程的种类或方式,而课程结构的含义则要广一些,它既包括横向上的不同课程类型的组织安排,也包括纵向上的同一内容的不同深度。它相当于课程体系的骨架,主要规定了组成课程体系的学科门类,以及各学科内容的比例关系、课程类型选择与搭配等,体现一定的课程理念和课程设置的价值取向。

一、课程类型

课程类型又称课程形态,是指课程的组织方式或课程设计的不同种类。由于课程论学者所持的哲学观和教育观等的不同,形成了不同的课程思想和理论,并以此为指导设计出不同种类的课程。

课程的种类繁多,按照知识体系的组织方式可以把课程分为分科课程与综合课程;按照课程组织的重心,将课程分为学科课程与活动课程;根据课程管理和设置的要求,把课程分为必修课程与选修课程;按照课程的表现形式将课程又分为显性课程与隐性课程;如果从课程设计、开发和管理主体来区分,可将课程分为国家课程、地方课程与校本课程。以下介绍在课程史上影响较大、对护理学专业课程有重要指导意义的四种课程类型,即学科课程、活动课程、综合课程及核心课程。其中学科课程和活动课程是较早出现的,也是最基本的两种课程类型,随着社会的进步和教育科学的发展,又出现了一种介乎于学科课程和活动课程之间的课程类型——核心课程。与此同时,学科课程逐步趋向综合化,进而发展出了综合课程。

(一)学科课程

学科(discipline)是指为了教学需要,把某一门科学的内容加以适当的选择和排列,使之适应于学生身心发展的阶段和某校教育应达到的水平,这种依据教学理论组织起来的完整的科学理论、知识和技能体系称为学科。学科所反映的内容既是科学研究的最新成果,又必须是科学上已定论的内容。学科课程(subject curriculum)也称分科课程,它是根据学校培养目标和科学发展,分门别类地从各门学科中选择适合学生年龄特点与发展水平的知识,以学科为中心所组成的课程。其主要是把学科中的科学概念、基本原理、规律和事实传授给学生。学科课程的理论依据是把教育作为培养学生参加社会生活的手段,即教育是未来实践的准备。由于这种理论符合客观实际,因此,学科课程具有强大的生命力。学科课程是最古老、适用范围最广的课程类型。我国古代的"六艺"、古希腊的"七艺"可以说是最早的学科课程。长久以来,我国多数护理院校所设置的课程以学科课程为主,尽管各院校的课程计划不尽相同,但从总体结构上看都是由普通教育、基础医学、护理学三大领域的课程组成,通常按系统划分疾病,以疾病为中心,从病理学、病原学、治疗学和护理学等方面进行描述,并适时引进护理学科的新知识和新技能。

1.学科课程的优势

(1)学科课程是按学科自身逻辑关系组织课程内容,能够保持某一学科领域知识的系统性、连贯性,易于编制、修订及文化知识的传递,可以使学生获得逻辑严密和条理清晰的文化知识。

(2)学科课程是按学校的培养目标、各门学科的现有水平及受教育者接受能力预先编订的课程,具有先进性、科学性、系统性及规律性的特点,便于教师教学和发挥教师的主导作用。

(3)学科课程以传授知识为基础,较易于组织教学与考核。

2. 学科课程的缺陷

(1)由于学科课程分科过细,容易忽视学科间联系,不利于学生从整体上认识世界。

(2)学科课程强调学科内部知识的系统性和完整性,易造成学科间知识的重复。

(3)学科课程忽略学习者的兴趣及心理发展等因素,强调以知识体系为中心编排内容,课程内容往往与学生的生活实际相脱离,在教学中容易忽视学生的兴趣及学生全面发展的价值,可能会压抑学生在教学过程中的主动性和积极性。

(二)活动课程

活动课程(activity curriculum)亦称经验课程、生活课程或儿童中心课程,是美国教育家杜威(J. Dewey)提出的,杜威认为教育不是为未来的生活做准备,他主张"教育就是生活","教育就是生活的不断改造"。活动课程是主张以学习者为中心的课程,它从学生的兴趣和需要出发,以学生的经验和能力为基础,通过引导学生进行有目的的、自行组织的活动系列而设计的课程。活动课程是与学科课程相对应的课程类型,它摒弃了学科课程以学科为教学活动中心所造成的忽略学习者需要、分科过细及脱离实际生活等不足。活动课程关心学生学习的过程甚于关心学习的结果,它试图以学习者的某些动机为中心组织教学活动,解决他们当前问题,扩展和加深已有的兴趣。例如,以学生的某些兴趣为题所组织的专题研讨、护理科研设计及科研训练等。

1. 活动课程的优势

(1)主体性:活动课程围绕学习者的动机组织教学,强调学生的自主性和主动性,真正体现以学生为主体。

(2)实用性:活动课程的课程题材多为学生身边的课题,课程安排以现实的社会生活情境为主要内容,使科学知识与学习者生活实际联系紧密,增强学生的社会适应性。

(3)综合性:打破学科框架,以生活题材为学习单元,培养动手操作能力、交往和组织能力及创新与合作精神等实用性综合能力。

(4)经验性:活动课程使学生通过解决问题重构经验、促进发展。强调通过学生自己的实践活动获得现实世界的直接经验和真切体验,重视学生直接经验的价值,在培养学生综合能力的同时发展个性。

2. 活动课程的缺陷

(1)从课程内容及安排上看,活动课程是依据学生的兴趣设计课程,往往没有预先、严格的计划,没有明确具体的课程标准和教科书,因此,这种课程具有偶然性和随机性,缺乏系统性和连贯性,不易使学生获得系统、全面的科学知识和技能。

(2)由于活动课程要通过一系列活动完成教学,且处处强调学生的直接实践,故活动课程需要具有较高教育艺术的教师才能胜任,因此开设这种课程对师资要求较高。

目前,在我国活动课程与学科课程是学校教育中的两种基本课程类型,两者是互相补充而非互相排斥、代替的关系。两者同时存在可互相弥补各自在学生培养中的缺憾。

(三)综合课程

综合课程(integrated curriculum)又称广域课程、统合课程或合成课程,它打破了传统学科的界限,是将若干相邻学科内容加以筛选、充实后按照新的体系合而为一的课程形态。综合课程是由学科课程发展来的,它主张分科教学,但又克服了分科过细的缺点。综合课程有意识地运用两种或两种以上学科的知识观和方法论去考察和探究一个中心主题或问题。

综合性护理课程起源于20世纪50年代,一般按照问题或人体系统等进行学科内容组合,从而形成了一种跨学科的综合课程模式。例如:按照生命周期设置课程,开设儿童护理、母婴护理、成人护理、老年人护理等系列课程;按照人的健康状态设置课程,开设从人的最佳健康状态到最差健康状态的一系列课程;按照人体功能和基本需要设置课程,开设人与社会、生殖的需要、氧合的需要等系列护理课程。近年来,国内部分护理院校的课程逐步由学科课程转向综合课程,在转型过程中,需要院校在政策支持、师资培养及教材建设等方面作出极大努力。

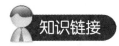
知识链接

北京协和医学院护理学专业的综合课程

课程体系主要包括公共和人文素养、专业基础和专业三大课程群。

公共和人文素养课程群:主要目的是提高学生的人文素养。本课程群除开设"两课"、英语、信息学、资料管理和体育等课程外,结合护理专业特点开设了心理学、人类发展与哲学、沟通与交流、人与环境交流、逻辑与思维、生命伦理学等课程。

专业基础课程群:主要目的是使学生具备护理专业人才基本的知识。该课程群是按照护理人才培养目标而选择性地设置的,包括从人体正常的形态和功能,到异常的病生理改变组织的课程——人体生物学Ⅰ、Ⅱ、Ⅲ,以及生物化学、药物治疗学、生长发育、营养学、健康评估、护理学基础等课程。

护理专业课程群:主要目的是培养学生作为护理专业人员持续发展的能力等。其主要课程有临床护理学(包括六部分:人与社会、生殖的需要、氧合的需要、营养与排泄的需要、活动与休息的需要及认知与感觉的需要)、社区保健、护理教育、护理科研、护理管理学和专业发展等。

资料来源:北京协和医学院官方网站 http://www.pumc.edu.cn

1. 综合课程的优势

(1)将相邻学科内容整合在一起,克服了学科课程分科过细的缺点,减少了教学科目,使教给学生的知识不致过于零散,避免了知识间的割裂,增加了整体性,使学生从整体上认识世界。

(2)通过相关学科的整合,促进学生认识的整体性发展,并形成把握和解决问题的全面的视野与方法,有利于培养学生运用综合学科的知识和技能,解决复杂社会问题的能力。

(3)相邻学科内容的有机融合,减少了分科课程强调内部知识的系统性和完整性所造成的学科间知识重复出现的现象,大大节省了学时。

2. 综合课程的缺陷

(1)师资问题:一直以来,我国护理专业的教学和师资培养的学科划分过细,而综合课程需要教师观念上的转变,以及知识上的重新梳理和弥补,方能胜任综合课程的教学。

(2)教材方面:由于师资等原因,目前我国适合综合课程教学的教材甚少,在一定程度上限制了综合课程的设置与推广应用。

（四）核心课程

核心课程（core curriculum）也称轮形课程或问题中心课程，是以社会基本需求与活动为核心，以解决实际问题的逻辑顺序为主线，将若干重要学科组织在一起所构成的课程。实质上，它是活动课程的发展。核心课程论学者认为：课程设置既要照顾学习者的发展阶段，又要反映人类的基本活动。它通常将一些社会问题确立为核心主题，核心主题可以克服学科课程距离生活过远的问题，能对学习者的兴趣和动机给予必要的引导，同时还可避免活动课程内容过分零散的缺点。如哈佛大学以道德推理为主题的课程，包含了民主与平等、正义、儒家人文主义及有神论与道德观念等 14 门课程。核心课程需要师生根据社会需要，共同规划学习的活动，研究所学的科目，并以预先规定的教材为基本教学资料，且随着教学的进展，可随时补充教材。

1.核心课程的优势

（1）核心课程不受学科界限的制约，具有明显的跨学科性，有助于培养学生综合分析问题和解决问题的能力。

（2）核心课程具有自身内在的逻辑性和系统性，有助于知识的综合化和教学内容的更新。

（3）由于核心课程的核心主题来源于社会问题，因此课程内容实用，对学生和社会的实用性高。

（4）由于核心课程由学习者参与规划，核心主题来源于学生周围的社会生活和人类不断出现的问题，故学生容易形成学习动机，并积极参与到学习中。

2.核心课程的缺陷

（1）由于核心课程的范围没有严格、明确的规定，学习的知识可能会出现缺乏系统性、逻辑性、连续性的现象。

（2）由于核心课程具有明显的跨学科性，因此难以实现知识间的联系性和统一性。

实际上，纯粹的学科课程、活动课程、综合课程及核心课程基本上是不存在的，它们彼此之间或多或少地利用或蕴涵了其他的课程形式。综上所述，各种类型的课程都有其优缺点，在确立课程究竟以何种，或哪几种课程类型来呈现时，课程开发者应该对期望达到的课程目标、教学目标、学校和社会可利用资源、课程内容等各种问题进行综合考虑，合理选用课程类型，以达到课程呈现形式的丰富化、科学化。

二、课程结构

科学且具有护理学科特点的课程结构是构建和优化护理专业课程体系的基础，也是培养优秀护理专业人才的保障。课程结构（curriculum structure）是指构成课程体系各要素、各部分的组织和配合，它体现在各类科目课程的选择和组织上，包括所选课程的数量、相互关系、次序、配合和比例等。课程的选择和组织是课程设置过程中的重要环节，同时，二者又是互相影响、依存的关系。如粗陋筛选的课程科目，无论怎样组织也是良莠混杂。同理，经过精挑细选的课程科目，如不经过科学合理的组织，也不可能达到理想效果。因此，课程结构的研究主要集中在探讨课程各组成部分是如何科学、合理地联系在一起的，其解决的主要问题是：根据专业培养目标设置哪些课程科目；怎样设置这些课程；如何组合各种类型、内容的课程，以达到整体优化等。根据泰勒（R. Tyler）的观点，探讨课程的结构是从横向和纵向两个维度来进行的。

（一）课程的横向结构

课程的横向结构即按横向形式组织课程，是指课程的构成要素和构成部分在空间上的相互关联性，强调不同领域的学习经验之间的联系。

1. 横向结构解决的问题

横向结构主要解决在一定的课程结构内部，各门各类课程所占的比例及相互关系问题。目前对其讨论最多的是学科课程、活动课程、综合课程及核心课程等课程类型所占比例及相互关系问题；必修课程与选修课程，显性课程和隐性课程，课堂教学与实践教学间的比例及关系问题；以及德、智、体、美、劳等方面课程的课时分量及相互关系问题。只有处理好这些要素间的比例关系，才能形成整体优化的课程体系。

2. 横向结构遵循的原则

在横向组织课程时，需遵循整合性（或统合）原则。即在课程内容各要素之间的横向联系或水平组织上，寻求要素之间的内在联系，形成适当的关联，逐渐获得一种统一的观点，把各种要素整合为一个有机整体，并在整合的基础上，加强各学科之间、课程内容和个人需要之间、课程内容和校外经验之间的广泛联系，由此克服由于学习内容分割所造成的支离破碎的状态，以增强学习的价值、应用性和效率。该原则着眼于课程之间的横向联系，关注各经验之间的关联性。其关联性主要表现在三个方面：各学科之间、学科与社会之间以及学科与学习者之间。在横向组织课程时，可依据整合性原则对这三方面进行统合。

（1）各学科之间的统合：即采用合并的方式将相邻领域的学科或内容综合在一门新的学科中。常用的统合形式有：①融合形式：将具有内在联系的不同学科合并形成一门新的课程，即交叉学科或跨学科课程，例如将管理学科和护理学科合并成一门新的学科——护理管理学。②广域形式：将几门学科的内容组织在一门综合性学科中。其与融合形式的区别是它并未形成新的学科，而是形成了一门涉及领域比较广的综合性课程，如护理学导论。③主题形式：选取最能反映某学科基本原理的若干主题，然后将与之相关的内容进行组合，以达到对主题进行深入学习和研究的目的。这种形式主要用于有一定基础的学习者，使其加强基础、拓宽视野，真正达到学科间的相互渗透。如以老年人健康促进为主题组织的系列课程。

（2）学科与社会之间的统合：即将学科内容与解决社会问题所需知识相结合。常用的统合方式有两种：①核心课程与分科课程相交错的形式：可以先按照解决一些社会重大问题划分出所设置的领域，然后在其下面按照学科知识体系设立学科课程于各个领域之中；也可以先将学科课程按照知识本身的逻辑关系设置领域，然后在其下面按照社会问题分设科目，分设于各领域内。②工读课程形式：即理论学习与生产实践相结合的形式，目的在于加强学科知识与社会实际、理论与实际之间的联系。这就要求将理论学习与实践活动交替安排，使学科知识与解决社会实际问题相互促进。

（3）学科与学习者之间的统合：即学科知识与学习者的兴趣或经验加以整合。将学科知识内容与学生认知心理过程、动机和兴趣相结合，传授知识与培养独立学习、工作能力和创造力相结合。

（二）课程的纵向结构

课程的纵向结构即按纵向形式组织课程，是指课程的构成要素和构成部分在时间上和顺序上的相互关联性，它强调不同阶段的学习经验之间的联系。

1. 纵向结构解决的问题

纵向结构主要解决在一定的课程结构内部，对课程要素学习先后次序的安排问题。只有将课程内容的各种要素按照一定准则加以排序,才能保持课程整体的连贯性,有利于知识的理解和掌握。

2.纵向结构遵循的原则

在纵向组织课程时,需遵循两项原则,即连续性原则和序列性原则。

(1)连续性原则:指直线式地重复重要课程内容,即在课程设置上使学生在不同学习阶段对所学的重要知识与技能有不断重复练习和继续发展的机会,以避免遗忘。课程中需要基本训练和打基础的课程应作这种连续性安排,使学习者获得更多的学习机会,以加深对课程与教学内容的理解和掌握,形成精细的学习品质。

(2)序列性原则:又称程序性或顺序性原则,是指课程要素之间的依赖性,它强调先学内容与后学内容之间的关系问题,即后续学习内容应建立在先前经验的基础上,以利于更高层次的理解后续内容,同时又对有关内容做更深入、广泛的探讨。序列性原则基于课程内容要素的逻辑顺序,主张对课程内容要素做从已知到未知、从具体到抽象、从简单到复杂的处理,这样安排既符合知识本身的逻辑,也符合学习者的认识规律。但有学者认为,学习者的学习有时也可以依据由未知到已知、由抽象到具体、由复杂到简单的顺序进行。因为适当难度的内容,能够激发学习者的求知欲望、探索兴趣,使学习活动更具挑战性和成就感。另有学者认为,课程内容组织应该兼顾知识的逻辑顺序和学习者的心理顺序,需要用一个双重顺序把概念、意念等内容和预期的学习行为结合起来。由此可见,课程序列问题是备受争议的课题,需要在教学实践中不断探索、深入研究,以发现更好的课程结构。

综上所述,横向结构和纵向结构决定课程的不同要素间相互整合、配合和转化的问题,只有将课程内容的纵向组织与横向组织有机统一,才能反映客观世界的真实性和整体性,进而使课程对学习者的成长具有更加积极的意义。

第三节 课程编制模式

课程是实现教育目的的手段,是学校教育的核心,因此,课程编制是学校教育的关键性工作。课程编制(curriculum development)也称课程设置。从广义上讲,课程编制既是一项技术,又是一个课程计划的实践过程,它包括确定目标、拟订课程类型与结构、选择与组织内容、实施课程和评价课程等技术或阶段;从狭义上讲,课程编制是探讨课程内容、编制课程计划的过程,即在一定教育理论和思想指导下,通过一系列步骤,将教育内容以正规的文字形式描述出来的过程。不同的教育观念、课程理论产生了不同的课程编制模式,用以指导课程的编制工作。目前比较广泛推崇的课程编制指导模式主要有四种,即系统模式、目标模式、过程模式及文化分析模式。

一、系统模式

系统模式(systematic model)是将美籍奥地利学者贝塔朗菲(L. V. Bertalanfly)所提出的一般系统理论(general system theory)应用于护理课程的编制中而进行课程开发的模式。根据一般系统理论,我们可以将课程编制的全程视为一个开放的系统,此系统的输入部分为学校、教师所持有的教育思想、观念和理论;过程部分是指根据一定的知识、技能,将这些思想和观念转化为具体的各门课程;输出部分是预期课程,包括课程计划、课程标准、教学材料和教学活动的安排。然后再通过反馈,评价输出的预期课程是否与输入部分的教育思想和观念相符,是否在转化过程中由于受某种因素的影响而改变了原来的思想和观念,如果出现了这些情况应及时进行调整。

课程体系作为一个开放系统,它不断与外界发生联系和相互作用。因此,随着社会的发展,科学技术的进步,医学模式的转变,以及心理学和教育科学的不断完善,课程体系也要随之不断地发生变革。由此可见,课程系统是处于不断更新、不断改进和不断提高的循环往复的动态变化之中,每一次循环都将使课程更趋完善。

系统模式强调的是构成课程的各学科知识本身的系统性,即知识内容要由浅入深、由简到繁、由具体到抽象。同时,要确保内容间的连贯和承上启下,注重内容的逻辑顺序,注重文化的积累和传递。

二、目标模式

目标模式(objectives model)是指将课程目标的设定视为课程开发的出发点、基础和核心,围绕课程目标的确定及其实现、评价而进行课程开发的模式。这种模式发端于 20 世纪初期的科学化课程开发运动,20 世纪中叶,美国课程理论家泰勒(R. Tyler)将这种模式发展并构建成为目标模式的经典理论。他认为,在编制任何课程时都必须回答的四个基本问题是:①学校应该追求哪些教育目标? ②如何选择可能有助于达成这些教育目标的学习经验?③如何组织这些学习经验,以使教学更趋于目标的达成? ④如何评价这些学习经验正在实现既定的教育目标? 依据该模式我们可以按照以下四个步骤进行课程编制。

(一)确定教育目标

确定教育目标是课程编制的起点,也是课程编制过程中最核心的工作,教育目标是组织教学内容和选择教学方法的依据,同时也是评价教育结果的标准,它使教学活动始终向既定目标行进。确定教育目标主要应完成以下两项工作。

1. 选择教学目标

在应选择哪些教育目标的问题上,可从以下三个方面考虑。

(1)学习者:教育目标的确定首先应考虑的是学生的兴趣和需要,而这也正是教育目标的主要来源之一,教师可运用观察法、问卷调查法、测验法等方法来研究学习者的需要与兴趣。

(2)当前的社会生活:在教育目标的确定过程中,必须从社区及社会背景分析当前的生活,不要让学生学习过去重要而现在已没有意义的内容。分析当前社会生活的方法很多,如可将生活分成健康生活、家庭生活、休闲生活等,以此作为确认教育目标的凭据。

(3)学科专家的建议:这是比较常用的目标来源。泰勒认为,在制定教育目标时,学科专家应考虑某一学科在普通教育中的作用与功能,以及对一般公民的用处,而不仅仅是以培养该领域专家为目的,避免所制定的教育目标过于专业化的倾向。

2. 筛选教育目标

在来源于学习者、社会生活和学科专家建议的教育目标确立后,需要对这些不同类型的目标,运用哲学及学习心理学两道重要的"过滤网"进行筛选,以保留具有高度重要性及一致性的目标,去除不重要及相互矛盾的目标。学校所选择的教育哲学与社会哲学是选择教育目标的第一道过滤网。我们可以依据学校办学的宗旨或其所蕴含的价值,从一系列的目标中,找出与价值系统具有高度符合性的目标。学习心理学是选择教育目标的第二道过滤网。学习心理学的知识可使我们判别出,对某一特定的年龄阶段,哪些目标是可以达成的,哪些可能要花很长的时间才能达成，或者几乎没有达成的可能，最后要保留那些可行的目标，进而形成具体的行为目标。

在本教材第三章介绍了护理教育目标体系主要有三个层次，即国家层面的教育目的、学校层面的专业培养目标，以及教师制定的每门课程的特定行为目标，即教学目标。有学者认为，泰勒所指的教育目标主要是指后两个层次的目标。

(二)选择学习经验

学习经验也称教育经验，选择学习经验主要是确定教什么或学什么的问题。在选择学习经验时，首先应依据已确立的教育目标选择与目标相一致的课程。另外，泰勒认为，学习是通过学生的主动行为而发生的，取决于学习者做了什么，而不是教师做了什么。因此，教师可以通过安排环境和创造情境向学生提供学习经验，帮助学生到达所期望的目标。因而，选择学习经验的问题，不仅是确定哪些种类的经验有可能达到既定的教育目标的问题，也是一个如何安排各种情境，以使学习者获得他们所期望的学习经验的问题。为此，泰勒提出了选择学习经验应遵循的 5 个基本原则。

(1)为了达到既定目标，给学生所提供的经验必须既能使学生有机会去实践这个目标中所涉及的行为，又有机会去处理该目标所涉及的内容。例如：目标是"发展解决健康问题的能力"，则安排的学习经验不仅要为学生提供解决问题的机会，而且还应提供处理健康问题的机会。

(2)所提供的学习经验，必须使学生从实践这个目标所涉及的行为中获得满足感。即所提供的学习经验不但要为学生提供解决健康问题的机会，还应使学生因有效解决这些问题而获得满足感。

(3)应该适合学生目前的能力水平及心理倾向。如果学习经验所涉及的行为是学生做不到的，那么此经验的提供便失去了它原本的目的。

(4)有许多特定的经验可用于达到同样的教育目标。这意味着每一个学校都有可能开发出指向同样教育目标的学习经验。

(5)相同的学习经验往往会产生数种不同的结果。即一套设计良好的学习经验可同时达到几种所期望的目标，当然也可能会引起其他不良结果，这是课程工作者需要警惕的。

除此之外，泰勒还阐述了良好的学习经验的 4 种特点：①有助于培养思维技能；②有助于获得信息；③有助于培养社会态度；④有助于培养兴趣。

(三)学习经验的组织

泰勒认为，只有对学习经验的妥善组织，才能使学习经验产生累积的效果，从而使各种经验之间相互增强，提高教学效率。据此，他提出了有效组织学习经验应遵循的原则，即连续性、顺序性和整合性三个原则，以确保学习经验的循序渐进性和相关性。同时提出学习经验的两种组织(结构)，即"横向结构"和"纵向结构"。

(四)评价课程计划

1.评价的内涵

评价的内涵包括两方面：一是评价意味着必须评价学生的行为；二是评价至少应包括两次，即在实施课程计划前、后各测一次。实施课程计划前的测验可以得知学生的起点水平，教学后的测验则可以了解学生接受课程与课程计划后所改变的结果。前后比较才能得出变化的程度。

2. 评价方式与程序

评价课程计划时可采取笔试、行为测验、访谈、问卷调查、搜集学生的实际作品及其他记录等方式。评价程序首先是确定教育目标，确认评价情境，然后在此基础上选择或编制评价手段(工具)，最后是利用评价结果。

以上四个环节中，确定教育目标是课程开发的出发点；选择和组织学习经验是课程开发的主体环节，其指向教育目标的实现；评价课程计划是课程开发的整个系统运行的保证。其中，教育目标既作用于学习经验，又作用于评价。因此，确定教育目标既是课程开发的起点，也是课程编制的归宿。依据该模式编制的课程有助于教师明确教学任务和要求，为学生的学习指明方向。但该模式也具有一定的局限性，主要表现在：①由于过分强调可测的教育目标，因而忽视了思维、情感等难以量化及测量的高级认知过程、情感过程等因素；②由于过分强调明确而具体的教学目标，使课程内容建立在预设目标基础上，使教育的领域变得狭窄，而且过分强调共同性，忽略个体差异性；③由于教学目标的限制，往往限制经验丰富教师智慧的充分发挥。

三、过程模式

过程模式(process model)是英国著名课程理论家斯滕豪斯(L. Stenhouse)于 20 世纪 70 年代提出的。该模式是立足于教育的内在价值及实践，而探索出的一种关注过程的课程编制策略。它不把预先具体规定的目标作为起点，不以事先确定的、仔细分解的目标系统作为课程编制的依据，而是关注整个课程(包括教学)展开过程的基本规范，并使之与其宽泛的目标保持一致。该模式将课程开发看作是一个动态的、持续发展的研究过程，教师是整个课程编制过程中的核心人物，同时，它将所有的关注点集中于课堂教学实践，并把学生视为一个积极的活动者，教育的功能在于发展学生的潜能，使他们自主地行动，并强调激发学生思考和师生互动。

(一)课程开发的依据

斯滕豪斯认为，知识及教育本身具有内在价值和优劣标准，无需通过教育结果来加以证明。开发课程是通过详细说明课程内容和程序原则的方法来实现。课程内容是指能反映各学科领域内在价值的概念、原则和方法；程序原则是指贯穿于课程活动始终的课程总目的或总要求，但这个总目的主要功能是概述教育过程中可能出现的各种学习结果，并使教师明确教学过程中内在的价值标准及总体要求，而不指向于对课程实施最后结果的评价与控制。

(二)课程内容组织和教学

该模式强调在课程内容的组织和教学上，既要清楚地反映各学科领域的基本概念、过程和方法，又要能被普通教师教给普通学生。它认为选择课程内容的标准是知识、活动的内在价值，同时提倡在课堂教学中采用讨论法，因为这种方法有助于加深对课程的理解，促进知识的个别化，还可以提高学生的思考能力。

过程模式使课程开发更趋于成熟和完善，它强调教育是一种过程，把发展学生的主体性、创造性和理解力作为教学的首要目标，尊重并鼓励学生的个性特点，而且它把这一目标和教学活动与过程统一起来，并又统一于教师的主导作用之中。另外，它强调教师的参与，扩大了教师在课程编制和教学上的自主权。但同时过程模式也存在一定的局限性，主要表现在三个方面：①由于过程模式没有具体说明行动的方式和步骤，也没有在理论上予以系统概括，因而在实践中难以有效推行;②难以评价学生的学习情况;③对教师的要求高,这个模式要求教师对学科中的各种概念、原理和标准不断地加以精炼,并加深对它们的认识和识别。

综上所述,目标模式和过程模式各有其特点(详见表4-1),在它们的指导下可以开发出不同的课程,但在实际工作中也可以将二者进行融合,因为二者的关注点不同,目标模式关注的是课程编制的问题,过程模式则较为关注课程的实施,所以二者可以统一起来,统一的基础就是对一般目标的追求,完整的课程开发既包括课程编制,也包括课程实施。

表 4-1 目标模式与过程模式的比较

项　目	目　标　模　式	过　程　模　式
课程哲学观	技术理性	实践理性(重视知识的内在价值)
课程设计的具体主张	分4个步骤:确定教育目标、选择学习经验、组织学习经验、评价目标达成情况	确定一般的目标,依据内容本身的价值选择活动内容,以问题为中心组织课程
课程与教学的关系	课程与教学是互相分离的关系	课程与教学紧密结合
教师观	教师是课程设计的忠实执行者	教师是研究者和高级学习者
学生观	学生是课程方案影响的被动接受者	学生是积极的学习者

四、文化分析模式

文化分析模式(cultural analysis model)又称"情境模式"或"情境分析模式",是以文化分析为基础来编制课程的一种课程开发模式。英国课程理论家劳顿(D. Lawton)和斯基尔贝克(M. Skilbeck)是该模式的主要代表人物。文化分析模式着重于对社会文化情境的分析与选择,使课程生成于时代文化之中。

在文化分析模式中,"文化"被定义为社会生活中的一切,在编制护理课程时,文化应包括:①国家文化,即国家作为一个整体拥有的信念、价值和思想;②地方文化,即该地区的文化特异性;③护理哲理,即护理作为一门独立学科所固有的理论、信念及思想体系。"文化分析",即选择文化的过程,教育的目的是使学生获得我们所认为的文化精髓。另外,文化分析模式强调课程设置应考虑学生将要面对的客观世界,使学生学会适应未来社会的各种情境。因此,在课程编制时既要考虑学生本身的需要,又要承认学科、知识的客观价值,还要顾及社会需要。依据分化分析模式进行课程编制时,主要包括以下五个阶段。

(1)文化分析:主要是对影响学校课程的内外部因素及其相互作用进行分析。内部因素包括学生与教师的价值取向、知识、技能、经验,以及校园文化与设施等;外部因素主要是指学校周围的社会情况,如文化、政治、科技、道德及社会的各种期望与要求等。

(2)确立并表述目标:在文化分析的基础上产生目标,并根据目标的陈述要求,对师生在各种教学活动中期望达到的行为改变做出表述。

(3)制定教学方案:即计划"教什么"、"如何安排"的问题,包括选择学习经验,安排教学活动和教师,以及选择教材等。

(4)阐明和实施:在实施教学方案前,把可能出现的问题充分预估出来,并在实施中逐个地、有的放矢地加以解决。

(5)检查、反馈、评价和改进:对课程目标、课程安排、教学活动及课程实施的结果进行适时的检查与评定,以利于进一步完善课程编制。

文化分析模式认为上述五个阶段是相互联系的,但不具有固定的逻辑顺序。在实际工作中,可以根据实际需要,从任何一个阶段入手,或者几个阶段同时进行。

综上所述,以上四种课程编制模式从不同角度研究课程设置工作,每种模式都有其特点与优势,如系统模式强调学科的系统性,目标模式强调教学中的目标管理,过程模式强调激发学生思考,文化分析模式则更强调学生适应未来社会,但每种模式也有其不足之处,因此,在实际应用时,应结合本校的实际情况进行客观的分析,灵活运用。

第四节 课程编制的基本原则与程序

课程编制是一项复杂且具有创造性的系统工程。科学、有效的课程编制,需要护理学院首先建立一个专门进行课程设计的小组,小组成员通常由教师与学生代表、相关领域专家、教学管理者等组成。在实际工作中,课程设计小组需要在国家教育方针、卫生工作方针及课程编制模式的指导下,遵循一定的课程编制原则和一系列科学的课程编制程序,经过反复论证,最终形成课程计划,并付诸实施。

一、课程编制的基本原则

(1)社会发展原则:因为学校教育的最终目的是培养对社会有用的人才,因而,课程的编制应随着社会经济、文化和科学技术的发展,进行适时相应的调整,以使个人价值、学校目标必须与社会发展要求和谐统一,满足社会需要。

(2)囊括性原则:课程要涵盖一切与课程相关的因素。课程计划和课程内容所涉及的范围、深度、难度符合教学目标的要求,使学生在知识、智力、技能、兴趣和态度等诸多方面获得发展。

(3)连贯性原则:构成课程的要素要符合学科的逻辑顺序和学生认知心理过程。课程要素在横向、纵向上有一定的关联。前面所学的课程必须为后面的课程奠定基础,各个课程要在教学时间上保持适当的比例。

(4)法规依据原则:课程编制要遵守国家的教育法律法规,符合国家颁布的课程标准和要求。

(5)可行性原则:课程能按计划实施并有效。如现任教师能否实施所设置的课程,学生是否具备接受能力,时间上是否充裕,财力上是否有足够的支持等。

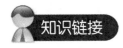知识链接

护理学课程改革的发展趋势

1.课程目标以现代护理观和现代教育观为基础,更强调培养学生对事物的情感、态度和价值观。

2.课程设置强调以社会实际需要为依据,更重视人的发展,培养学生综合运用学科知识的能力,以及创新精神和实践能力。

3.课程内容上更强调知识内容的综合性、整合性,强调学科间的联系。实现学科知识与个人知识的内在整合。

4.课程结构上从内容本位转向内容本位与能力本位的多样结合,更强调多元化、多样化和综合化。

5.课程实施上更强调学生的自主性。

6.课程评价上要超越目标取向的评价,逐步走向过程取向和主体取向的评价。

资料来源:夏海鸥,孙宏.护理教育理论与实践.北京:人民卫生出版社,2012.

二、课程编制的程序

课程编制程序按照时间的先后顺序具体包括四个阶段,即指导阶段、形成阶段、实施阶段、评价阶段。每个阶段的设计将影响下个阶段的设计,四个阶段相互依赖,相互发展。

(一)指导阶段

指导阶段的主要任务是,通过全面细致地收集资料及查阅参考文献,确定课程编制的理念、理论、概念及知识的具体内容,为以后各阶段工作指明方向。该阶段包括以下四个方面的内容:

1.明确护理教育理念

理念(philosophy)是人的价值观及信念的组合,它以原则的形式影响和指引着个人的思维方式及行为举止,帮助个人判断是非,决定事物的价值。护理教育理念是护理理念、教育理念和学校理念的统一体,选择和确立护理教育理念,目的是培养和建立群体的职业共识,保持护理教育行为的一致性,进而把护理专业先进的观念贯穿于护理教育活动中。

(1)选择和确定护理理念:护理理念是引导护理人员认识和判断护理及其他相关方面的价值观及信念。它不仅对护理理论的发展具有深远意义,还影响着护理人员对护理现象及本质的认识和感受,进而影响着护理行为。护理理念体系包括人、健康、环境及护理四个基本要素。由于护理理念的形成和发展受一定时期政治、经济、社会、文化、科学及哲学思潮的影响,因此,它始终处于动态的演变和发展之中。在课程编制的指导阶段选择和确定护理理念,就是明确护理教育者对上述四个基本要素的认识和理解,从而将护理理念融入到课程编制之中。

(2)选择与确立教育理念:教育理念是引导教学人员思维及行为的价值和信念,其核心是对教育目的、作用、对象、活动,以及知识来源和价值等方面的认识和信念。不同的认识和信念将导致不同的课程编制模式,最终产生不同的教育效果。

(3)明确学校理念:指学校的办学理念和教师对护理专业任务的理解与认识。它是通过全体教学人员对某些概念的一致认可而呈现出来的。学校理念应包括对护理教育要素的认识,如护理、健康、人、环境、教师、学生和社会需要等。学校理念体现了学校、教师的价值观,反映了其对培养人才的具体构想。

2.统一术语

由于在编制课程过程中将运用很多含义比较接近,但又有一定差异的术语。因此,参与课程编制的人员须经过认真研讨,统一课程编制所采用的术语,以防在编制过程中产生混乱现象。

3.确定培养目标

培养目标为课程编制提供了具体指导。在确定护理教育理念后,首要任务就是根据国家的教育方针、卫生工作方针及学校的总体培养目标,确定护理学专业的专业培养目标。护理学专业培养目标规定了学生通过一定期限的学习活动,在思想道德、知识、能力和身心素质发展等方面所要达到的预期结果。专业培养目标在表达上通常包括人才的培养方向、使用规格及规范与要求三方面内容(具体内容详见第三章)。

4. 选择课程编制的理论框架

在明确了教育理念及培养目标后,课程的理论框架随之产生,理论框架为下一个阶段形成课程体系奠定基础。课程编制的框架既可以为确定护理知识范围、构建方式提供可操作性蓝图,也有助于将知识按其逻辑顺序合理编排,并使其与课程理论观点保持高度一致。同时,课程编制的框架还对课程的宗旨与目标、教学内容与方法及评价方法起到强化的作用。例如有的院校是以护理程序作为课程编制的理论框架。

(二)形成阶段

形成阶段是在课程编制理论框架的引领下,首先制定课程计划(包括课程体系),然后在此基础上编写各门课程的课程标准,明确每门课程所要教授的知识内容,最后在课程标准的指导下,选择或编写每门课程的教材。

1. 制定课程计划

(1)课程计划的基本结构:课程计划一般由以下几个部分组成。①专业名称:课程计划通常以专业为单位进行编写。②办学宗旨、理念和专业培养目标及制定该计划的指导思想与原则。③专业培养要求:指达到专业培养目标应具备的思想道德、职业态度、知识和技能。④修业年限与学位授予:修业年限是指学生在校学习时间的长短;学位授予是对学生在修业年限内学习效果的认可和颁发的证明凭据。此处需注明达到的学历规格和授予的学位类型。⑤主干学科和主干课程:主干学科是指根据培养目标所确定的本专业所必须具备的专业理论与技能体系。主干课程列出了为实现培养目标和达到预期的知识和能力结构所应开设的主要课程。⑥课程设置:即教学进程表,一般以表格形式具体列出为达到专业培养目标和培养要求所开设的课程名称、类型、门数、开设时间、学时及考试安排等。⑦教学安排与学时分配:对学生在修业年限内所有教学活动项目的总体设计和时间规定,包括入学教育与军事训练的周数,以及教学、考试、假期、毕业实习和毕业教育的周数等,同时也对每项活动的内容和开展时间作以概括性说明。⑧考试成绩与要求:对必修和选修课程在考核形式、时间和学分上的规定,以及对毕业考试形式和内容的概括说明。⑨其他说明:课程计划的补充说明,包括使用课程计划的起止时间、制定单位等。

(2)制定课程计划的基本原则:课程计划是学校对课程的总体规划。在编制课程计划时须遵循的原则是:①符合国家教育方针和护理学专业培养目标;②反映科学技术和社会发展对护理人才的需求;③保证教学内容的系统性和完整性,处理好各门课程纵向和横向的关系,并使每门课程都为实现专业培养目标服务;④合理分配课程门数和学时。通常每学期安排5～10门,其中主干课程3门左右,每周安排22～26学时为宜;⑤课程计划一旦确定,要保证在一定时期内相对稳定,至少在一个周期内不宜进行调整。如果在执行过程中发现有不妥之处,应经过充分论证和审批手续方可进行修订。

2. 编制课程标准

课程标准是对各门课程的总体设计。它从整体上规定各门课程的性质、任务、内容范围及其在学校课程体系中的地位。课程标准是编写教材的直接依据,也是衡量学校教学质量的具体尺度,对教学工作有直接的指导意义。

(1)课程标准的基本结构:课程标准一般由以下三部分构成。①说明部分:课程标准的前言部分,其内容是简明扼要地说明本门课程的性质、价值和功能,阐述课程的基本概念、说明课程标准的设计思路和整体框架,为理解课程标准、编写教材和教师教学指明方向。②正文部分:反映课程的主要知识结构及实施措施。正文部分一般以章或节为单位,按学科的知识体系,对课程基本内容进行编写。包括系统地列出教学的全部章节安排、教学目标、教学时数、重点难点、教学方法与考试方法等。③附录部分:内容包括使用的教科书、参考用书、教学仪器等教学资源。

(2)编制课程标准的原则:一般以每门具体课程为单位编制课程标准,在编制时须遵循以下原则。①必须符合课程计划的要求。根据本门课程在课程计划中的地位和应发挥的作用,确定课程教学内容的深度和广度。护理专业本科层次应重视基本理论、基本知识和基本技能,同时也要注意及时更新教学内容。要考虑学生的接受能力和学习负担,教学内容应"少而精"。②研究学生的认知方式、认知结构及学习本学科已有的知识准备,按照学生的认知特点及认识顺序,循序渐进地设计和安排课程的难易程度,使学科的逻辑结构与学生的心理结构相配合。③既要考虑本课程内部各部分内容之间纵向的衔接,也要研究本课程与其他课程横向上的联系与配合,避免内容之间的相互脱节和重复。④要体现素质教育理念。在进行教学设计时要全面体现"知识与技能"、"过程与方法"、"情感与价值观"三位一体的课程功能。⑤设计有利于学生发展的考试方法,重视形成性评价和学生自我评价。

3. 编写或选择教材

教材是课程标准的进一步展开及具体化。教材选择和编写的质量与教学质量密切相关。教材包括教科书、实验指导、补充材料及视听教材等,其中教科书是教材的主体。当前,我国护理教科书的出版有多种形式,有由国家行政主管部门编辑的国定制教科书;有由民间编辑、经中央或地方教育行政主管部门审查合格的审定制教科书;有由民间自行编辑出版发行的供各学科自由选用的教科书。无论由哪种形式编辑出版,教科书的基本结构是一致的,包括目录、正文、作业、实验、图表、附录、索引和注释等。其中,正文是主要内容,一般按篇、章、节编排。在编写时应遵循以下原则。

(1)内容上要体现"三基"、"五性"、"四个适应":教科书要反映本学科的基本理论、基础知识和基本技能;要体现科学性、思想性、先进性、启发性及实用性,编写的教科书应以课程标准为依据,其内容必须是科学、可靠的知识,经得起实践的检验,在科学上尚未定论的内容不应编入;同时,教科书也要做到适应社会经济发展和人群健康需要的变化,适应科学技术的发展,适应医学模式的变化与发展,适应医学教育的改革与发展。

(2)编排上要做到知识体系逻辑性符合学生学习心理规律与发展需要:编写护理学教科书要合理体现知识的逻辑顺序,并符合护理知识本身所具有的逻辑性。同时要注意本门课程与其他课程在内容上的衔接与呼应,避免出现重复和疏漏的内容。另外,为使教科书符合学生的学习心理规律和发展需要,应注意教科书与学生主体的内在联系,编排形式上要有利于学生的自学和认知建构。在编写时要注意设置"先行组织者"。先行组织者是指先于学习内容之前呈现的一个引导性内容,它可以是一条定义、规则或一段概括性的说明文字等。它的概括性和包容水平高于将要学习的新内容,它是新旧知识连接的桥梁。教科书编写中设计先行组织者有利于学生对新知识的理解与接受,促进知识的保持与迁移。

(3)形式上要有助于学生学习:教科书应充分考虑学生的兴趣和接受程度,教科书的文字阐述和体例形式,应简洁、精确、生动、流畅及图文并茂,重点突出,难点分散。为了使教科书结构鲜明,可利用序列数字指明内容要点,也可在重要的文字下加"着重号"突出重点。另外,为了呈现学习内容本身所具有的逻辑关系,在使用符号标识时,要注意其一致性和层次性。为了引发学生的注意,应针对学科的教学特点和教学目标,设计恰当的附加问题。

(三)实施阶段

实施阶段是课程编制过程中的实践阶段,它把前两个阶段的内容付诸实践。实际上,课程实施是一个实验性的实施过程,其目的在于把人们头脑中的教育思想观念及其物化形式(教学计划、教学大纲和教材)加以落实。在此过程中,全体教师的通力合作是确保课程实施的基础。教师可以创造性地应用前两个阶段的结果,同时,教师有责任运用经验及职业判断力来确定课程的可行性,进而检验前两个阶段所形成的课程计划、课程标准等是否合适,以利于及时发现和反馈课程编制中的问题。

课程实施的主体是全体教师,在实施前,教师应全面了解整个课程计划中的各项目标与内容,并明确自己所承担课程在整个课程计划中的地位和作用,有的放矢地组织教学。在此阶段教师主要完成三项任务:①根据课程标准,对具体的教学单元和课的类型与结构进行规划,拟定每章节和每堂课的教学目标;②根据教学目标和课程内容的性质选择教学方法,组织并开展教学活动;③评价教学活动实施的结果与预期目标的切合度,为下一轮课程实施提供反馈性信息,以便作出改进。

(四)评价阶段

评价是课程编制的最后阶段,主要是对课程计划完成程度进行分析,衡量学生是否最终达到了教育目标及理念所规定的范围。课程评价的目的在于通过评价活动发现课程中存在的问题和不足,并找出造成这些问题的原因,同时做出相应的改进,使课程更趋完善。课程评价主要从以下几方面进行审核:制定过程是否依照了科学的原理、原则;编制过程是否遵循一定的合理程序;制定好的课程计划与最初选定的教育思想和理念是否吻合;课程计划实施过程中是否遵循了基本的教学规律和教学原则;教学方法和手段的选择与组合是否科学合理;教师是否具有创造性;学生是否达到了预定目标。

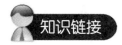 知识链接

课程评价的发展历程

美国评价专家古巴和林肯(A. Lincoln)把课程评价的发展分为四个时期。

第一代评价:测验和测量时期。它盛行于19世纪末至20世纪30年代。这种评价观认为,评价在本质上是以测验或测量的方式,测定学生的学业成绩或发展状况,评价就是测量。

第二代评价:描述时期。它产生于20世纪30年代,这种评价观认为,评价本质上是描述教育结果与教育目标相一致的程度。

第三代评价:判断时期。它萌生于1957年至20世纪70年代。这种评价观把评价视为价值判断的过程。评价不只是根据预定目标对教育的结果进行评判,教育目标和过程都需要进行价值判断。

第四代评价:建构时期。认为评价是评价者和被评价者"协商"进行的共同心理建构过程;评价受多元主义价值观所支配;评价是一种民主协商、主体参与的过程,而非评价者对被评价者的控制过程;评价的基本方法是质性研究方法。

总之,第一、二代评价是与价值无涉的,它只是对教育取得的实际效果进行测量和描画;第三代评价为"价值判断时期",试图寻求客观、科学、中立的价值标准,来确保评价的客观性、准确性与有效性。它不去考虑和反思是谁在作出价值判断,谁的价值观主宰了评价等;而第四代评价则对价值判断的主体进行了反思,它强调评价主体的多元和评价过程的民主。

资料来源:蒋雅俊.课程评价——课程价值的创造与实现.华南师范大学学报,2014,3.

课程评价人员包括专家、教师、教学管理人员和学生。在评价过程中应注意强化教师的参与,因为教师既是课程的设计者,又是课程实施过程中的主导,对于课程成功与否的原因比学生更理性、全面和客观。

课程编制的四个阶段是一个循环往复的过程,同时又是相互渗透的。对整个课程编制过程而言,四个阶段缺一不可。在教学实践中,每个阶段都可以作为起点或突破口,对所编制的课程计划进行修订,以不断提升课程编制的质量和效益。

能力测试题

1.阐述课程、课程计划、课程标准、教材的概念及其相互关系。

2.列表说明四种课程类型的区别与联系,以及它们各自的优缺点。

3.简述课程计划、课程标准及教材的编制原则。

4.比较四种课程编制模式的优势与不足。

5.运用课程标准相关知识与技能,编写一门你比较熟悉课程的课程标准。

6.在课程基本原则指导下,运用课程结构、课程编制等相关理论知识与技术,以小组为单位,尝试编制一份你所期望的,适合当前社会需要,并具有鲜明培养特色的护理学专业课程计划(本、专科均可)。

(朱雪梅)

第五章　护理教学的规律与原则

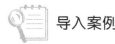 导入案例

　　一位语文老师在讲完"窃窃私语"这个词后,发现很多学生把"窃窃"误写成"切切",于是她决定在课上帮大家纠正。正在其讲解的时候,教室传来几声窃笑,原来是张丽和马婷正小声地一边说一边笑。老师停下来望着她们,张丽还是旁若无人地讲着。于是老师提问她:"你能解释一下'窃窃私语'吗?"张丽不知所措。马婷似乎有准备,回答:"就是小声说话的意思。""那你知道'窃'是什么意思吗?"老师接着问。马婷无言以对。于是,老师开始解释:"窃窃私语,就是偷偷地小声说话,'窃'就是偷、私底下的意思,它和财物利益有关,所以要写加'穴宝盖'的'窃',而不是没有'穴宝盖'的'切'。比如,同学在课上背着老师偷偷讲话,这就叫'窃窃私语',如果还偷偷地笑,这就叫'窃笑',同学们认为这种行为好不好?"同学们异口同声地回答:"不好!"张丽和马婷顿时涨红了脸,低下头开始认真听课。

　　你认为该教学片断中的这位教师做得如何? 这些做法是否贯彻了教学原则? 贯彻了什么原则? 贯彻得怎么样? 除此之外,教学中还可以应用哪些教学原则,在应用时又有哪些要求呢?

　　教学规律是由人的天资特点决定的,寻觅教学规律要考虑人的本质、天性以及人的后天智力发展和培养。教学规律除有"基石"的作用外,还决定着教学原则。教学原则是反映人们对教学活动本质特点和内在规律的认识,是指导教学工作有效进行的指导性原则和行为准则。教学原则贯穿于教学活动的整个过程,对教学中的各项活动起着指导和制约的作用。教学原则在教学活动中的正确和灵活运用,对提高教学质量和教学效率发挥着重要的保障性作用。

第一节　教 学 规 律

　　列宁认为:"规律是宇宙运动中本质的东西的反映。"他指出:"规律就是关系。本质的关系或本质之间的关系。"也就是说,规律是事物发展过程中本身固有的、本质的、必然的联系。它是客观存在的,并不以人的意志为转移。因此,若要做好教学工作,提高教学质量,就必须研究、分析教学过程,揭示其本质规律。

一、教学规律的概念与作用

(一)教学规律的概念

教学规律(objective law of teaching)是指教学的发生、发展过程中各种因素之间客观的、必然的、稳定而普遍的联系。在教学过程中,人们通过发现、认识、掌握及遵循它,来保证教学质量与效率。相反,如果违背教学规律,将给教学带来不应出现的问题。教学规律具有层次性:一方面指教学外部规律,即教学受学生身心发展规律制约并为促进其发展服务;另一方面指教学内部规律,例如教与学的辩证统一,间接经验与直接经验的辩证统一,掌握知识与发展能力的辩证统一,掌握知识与思想教育的辩证统一,课内与课外的辩证统一。

(二)教学规律的作用

教学规律对教学活动具有规约作用,它制约着教学的各相关工作,包括教学目标的设计、教学内容的选择和组织、教学方法和教学评价的运用等。研究教学过程的规律有助于阐明教学的基本原理。自觉地掌握并运用教学规律,有助于科学地进行教学活动,确保教学质量。教学规律是制定教学原则及开展教学工作的依据,也是指导教师进行教学实践的指南。

二、护理教学基本规律

(一)教与学相统一的规律

教与学相统一的规律是教师主导作用与学生主体地位相结合的规律,是护理教学过程中最主要、最本质的关系。教学活动的实质是教师的教与学生的学的双边活动,双方互为条件、互相依存,缺一不可。教是为了学,学习需要教,教与学处于辩证统一的过程中。

1. 教师"教"为主导

教师作为"教"的主体是由教师的地位和作用决定的。教学过程中,教师教的内容、程序和方法,学生学的内容、程序和方法主要取决于教师的指导。教师受过教育专业训练,有比较丰富的知识,了解学生身心发展规律,能担负起教学活动的组织者和指导者的重任;而且,对于缺乏专业知识与能力的学生来说,只有借助教师的教导与帮助,才能以简捷有效的方式掌握护理专业知识;同时学生学习的主动性和积极性也有赖于教师的指导。

2. 学生"学"为主体

在护理教学过程中,学生是教育的对象,又是学习活动的主体。教师的教固然重要,但对学生来说毕竟是外因,外因必须通过内因起作用。因此,教师应注重调动学生学习的积极性,引导学生主动参与学习过程,同时要为学生提供更多的获取知识信息及分析、讨论、利用信息和解决问题的机会。只有通过学生自己的积极思考和自觉练习、运用,才能将课堂知识转化为他们自己的知识财富、智慧才能和思想观点。学生的主体意识越明确,学习主动性就越强,学习效果就越好,个体身心发展就越大。

3. 教师"教"与学生"学"的有机结合

在护理教学过程中,教与学双方是相辅相成、相互依存、相互促进的关系。教师主导作用的充分发挥主要体现在承认学生在教学过程中的主体地位,把学习的主动权交给学生。反之,学生的主体地位是以教学为前提的,是对教师"教"的积极配合。教师"教"与学生"学"相结合的实质是交流与互动,分享彼此的思考、经验与知识,交流彼此的情感、体验与观点,实现教学相长和共同发展。因此,在护理教学过程中,必须充分发挥教与学双方的积极性,随着学生年龄的增长,知识的增多,能力的增强,他们的学习自主性、独立性将提高,护理教师针对不同年龄学生教学时,主导作用的要求应有所变化。

(二)间接经验与直接经验相统一的规律

在护理教学过程中,学生的认识有两个方面:一方面是获取直接经验,即学生亲自活动获得的知识;另一方面是获取间接经验,即他人的认识成果。间接经验与直接经验的关系是护理教学过程中一对基本矛盾关系。正确处理这对矛盾关系,应明确以下两点。

1. 学生学习知识必须以间接经验为主

就人类知识总体而言,任何知识都离不开直接经验;就人类获得知识的途径而言,则主要是接受他人的认识成果,获取间接经验。生有涯,而知无涯。仅靠个人的摸索是难以掌握人类长期积累的认识世界和改造世界的本领的,只有借助间接经验,才能达到人类现有的认识高度,从而适应社会生活,并且有所创新和前进。实践证明,学生要在短时间内掌握系统的科学文化知识、护理专业知识和技能,就必须以学习间接经验为主。

2. 学习间接经验必须以直接经验为基础

学生的主要任务是学习间接经验,它可以避免重复人类认识史上所经历的曲折和错误,以便用最短时间和最高效率把认识提高到当前水平,去攀登科学文化的新高峰。然而现成的书本知识,一般表现为抽象的概念、原理及规律等,学生要把这种书本知识转化为自己能理解、运用的东西,必须有亲身实践的直接经验做基础,因为一切真知来源于直接经验。只有把直接经验与间接经验结合起来,感性知识与理性知识结合起来,学生才能获得运用知识于实际的能力,从而真正掌握知识。例如,若使学生真正掌握教材中"输液"的操作要领,就必须要以个人的护理实践经验为基础。同时还应引导学生学会把书本知识运用于生活实际。否则,学生很容易变成只会卷面答题而缺乏创新精神和实践能力的书呆子。

总之,在教学过程中,教师要善于运用学生的直接经验,把它作为接受间接经验的基础。传授理论知识一定要联系实际,学用结合,尽可能丰富学生的感性认识,使学生更好地理解知识,并引导他们到实践中去验证和应用,获得运用知识于实践的能力。

(三)掌握知识与发展能力相统一的规律

形式教育论(forms of education)认为教学过程的主要任务是训练学生的思维形式,知识的传授是无关重要的;实质教育论(education on substance)则认为,教学的主要任务是传授对实际生活有用的知识,至于学生的认识能力则无需专门训练。显然,这两种主张都是片面的,现代教育家主张把两者有机融合起来,这种倾向也是现代社会生产力和科学技术高度发展的客观需要。

1. 掌握知识是发展能力的基础

在护理教学过程中,学生能力的发展依赖于他们对学科知识的掌握,因为系统的学科知识是专业能力发展的必要条件,人们常说"无知必无能"是很有道理的。学生只有掌握护理学及有关科学知识,才能在复杂的事物中透过现象把握事物的本质,才能在分析问题、解决问题的过程中不断增长和完善自己的认识能力和专业能力,并运用到以后的护理实际工作中去。学生掌握知识越系统,理解越深刻,运用越灵活,他们的能力发展水平就越高。

2. 发展能力是掌握知识的必要条件

学生对知识的掌握依赖于他们的能力发展。能力发展越好,学习效率越高。能力是教学中学生认识的必要形式,离开能力认识客观世界是不可能的。可见发展学生能力是顺利进行教学的重要条件,是提高教学质量的有效措施,特别是在科学技术迅猛发展的今天,教学内容迅速增多,难度不断加大,就更需要在教学中培养和提高学生的能力,使学生能胜任未来社会需要,并具有不断获取知识的能力。

3. 在教学过程中实现知识与能力的统一发展

辩证唯物主义认为,知识的积累与能力的发展是密切相关的统一过程。一方面,学生的能力要在掌握知识的过程中才能得到培养和发展;否则,所谓发展学生能力就成为无源之水,无本之木。另一方面,学生掌握知识与运用知识,必须具有一定的能力。能力的发展,会反过来促进知识的增长。一般而言,知识的积累与能力的发展是一致的,但二者并不构成简单的正比关系,有了知识不等于就"自然而然"地发展了能力。知识"多"并不等于能力"强"。从知识的掌握到能力的发展是一个极其复杂的过程,不仅与学生掌握知识的数量、性质及内容有关,也与他们获取知识的方法和运用知识的态度有关。因此,在护理教学中,应加强教学内容的科学性、系统性。注重启发式教学,使学生深刻理解和把握知识所反映的客观事物的关系与规律,创造性地运用知识来理解和解决实际问题。

(四)掌握知识与思想教育相统一的规律

教学具有教育性,这是客观存在的规律,它反映了教学过程中教学内容本身知识性和思想性的辩证关系。德国教育家赫尔巴特(J. F. Herbart)十分肯定地说:"我不承认任何无教育的教学,教学的唯一工作与全部工作可以总结在这一概念中——道德。"

1. 掌握知识是进行思想教育的基础

(1)在护理教学过程中,教师传授什么样的知识都要受到一定思想体系、社会需求的指导和阶级立场、观点的支配。知识本身所蕴藏着的价值观、世界观、方法论及探索者的治学态度、意志、性格等精神力量,可以对学生明辨是非,加强对社会职业道德规范的认识,为学生确立科学的世界观和价值观奠定基础。

(2)在护理教学过程中,教师不仅仅是传授知识,他们的立场、意志、思想、情感及对社会的看法等也会对学生产生不同程度的影响。如果教师严格要求自己,注意为人师表,那么他们的教学必然对学生产生潜移默化的思想教育作用。

(3)学生掌握知识的过程,就是道德实践、思想觉悟提高的过程,需要学生具有自觉、认真、顽强的意志和锲而不舍的精神。

2. 思想教育促进知识的掌握

掌握知识并不等于提高了思想觉悟,要使知识转化为学生的思想观点,成为调节他们行为的力量,还要求教师在护理教学中,结合学生思想实际和护理工作的性质与特点,有针对性地对学生进行思想教育,引导学生自觉地从所学知识中汲取营养,形成情感共鸣,树立牢固的专业思想,养成优良的职业品质。学生思想觉悟越高,学习目的越明确,对护理专业越热爱,他们学习知识就会越主动、越刻苦、越富有创造性。

在护理教学中,掌握知识与思想教育之间是互相渗透、互相促进,有着不可分割的关系。掌握知识是提高思想认识的基础,学生的道德认识、道德情操、道德意志和信念在很大程度上是在掌握知识的过程中形成的。

(五)课内与课外相统一的规律

传统的教学过程是以课堂教学为主,课外教学是指在教师指导下发展学生个人兴趣和特长的活动,也有人把它称之为"第二课堂"。课内课外的教学在实现护理人才培养目标的教学过程中也是相辅相成的。

1. 课外教学是教学过程中的重要组成部分

课外教学不受统一的课程标准、教材的限制,学生能及时、广泛地从多种渠道接受多种信息。因此,它传递给学生的信息速度快、容量大,在拓宽学生知识面,丰富学生精神生活方面具有不可忽视的作用。教师根据教育教学的实际需要,可随时组织形式多样、内容丰富的活动,这就为学生提供了各种实践机会,并把科学研究引入护理教学领域,有利于锻炼学生探索和创造的精神以及独立进行护理科研活动的能力,并能使学生个性得到充分发展,有利于学生优良品质的培养。

课外教学是在学生自愿原则基础上组织起来的各种活动,教师只起辅导、咨询作用。因此,它可以充分发挥学生作为认识主体的能动作用,充分发挥和发展个人的智慧与才能,进而实现因材施教。

2. 课外教学是课内教学的必要补充

课外教学活动的开展必须要有系统的基础知识、专业知识为指导,离开课堂教学,课外活动就成了无本之木。这就需要努力提高课堂教学的质量与效率,为课外教学打好基础。

课外教学必须注意与课内教学内容相结合。课内教学在提高教学质量,更经济地培养护理人才,实现教学的传授、发展、教育三项基本职能方面的独特功能是其他形式不可比拟的。因此,课外教学必须以课内教学为基础,与课内教学内容密切结合,在此基础上尽可能与有关护理科研项目和护理实践需要相结合,真正发挥课外教学促进、配合课内教学的独特作用。

综上所述,认识教学规律必须把握两点:①必然性:只要有教学现象和教学过程存在,就有教学规律存在。规律是教学要素间必然的而不是偶然的联系。②客观性:规律不以人的主观意志为转移,规律既不能人为地制定和创造,也不能人为地废除和消灭。由于教学活动是一种特别复杂的社会现象,对教学规律的认识不是一次完成的,随着人们认识的不断深入,其他教学规律将不断地被教育工作者揭示出来,为我们所用。

第二节 教 学 原 则

在我国古代丰厚的教育遗产中,教学原则占据着举足轻重的地位,流传至今并对教学理论和实践产生重要影响的有因材施教原则、启发诱导原则、教学相长原则、循序渐进原则等。在古代西方一些哲学家和教育家的著作中,也蕴藏着丰富的教学原则的萌芽。其代表人物有苏格拉底(Socrates)、柏拉图(Plato)、昆体良(M. F. Quintilianus)。然而他们的教学原则基本上都是经验性的,缺乏科学的理论依据,还没有上升到原则的高度。1632年捷克教育家夸美纽斯(J. A. Comenius)《大教学论》的出版,标志着教学原则正式诞生。在《大教学论》中,夸美纽斯提出了37条教学原则,后人将之总结归纳为直观性原则、自觉性原则、系统性原则、巩固性原则、量力性原则。

一、教学原则的概念与作用

(一)教学原则的概念

教学原则(teaching principle)是在教学过程中根据教育方针、教育目的以及对教学规律的认识,在总结教师长期积累的教学经验基础上,所制定的对教学工作的基本要求。教学原则带有明确而强烈的目的性、实践性和发展性,会随着人们对教学规律认识的深化而不断完善。

教学原则与教学规律,两者既有联系又有区别。教学原则是反映人们对教学活动本质特点和内在规律的主观认识,是指导教学工作有效进行的指导性原则和行为准则,贯穿于教学活动的整个过程,对教学中的各项活动起着指导和制约的作用。教学原则在教学活动中的正确和灵活运用,对提高教学质量和教学效率发挥着一种重要的保障性作用。而教学规律是贯穿于教学活动中的客观存在的、必然的、稳定的联系,我们对教学规律只能发现、掌握、利用,决不能创造和改变。教学原则是由教学规律派生的,教学规律是制定教学原则的客观依据和基础,科学的教学原则是教学规律的体现和反映。

(二)教学原则的作用

教学原则是保证教学有效性的基本要求,是教学过程中必须遵循的原则。通过对教学原则的学习和研究,教育工作者能够更加深刻地理解教学的本质和规律,提高在教学实践中运用教学规律的自觉性。教学原则是学校组织教学,制定课程计划,编写课程标准、教科书的准则,是教师合理组织教学,运用教学方法与教学手段,完成教学任务,提高教学质量的指南,也是教育部门各级管理者指导教学、检查评估教学质量的依据。

二、护理教学原则与应用

根据《高等教育学》中所提出的教学原则,并结合护理专业的特色,可确定以下十条护理教学原则。

(一)科学性、思想性与艺术性相结合的原则

在教学中,科学性是指传授的知识必须是准确无误的,能反映最先进的护理学思想及理论体系;思想性是指护理教材内容的安排和教师的教学过程必须注重培养学生良好的品德,使学生树立正确的职业观、人生观和世界观;艺术性是指教学应遵循学生心理活动的规律,充分发挥教学的感染力,提高学生的学习兴趣。

教学的科学性、思想性和艺术性三者之中,科学性是根本,思想性渗透在科学性的教学之中,艺术性是科学性、思想性教学达到最优效果的途径与方法,三者有机结合方能优化护理教学。这一原则是我国全面发展的教育目的的要求,是培养德、智、体、美全面发展的人才的要求,是建设社会主义物质文明和精神文明的要求,体现了我国教学的根本方向和特点。

护理教学中贯彻科学性、思想性与艺术性相结合的原则,要求做到以下几点。

1.确保护理教学的科学性,发挥科学知识的教育力量

科学文化知识是思想品德和世界观形成的基础,它对学生的思想感情、观点信念有着广泛而深刻的影响,因此在护理教学中,教师传授给学生的知识及其方法、过程都应当是科学的、正确无误的、富有教益的。这就要求教师在教学中应做到:①教育内容必须是科学的。如概念表达要准确,原理论证要严密,资料来源要可靠。排除教材中陈旧落后的内容,使教学内容保持高度的科学性和先进性,对于那些科学上尚有争论而未经验证的知识,不能传授给学生。②教学方法应是科学的,既要适合教育内容和任务的特点,又要适合学生的年龄特征,注重启发学生学习的积极性,发展学生的认知能力,培养学生的学习兴趣和自学能力。为此,护理学教师必须刻苦钻研业务,加强科学研究,深刻了解本学科最新发展动向,不断提高自己的专业学术水平。

2.结合护理学科的特点,加强对学生的思想教育

在护理教学过程中,教师必须从学生的实际出发,深入发掘教育内容中的思想性因素,结合知识传授,联系实际、有的放矢地向学生进行思想教育,就能有力地感染学生,收到潜移默化的教学效果。教师在对学生进行教育时,绝不能牵强附会,应根据教学任务和教学内容的特点,以及学生的思想实际需要来进行。教师不仅要在上课时间向学生进行品德教育,而且还要注意通过作业、辅导、考试等教学的各个环节,对学生提出严格要求,做到教书育人,培养学生主动自觉、认真负责的学习态度和勤奋学习、持之以恒的良好学习习惯。

3.加强教学的艺术性,提高教学效果和教学质量

教学艺术(teaching art)是指教师运用语言、直观形象和教材,创设教学情境,遵循教学规律,灵活运用教法,实现教学任务的综合能力。教师的教学艺术越高,教学效果越好。如何将学科知识生动有效地传授给学生,使学生在轻松、愉悦的氛围中学习,在很大程度上取决于教师教学的艺术感染力和魅力。教学艺术不等于教学手段和方法,而是对教学手段和方法的熟练掌握和巧妙的运用。要提高教学艺术性,教师首先要成为该学科的专家,才能将知识融会贯通;其次,教师要潜心钻研现代教育理论和教学技能,以形成自己独特的风格。此外,教师还要富有教育机智,能及时妥善地处理教学中出现的非预测的问题,这也是教师教学艺术的一个重要体现。

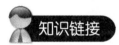 知识链接

纽约首位黑人州长

"我一看你修长的小拇指就知道,将来你一定会是纽约州的州长",一句普通的话,改变了一个学生的人生。

此话出自美国纽约大沙头诺必塔小学校长皮尔·保罗之口,话语中的"你"是指当时一名非常调皮的学生罗杰·罗尔斯。

小罗尔斯出生于美国纽约声名狼藉的大沙头贫民窟,这里环境肮脏、充满暴力。因此,他从小就受到了不良影响,读书时经常逃学、打架、偷窃。一天,当他又从窗台上跳下,伸着小手走向讲台时,校长皮尔·保罗将他逮个正着。出乎意料的是,校长不但没有批评他,反而诚恳地说了上面的那句话,并给予语重心长的引导和鼓励。

罗尔斯大吃一惊,因为长这么大,只有奶奶让他振奋过一次,说他可以成为五吨重的小船的船长。这一次皮尔·保罗先生竟说他可以成为纽约州的州长,着实出乎他的意料。他记下了这句话,并且相信了它。从那天起,纽约州州长就像一面旗帜。他的衣服不再沾满泥土,他的说话也不再夹杂污言秽语,他的行动不再拖沓和漫无目的。在以后的四十年间,他没有一天不按州长的身份要求自己。51岁那年,罗尔·罗杰斯成为纽约历史上第一位黑人州长。

资料来源:赵国忠.今天可以这样做教师.南京:南京大学出版社,2013.

4.发挥护理教师的榜样作用

教师的人格作为一种精神力量,对学生的心理影响是任何道德格言和奖赏条例所不能替代的。护理教师在各种形式的教学活动中,应加强自身的职业道德修养,起到专业引领的作用;其次,教师应有严谨的治学态度,成为学生学习的榜样。

(二)专业性与综合性相结合的原则

护理是一种帮助人类恢复、保持和增进健康的社会活动。人自身的复杂性、多面性及人

类活动的广泛性、综合性决定了从事护理活动的人不仅要掌握关于人的自然科学知识,还必须了解涉及人的社会、人文科学知识,才能适应现代护理事业发展的需要。

专业性与综合性相结合的原则是根据我国教育目的的统一性和护理人才培养目标的特殊性提出来的。明确的专业方向性是护理院校教学过程的基本特点。因此,护理教学过程要有一定的专业目的性,不仅要求课程计划的整体要符合专业培养目标的要求,而且每门课程、每种教学活动,都是为专业培养目标而组织的,从而使其教学具有明确的专业目的性。但是,当代科学发展的基本特征是学科的高度分化与高度综合相结合,在分化的基础上向综合方向发展,许多边缘学科、交叉学科、横向学科的综合面越来越广。因此,要求护理专业人才要具有广博深厚的知识和融会贯通的能力。

护理教学中贯彻专业性与综合性相结合的原则,要求做到以下几点。

1. 建立合理的知识结构与必备的能力结构

护理教学应根据社会对护理专业不同层次人才所要求的知识与技能确定课程,选择教材,组织教学活动。在知识结构方面,应掌握主要的专业知识和技能,了解与专业有关的最新科技信息;在能力结构方面,除了针对不同层次学生的主要能力提出要求外,还应侧重培养护理专业能力,如临床决策能力、观察能力、交往能力等。

2. 协调好各课程之间的关系

护理专业的各门课程、各种教学活动是一个有机组合的整体,共同发挥着培养护理人才的作用。但是护理院校培养出来的护理人才不能马上成为医疗卫生系统中的专门技术人才,而是专门技术人才的"胚胎",更多的专业技术需要在实践中锻炼形成。鉴于此,根据不同层次的学生培养目标提出各层次的学生专业核心能力培养,同时利用知识的连贯性,提高教学的整体化效应。在护理专业的课程设置中,不能因为是专业教育就过分强调专业课的比例,忽略公共基础课和专业基础课,而应在教学中注意加强各门课程、各种形式教学活动的联系与协调,以形成合力,发挥最佳的教学效果。

3. 注重专业化职业教育

明确的专业目的性和职业倾向性有利于激发学生的学习动机,加强学习的主动性,提高学习效率。护理职业规范是护理工作者必须遵循的行为准则,是护理工作者的道德责任和义务。护理教师应注意在日常教学活动中进行正面教育,也可通过隐蔽性课程,如校园文化、各种仪式活动、人际环境等给学生以持久的、潜移默化的影响。

(三)理论与实际相结合的原则

理论与实际相结合的原则是指教师在教学中必须坚持理论与实际的结合和统一,用理论分析实际,用实际验证理论,在理论与实际的结合中传授和学习基本知识,培养学生运用知识分析问题和解决问题的能力,达到学以致用。

理论与实际相结合的原则是马克思主义的一个根本原则,也是我国高等教育的基本原则之一。这一原则是根据间接经验和直接经验的关系及护理学本身的特点提出的,从临床护理专业核心能力出发,将教学过程与专业知识的内容进行整合,既强调基础理论和基本技能的训练,又重视护理实践在教学中的作用,如职业道德、人际交往能力、评判性思维和反思能力、健康教育能力等,使学生在掌握基本知识和基本技能的同时,通过参与各种实践活动,培养学生分析及解决问题的能力,得到实践的锻炼。

护理教学中贯彻理论与实际相结合的原则,要求做到以下几点。

1. 以理论为主导，紧密联系实际

理论联系实际，首先要重视基础理论知识教学，没有理论就谈不上联系实际，联系实际的目的在于使学生更好地掌握理论知识。因此，教师要根据课程标准和教科书的要求，讲清基本理论知识，并通过实际事例进行必要的论证分析，并且尽量选用与讲授内容有直接关系的实际，这是在教学中搞好理论联系实际的前提和基础。

2. 通过实践教学，强化理论知识和基本技能的掌握

教学中应加强实践性环节，通过各种实践性教学环节来联系实际，各种实验、实习、作业、现场教学、参观等，都是理论联系实际的重要途径。引导学生积极参加这些实践活动，不仅能够激发学生学习的兴趣，有利于学生理解和掌握基础理论知识，而且有助于培养学生的护理实践能力。

3. 合理安排理论联系实际的量与度

任何一个原则的执行都有其一定的范围或幅度，教学过程中过多地联系实际或过多地讲授理论，都有可能出现"过犹不及"，导致重点不突出、内容涣散等。因此，护理教师在组织各种教学活动时，应充分考虑教学内容的难易度及每个学生的身心发展水平和接受能力，合理规划理论教学和实践教学的量和度，以提高教学质量。

（四）统一要求与因材施教相结合的原则

统一要求与因材施教相结合的原则是由我国社会主义教育目的所决定的，是由教学过程的本质和教学规律所决定的。护理教学过程是由教与学的两个方面来组成的。一方面取决于社会发展的普遍规律，即取决于国家对青年学生教育的要求；另一方面又取决于教育本身发展的特殊规律。教学过程的本质是教学过程中内在的、隐藏的、共同的属性和特征，它决定着教学过程的存在，推动着教学过程的进行与发展。但教学本质和教学规律只能为教学提供了一个可行的方向，在具体操作中，护理教学工作一定要按照这种统一的要求去进行，要使每一个学生都能达到这种要求。否则，教育工作就会偏离方向，不能为社会培养出合格的护理人才。

教育的对象是学生，因此护理教师应从学生的实际出发。由于环境、教育、学生本身的实践以及先天遗传的不同，每个学生都具有其个别的差异。在教学中，必须坚持"对具体事物作具体分析"，要针对不同学生的不同情况，有的放矢地进行教学，实行"因材施教"，使教学的深度、广度适合学生的知识水平和接受能力。我国古代就有因材施教的教学思想，孔子善于根据学生的性格特点和智力水平，来选择不同的教学内容和教育方式。唐代的韩愈、北宋的张载也都曾提出，培养学生要像处理木材一样，做到"各得其宜"。

统一要求与因材施教是相辅相成的。国家所规定的统一要求要在每个学生身上实现，就必须从他们各自的实际情况出发，如此才能把社会的客观要求强化为学生的主观因素。另一方面，国家所规定的统一要求又反映了青少年发展的共同规律，只有在这种规律的指导下，才能通过教学使每个学生得到充分的发展。因此，统一要求是因材施教的目的和任务，因材施教则是实现统一要求的途径与方法，因材施教必须在统一要求的前提下进行。

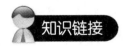 知识链接

孔子因材施教——《论语·先进》

原文：

子路问："闻斯行诸?"子曰："有父兄在，如之何其闻斯行之?"冉有问："闻斯行诸?"子曰：

"闻斯行之。"公西华日："由也问'闻斯行诸'，子日，'有父兄在'；求也问'闻斯行诸'，子日'闻斯行之'。赤也惑，敢问。"子日："求也退，故进之；由也兼人，故退之。"

译文：

子路问："听到什么就行动起来吗?"孔子说："有父亲和兄长在世，怎么能听到什么就行动起来呢?"冉有问："听到什么就行动起来吗?"孔子说："听到什么就行动起来。"公西华说："子路问听到什么就行动起来吗，您说'有父亲和兄长在世'；冉有问听到什么就行动起来吗，您却说'听到什么就行动起来'。我不理解您为什么这样，所以冒昧地请教。"孔子说："冉有平时做事缩手缩脚，所以我鼓励他勇进；子路平时好勇过人，所以我让他谦退。"

由此可见，孔子的因材施教无处不在，无论是在看待学生的优势与不足上，还是在教学内容和教学方法上，以至于在回答不同性格学生的问题上，都能体现出来。因材施教，关键在于教师对学生"个性差异"的了解。如果教学过于强调"求同舍异"，必会影响学生的个性发展。

资料来源：中国历史故事网 http://www.gs5000.cn

护理教学中贯彻统一要求与因材施教相结合的原则，要求做到以下几点。

1. 教学要统一要求，面向大多数学生

护理教师应从专业的培养目标出发，根据各门课程的大纲要求，对学生统一施教，使教学的深度、进度符合大多数学生的接受能力，正确处理好教学中难与易、快与慢、多与少的关系，以保证学生达到基本的统一的教学要求。

2. 教学要以学生的实际为出发点

护理教师要进行调查研究，既要了解全班学生的一般特点，如知识水平、接受能力、学习观念等，更要了解每个学生的具体情况，如学习的兴趣、爱好、注意力及记忆力等，在此基础上采取不同的教学方法，从而使每个学生都能得到发展。

3. 正确对待个别差异，注意培养尖子生和帮助差生

了解学生的个别差异，是为了发挥他们的长处，弥补他们的短处，做到"长善救失"，把他们培养成合格的护理人才。因此，对待学生，无论是"尖子生"，还是"差生"，都要一视同仁、热情关怀、耐心帮助。对尖子生，要精心培植，对他们提出更高要求，防微杜渐，发挥潜力，使他们尽快成才。对"差生"要善于挖掘他们身上的积极因素，及时改正缺点和错误，因势利导，帮助他们分析学习困难的原因，使之通过刻苦努力，逐步赶上大多数同学的学习步伐，绝不能歧视他们。

（五）教学与科研相结合的原则

护理学作为一个独立的专业，其发展应该以科学研究为基础，但我国护理科研刚刚进入起步阶段，主要通过两个途径来进行：一个是结合专业课程在各种教学活动中实现；另一个是通过课题设计、毕业论文、临床调查及学术活动等教学形式来实现。

目前我国护理科研与国际水平之间仍存在差距，所以在教学过程中应坚持教学与科研相结合的原则，这是根据学生身心发展的特点和规律而提出的，将科学研究引入教学过程，使学生在学习护理知识的同时，掌握科学研究的基本方法，形成科学精神与科学态度，发展从事护理科学研究的能力，即以教学促进科研，以科研带动教学，只有保证护理科研和教学的协同发展，才能促进护理学科的进步。

护理教学中贯彻教学与科研相结合的原则，要求做到以下几点。

1.密切跟踪学科发展前沿,向学生介绍新成果

在护理教学过程中,教师讲授的教学内容应反映护理学和相关学科的新成果,这就要求教师不仅要掌握本学科的知识和理论,还要密切关注学科发展动态,不断获取新的科研动向和思想,并应有意识、有计划、有目的地将学科最新成果及时合理地补充到护理教学内容中去,以扩大学生的知识面。同时还可指导学生通过阅读书刊、浏览文献、参加学术交流等活动把握本学科科学研究的动态和趋势。

2.对学生进行科学态度、科学精神与科学道德的教育

科学态度是指实事求是、严谨踏实的作风。科学精神是指坚持真理,敢于创新,勇攀科学高峰的精神与意志。科学道德是指科学工作者的行为规范。在护理教学中,应着重选择科学史上敢于创新、做出重大突破的典型事例教育学生,应严格要求学生实事求是地开展学习研究活动,敢于成功,也敢于面对失败。应教育学生老老实实做学问,不要把他人的论点作为自己的创意,把他人的研究成果据为己有,应相互尊重,谦虚谨慎。

3.结合教学开展科研实践活动,训练学生的科学思维方式

护理教师要通过教学过程,训练学生的科学思维方式,学会运用比较、分析及综合、归纳、推理等逻辑方法,运用辩证法、系统观研究问题,并可通过文献检索、收集整理资料和实习调查等活动,使学生得到科学思维及方法的训练。

(六)直观性与抽象性相结合的原则

直观性和抽象性相结合的教学原则,是根据学生的认识规律和思维发展规律而提出的,它也是间接经验和直接经验相统一的教学规律的反映,是指教师在护理教学中要利用学生的多种感官和已有经验,获得丰富的感性认识,形成表象,并引导学生对所学内容进行分析、综合、抽象和概括,加深对知识的理解,从而形成科学概念,掌握理论知识。

学生学习科学知识,是从生动的直观到抽象的思维再到实践,即从感性认识发展为理性认识,再从理性认识指导实践。学生认识活动的特点决定了他们不可能完全通过社会实践去获得直接经验,而必须借助于直观的材料演示和教师形象化的语言。然而,只感知而不抽象也不能形成理性认识,不能达到对知识的领悟和掌握,因此,护理教学必须贯彻直观性和抽象性相结合的原则。同时,贯彻这一教学原则还有利于发展学生的智力和培养学生的观察力、思维力和操作力。

护理教学中贯彻直观性与抽象性相结合的原则,要求做到以下几点。

1.恰当选择直观手段

运用于教学中的直观手段多种多样,要恰当选择直观手段,必须根据护理各课程的性质、内容和学生特点进行,因为不同的课程采用的直观手段不尽相同。如病理学、药理学多用实验、演示和观察等,解剖学、内科护理学、儿科护理学多用图表、标本模型等,护理人文学科多用图片、图表等,而基础护理学则多用演示、见习及参观等。因此,选择直观教学要因课而宜,不要盲目滥用。

2.遵循学生感知规律

护理教师在运用直观手段时,必须遵循人的感知规律,有目的、有计划地培养学生的观察技能,发展学生的观察能力。直观手段的运用是护理教学中的技巧教学之一,要求护理教师具有一定的艺术性。教具应伴随护理教师的讲解而适时出现,运用该教具之前,不应展现在学生面前;教具出示后,护理教师不能让学生"看热闹",而要讲明观察的目的和任务,同时提出思考性问题,以便使学生在看、听、摸的同时,能积极进行思考;教具运用后要及时收回,以免分散学生的注意力。只有遵循这些规律,才能获取良好的直观效果。

3.直观教具要与教师讲解密切配合

护理教学中的直观不是让学生自发地看,而是在教师指导下有目的地细致观察。用语言对客观事物进行高度概括,具有直观的作用,可使学生如同身临其境。语言直观的特点在于它可以不受时间、空间、地点和设备的限制。通过护理教师对教材生动形象的描述,可使学生形成清晰的表象,间接感知学习对象。教师还可以通过提问,引导学生把握事物特征,发现事物间联系,也可以通过讲解,解答学生观察中的疑惑,促使学生全面、深刻地掌握知识。

4.从运用直观过渡到摆脱具体形象

在护理教学中不宜滥用直观,直观只是手段,不是目的。教师在使用直观教具时,必须意识到直观手段的运用是为了及早摆脱直观,达到不用直观,实现思维由形象到抽象的过渡。因此,凡是学生已有经验和已认识到的事物或现象,就不要多用。任何为直观而直观、滥用直观都会阻碍抽象思维的发展。总之,只有把直观性与抽象性结合起来,才能有助于学生领会知识和发展智力。

(七)系统性与循序渐进性相结合的原则

系统性与循序渐进性相结合的原则是根据科学知识的本质及学生认知发展的顺序性而提出的,它反映了科学知识的整体性和逻辑性及学生认识活动规律的辩证关系。

系统性原则要求教材的组织具有系统性和逻辑性,要把一个学科的知识视为一个整体,不能颠倒或省略。护理专业课程应根据专业知识体系来设置,并考虑学生逐步深化的认知过程这一特点和教学法上循序渐进的要求,不能跳跃前进,应使先学知识能为后学知识开辟道路,奠定基础,使学生系统地掌握护理基础知识、基本技能,形成系统严密的逻辑思维能力。

护理教学中贯彻系统性与循序渐进性相结合的原则,要求做到以下几点。

1.根据学科知识的系统性进行教学

护理教师要认真研究课程计划、课程标准,掌握各门学科之间的关联性与区别性,这样不仅可以避免各科教学的重复与遗漏,还会进一步加强各门学科讲授的联系。在护理教学过程中,还要细致了解每个单元或章节之间的系统性,加强新旧知识的内在联系,从而进一步扩大和加深学生知识的广度和深度。

2.合理进行重点和难点教学

贯彻系统性原则,并不意味着教学要面面俱到、平均使用力量,而是要求区别主次,分清难易,详略得当地进行教学,做到突出重点,突破难点,保证教学质量。

突出重点,就是把较多时间、精力放在学科的基本概念和基本技能上,围绕重点开展教学活动,以保证学生正确、牢固地掌握这部分知识。难点不一定是重点,而是学生在学习过程中较难理解和掌握的教学内容,不同的学生有不同的难点。突破难点就是针对学生的学习困难所在而采取有效措施,如学生缺乏感性知识,可加强直观教学;学生操作不合要求,可增加操练次数和时间等。

3.遵循由易到难、由简到繁、由已知到未知、由近及远的教学规律

由易到难是指护理教学要由熟知的具体事实过渡到抽象的概括。由简到繁是指护理教学要从比较简单的事实和概括开始,逐步引导学生掌握复杂的本质与概念。由已知到未知是指护理教学时应以学生学过的旧知识作为讲授新知识的基础和前提。由近及远是指教学中应注意从学生周围或易于了解的事物讲起,逐步扩大学生视野。这些规则的运用都不是机械不变的。

4. 培养学生系统学习的习惯

护理教师应通过有计划、有目的的安排预习、作业、复习,检查学生知识掌握程度、技能水平,使学生所获得的知识系统化、综合化,并使他们养成系统的、循序渐进的、坚持不懈的学习习惯,克服学习上贪多求快和急于求成的缺点。

5. 正确处理"渐进"与"骤进"的关系

护理教学要求循序"渐进",但并不否认一定情况下的"骤进";"渐"与"骤"是相对于学生的接受知识的能力而言的,只要接受能力允许,方法适宜,教学是可以骤进的。

（八）启发性原则

在我国启发式教学的"启发"一词最初的涵义是来源于孔子在《论语·述而》中的经典性论断:"不愤不启,不悱不发。举一隅不以三隅反,则不复也。"儒家创始人孔子就是通过"正言"的方式教育他的弟子。

启发性原则应贯穿于教学过程的始终,贯穿于教学过程的各个基本阶段。启发性原则是根据教学过程中教师主导作用与学生主体性相结合,掌握知识与发展能力相结合的关系而提出的,是指在教学中教师要承认学生是学习的主体,充分调动他们的学习积极性和主动性,启发他们独立思考,在掌握科学知识的同时,提高分析问题和解决问题的能力。当代社会的发展趋势,要求护理教学不仅向学生传授知识、技能和技巧,促进学生的智力,还必须发展学生的创造性思维,培养创造型人才。只有这样,学校培养的护理人才方能适应社会的需求,为社会创造财富。

护理教学中贯彻启发性原则,要求做到以下几点。

1. 恰当运用教学方法,激发学生学习兴趣

从教育心理学角度来讲,学习兴趣是指一个人对学习的一种积极的认知倾向与情绪状态,它既是学习的原因,又是学习的结果。充分调动学生学习的主动性与积极性,是贯彻启发性原则的首要因素。学习的主动性与积极性是学习的内动力,没有内动力的学习是被迫性学习,是难以持久的。因此,教师应做到:①充分发挥教材本身的吸引力,采用恰当的教学方法,联系实际展现所学知识对人类健康、社会进步和科学发展的重要作用,引起学生在学习上的新奇感,唤起学生的学习兴趣;②帮助学生明确学习目标,树立远大理想,从而把学习的一时欲望和兴趣发展为推动学习的持久动力,保持较高的学习热情。

2. 善于提问,启发学生独立思考,培养学生思维能力

启发式教学的目的之一是使学生的思维活跃起来。这就要求在护理教学中,教师不能单纯地向学生传授知识,而要善于提问,以开阔学生思路。问题不宜过多,难易得当,引导学生开动脑筋、独立思考、探索创新,激发学生主动学习,培养学生思维能力。为此,教师要深入研究教材,钻研教学方法,针对不同层次的学生,采取不同的启发方式,不仅要启发学生动脑,而且要引导学生动手、动口,为他们提供学习素材,鼓励学生善问、多问,培养学生独立思考、获取新知、解决问题的能力;另外,在护理教学中还要注意突出重点和难点,坚持少而精,即在有限的教学时间内,选择适量的教学内容,在使学生学好必要的基本知识与基本技能的同时,有时间和精力进行更多的自学和练习。

3. 发扬民主教学,形成良好师生关系

教与学是双向信息交流,其中包含情感交流。护理教师应注意建立民主、平等的师生关系,创设民主和谐的教学氛围。鼓励学生积极发表不同见解,允许学生向教师提问质疑,对学生的发言不要求全责备。在这种学习气氛中,学生心情舒畅,才会开动脑筋,发挥自己的聪明才智,并得到最大程度的锻炼。

贯彻启发性原则,并不是盲目激发学生"好奇心",而是通过揭示学生头脑中已有的知识和经验中的矛盾因素,促使学生主动去寻找解决问题的途径。贯彻启发性原则的关键在于教师的引导,但有的教育者误认为"问答式"就是启发式。在护理教学中,启发式的方法多种多样,如目的启发、问题启发、形象启发、比较启发、互动启发等,其最终目的都是为了达到最优的启发效果。

(九)量力性原则

量力性原则是根据学生身心发展规律对教学过程的制约性而提出的。量力性原则又称为可接受原则,是指教学的内容、方法、难度及进度等要与学生的接受能力相适应,防止发生教学低于或高于学生能力限度的偏差。

学生的接受能力是由两方面决定的,一是身心发展水平,二是所积累的知识经验。如果护理教师讲授太深、太多,超过学生实际接受能力,就会影响学生的学习自信心和身心健康。但是量力并不是消极地适应学生当前的发展水平,而是要适时把握学生的发展水平,使护理教学适当地走在学生发展前面,使学生在高度紧张的智力活动中,在克服困难的过程中富成效地学习,不断取得进步和最大限度的发展。

护理教学中贯彻量力性原则,要求做到以下几点。

1. 以学生发展水平为基础进行教学

德国教育家第斯多惠(F. A. W. Diesterweg)指出:"学生的发展水平是教学的出发点"。护理教师在教学前和教学过程中,要及时了解学生已有的知识、能力水平和可能的发展潜力,在此基础上确定所讲授内容的深与浅、难与易以及教学进度的快与慢,使学生始终处于"跳一跳,才能把果子摘下来"的智力活动状态。

2. 认真钻研教材,合理组织教学

认真钻研教材是全面把握教学目标的基础和前提。教材是知识的载体,需要每位护理教师去认真研读、感悟、领会、理解教材的基本精神和编写目的。在深入研究教材、掌握学生知识水平和生活经验的基础上,护理教师需要判断学生可能难以理解、容易出错的知识,并在备课中给予突出。在护理教学过程中,应利用条理清晰、浅显易懂、逻辑性强的表达方式,促使学生理解并牢记知识点。

(十)巩固性原则

巩固性原则是根据人类知识保持的心理活动规律而提出的,反映了教学过程的特点与规律。巩固性原则是指护理教学要引导学生在理解的基础上,牢固地掌握知识和技能,使之长久地保持在记忆中,并能根据需要正确无误地再现,以利于知识技能的运用。夸美纽斯曾说过:在教学中如果只顾传授知识而不注意巩固,就等于"把流水泼到一个筛子上"。

在护理教学中贯彻巩固性原则十分重要。因为,一方面学生在短时期内接受大量非亲身实践得来的间接知识很容易遗忘;另一方面,护理操作技能的学习需要反复大量的练习才能熟练掌握。但巩固并不等于简单重复、死记硬背,而是在科学方法指导下的知识积累、理解及运用。

护理教学中贯彻巩固性原则,要求做到以下几点。

1. 在理解的基础上加以巩固

理解知识是巩固知识的基础,只有理解的知识才容易巩固。不理解就去巩固,就是死记硬背,是教学过程中的大忌。要使学生牢固地掌握知识,首先在传播时要使学生深刻理解,留下清晰的印象。所以在教学过程中,应将理解知识与巩固知识结合起来,贯穿于整个教学过程中。

2. 组织复习,促进记忆

在中国古代,孔子就提出"温故而知新"的主张。复习就是对已学知识的重温,它可以使知识在记忆里的痕迹得到强化,是巩固知识的主要手段。同时,护理教师要向学生提出记忆任务,安排好复习的时间,而且注意复习方法的多样化,并指导学生掌握记忆方法。此外,还要在经常复习的基础上,在学习的一定阶段进行集中复习,加深对知识的理解和巩固。

3. 在综合运用知识中巩固知识

护理教学还可通过引导学生努力学习新知识和积极运用旧知识于实践中来巩固知识,这是一种更为积极的巩固,它要求学生在前进中巩固。

4. 重视对学生巩固知识的检查

在护理教学中,教师应重视对学生巩固知识的检查,如此才能了解学生对知识的掌握情况,以便采取相应措施,查缺补漏。教师可以通过合理安排实践环节,增加学生练习的时间及次数,并适当设置综合性病例,了解学生对知识点的掌握水平以及综合运用能力,从而加强对知识的巩固。另外,教师不仅要在检查中发挥主导作用,还应培养学生自我检查和评价知识质量的能力。

以上各教学原则虽各具特色,但它们之间并不是孤立的,而是紧密联系、相互补充的统一整体。在教学过程中通常是多项教学原则共同发挥作用。因此,护理教师在教学中,要善于根据实际教学情况综合运用多种教学原则,以提高护理教学的效果与质量。

能力测试题

1. 简述护理教学的基本规律。
2. 分析教学规律与教学原则的辩证统一关系。
3. 从培养学生思维能力角度出发,试述如何在护理教学中运用启发性原则。
4. 结合个人实际情况,谈谈在护理课堂教学中如何灵活运用护理教学原则。
5. 以下教学片断中,陶行知先生贯彻了什么教学原则,请作简要分析。

陶行知先生在任北京大学校长时,有一次在校园里偶然看到王友同学正用一小石块砸人,便当即制止了他,并令他放学后,到校长室谈话。放学后,王友来到校长室准备接收批评。可是,陶先生却掏出一块糖给他说:"这块糖应该奖给你,因为你按时到这里来,而我却迟到了。"王友犹豫着接过糖,这时陶先生又掏出一块糖放到他手里说:"这块糖还是奖给你的,因为我叫你不要砸人时,你马上停住了,不砸了。"王友吃惊地瞪大了眼睛,陶先生又掏出第三块糖给王友:"我调查过了,你用小石块砸那个同学,是因为他不遵循游戏规则,欺负女同学。"王友立即感动地流着眼泪说自己不该砸同学。陶行知满意地笑了,掏出第四块糖递过去说:"为你正确认识自己的错误,再奖励给你一块!现在你可以走了,因为我的糖发完了。"

(宋艳丽)

第六章 护理教学的组织形式

导入案例

某护理院校王老师采用集中课堂授课形式所讲授的"护理伦理学"课程,可能是由于内容理论性比较强、比较抽象等原因,学生在学习过程中表现出缺乏学习兴趣和学习积极性。于是,王老师结合课程内容和学生的特点,对下一个年级"护理伦理学"课的教学组织形式进行了改革,他把班级的54名学生分成6个小组,每组9人,每组由一名教师引领学生根据事先编写的护理伦理案例展开讨论,并对课堂上知识理解不到位的学生,进行课后单独辅导。授课过程中,王老师明显感到学生对"护理伦理学"很感兴趣,且学习积极性也较上一届学生有了明显提高。

为什么相同的教学内容采取不同的组织形式,其教学效果差别会如此之大? 什么是教学组织形式? 王老师都采取了哪些教学组织形式? 确立护理教学组织形式的依据有哪些? 又如何应用呢?

护理教学过程是有目的、有计划并通过一定的教学组织形式来完成的。护理教学的组织形式是开展护理教学活动的必要条件,也是教学过程的重要因素,它直接影响着教学活动的质量和效果。作为教师应深入研究护理教学的组织形式,熟练掌握各教学组织形式的基本程序。

第一节 概 述

采用科学、合理的教学组织形式是有效开展教学活动,提高教学质量的重要保障。根据不同的特征,护理教学可划分为多种形式,包括课堂教学、临床教学、实训室教学、个别教学等。

一、教学组织形式的概念与发展

(一)教学组织形式的概念

教学组织形式(organizational form of teaching)简称教学形式,是指为了有效地完成教学任务,教学活动诸要素的组合方式,即包括如何控制教学活动的规模,安排教学活动的时间和利用教学活动的场所等。

（二）教学组织形式的发展

教学的组织形式具有社会制约性，教学组织形式的变革是随着社会及教育事业的发展而变化发展的。但是，由于它具有相对独立性，不同于教育目的、教育方针政策，因此，它并不随着经济基础的变化而变化，在相当长的历史时期内可以保持相对的稳定性。历史上曾出现过多种教学组织形式，主要有以下几种。

1. 古代的教学组织形式

古代社会学校出现后，教学从生产劳动和生活中分离出来，成为一种专门的活动。由于多方面的原因，当时所采取的是个别教学。我国商周至隋、唐时期的各级官学和私学，古希腊、古罗马时代的各类学校以及欧洲中世纪的教会学校和宫廷教育等，均采用个别教学。个别教学难以系统化、程序化和制度化，计划性不强，因而效率不高，只适于学生人数少、教学内容比较简单的教学要求，是当时生产力和科学技术水平的反映和个体小手工业生产方式在教学中的表现。

2. 现代的教学组织形式

（1）班级授课制的产生与发展：随着资本主义工商业的发展，人们对知识产生了多方面的要求，进而要求对教学的组织形式进行改革，以提高教学效率，培养各方面的人才。16世纪西欧有些国家出现了按班级编制进行课堂教学的形式。后来，德国教育学家赫尔巴特（J. H. Herbart）进一步完善使班级授课制基本定型；最后，以苏联教育学家凯洛夫（N. A. Kaiipob）为代表，使班级授课制形成了一个完整的体系。工业革命后，欧美各国逐步推行了这种教学组织形式。班级授课制的产生适应了科学知识丰富、科学门类增多、知识技能日益复杂的趋势，反映了在受教育人数增多的形势下人们对学校教育的要求，有利于提高教学效率并扩大教学的教育效果。我国最早采用班级授课形式进行教学的是京师同文馆（1862年），清末废科举，建新式学校，"癸卯学制"（1903年）颁布后，班级授课形式逐渐在全国推行。

（2）多种教学组织形式并存：纵观教学组织形式从古代到近代、现代的发展，它总是随着社会的进步、教育发展的需要和教学思想的变革而不断发展变化的。从个别教学到集体教学——班级授课制，都是围绕着怎样使学生更快捷、有效地掌握文化知识、技能，提高教学效率而展开的。由于社会的进步、文化科学技术的发展，教学组织形式则围绕既使学生掌握文化知识、技能，又发展学生的能力和个性而展开，出现了"设计教学法"、"道尔顿制"、"文纳特卡制"等教学组织形式。

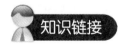

"慕课"简介

"慕课"（massive open online course，MOOC）的英文直译就是"大规模网络开放课程"。massive，大规模的，指课程注册人数多，目前斯坦福大学一门"人工智能导论"的免费课程注册人数已达16万；open，开放的，指没有设置门槛，世界上任何一个角落，只要有一台互联网电脑，就可以注册学习；online，在线的，指课程7d×24h在线，学生可以在线观看视频、完成并提交作业、讨论互动、互评作业、参加测试；course，课程，指课程是一个完整的教学模式，有参与、有反馈、有作业、有讨论和评价、有考试与证书。

"慕课"在国内外已成为了教育改革的一个热门话题。"慕课"引发了教育的第二次革命，使大规模网络开放的学习成为可能，使全世界的人们共享优质教育资源成为可能。

资料来源：何国平，杨云帆，陈嘉，等．"慕课"在护理教学中的应用与展望．中华护理杂志，2014,49(1):1095-1099.

二、教学组织形式的分类

随着社会生产方式的变化和护理教育事业的发展，教学组织形式也不断地发展。不同的学者从各自的角度对教学组织形式进行了分类。

（一）以教学对象的组织为特征划分

1. 班级教学

班级教学（class teaching）是按专业、年级、人数规模，将学生编成固定人数的班级，教师根据专业培养计划中统一规定的课程内容和教学时数，按照学校的课程表进行教学的教学组织形式。班级教学具有统一性、集体性、稳定性特点，即以固定的班级为形式的集体教学，使用统一的培养计划，上下课有统一的时间，在教室、实验室等固定的环境中上课。

（1）优点：①便于统一质量标准；②有利于经济、有效和大量地培养人才；③便于系统地、循序渐进地传授知识；④能最大限度地发挥教师的主导作用，提高教师工作效率；⑤有利于发挥班级的集体教育作用，互帮互助。

（2）缺陷：①难以开展个体差异性教学及培养学生的个性和独创性；②难以培养学生的自主学习；③强调知识、理论的传授，对学生能力的培养效果较差。

采用班级教学，要求教师对全班学生负责，同时对他们因材施教，辅以分组教学和个别教学，使全体学生都得到发展。

2. 小组教学

小组教学（group teaching）是教师根据教学计划、教学任务、教学内容以及学生的能力和需求的特点，将2人以上的学生编成一个小组，以小组为基础，采用多样化和灵活化的教学形式对学生进行教育的组织形式。相对于传统的班级授课制，小组教学减少了班级人数，缩小了班级规模，降低了师生比例，这种教学形式以学生自学为主、教师点拨为辅，有利于引导学生思考及进行合作性学习，还有利于培养学生的合作意识、团队精神、理性思考，是培养学生健全人格，促使个体社会化的有效途径。

（1）优点：①注重因材施教，有利于学生个性发展和学生自主学习能力的培养；②有利于培养高层次的认知能力，例如问题解决、分析和综合的能力等；③有利于锻炼学生的表达能力，培养口语技能；④有助于不同经验和想法的交流，培养学生的思维能力；⑤教师能及时掌握学生的学习状态，全面了解教学过程各个阶段的成效和缺陷，能从学生方面获得教学改进的意见。

（2）缺陷：①有效地组织教学过程和学生的学习准备比较困难；②教师的发言时机和时间长度的控制易影响师生之间、学生之间的相互作用；③保证小组所有成员积极参与活动又不致变成无意义的闲谈有一定难度；④如何评价学生的能力和水平有一定难度；⑤教学进度难以控制。

3. 个别教学

个别教学（individualized instruction）是教师从学生的个别差异出发，对教学所涉及的各种因素、各个环节进行重新组织和调整的教学组织形式。这种形式能够设计满足每位学生要求的教学计划,采用适合每一个人特点的教学方法,对每位学生进行最适当的教学。现代教育技术的发展为实现个别化教学提供了可能。

(1)优点:①能比较充分地体现教学原则,从而提高学生的领会能力和保持水平,有利于学生学习能力的培养;②学生按照自己的能力选择相应的学习条件,从而最大限度地获得学习效益;③学生自定学习步骤,自负学习责任,有助于学生在教育活动、工作职责和个人行为方面形成良好习惯;④允许教师花更多时间去关注个别学生;⑤学习的时间和空间灵活性大,特别适应于成年及在职学生。

(2)缺陷:①若长期将它作为唯一的教学形式,可能会缺少师生之间和学生之间的相互作用;②若用单一途径和固定不变的方法学习,学生可能会感到单调乏味;③若学生缺乏应有的自觉性,学习效果可能会较差;④通常需要充足的资源支持,如师资数量、现代技术平台等,费用较高。

(二)以教学空间的特征划分

1.课堂教学

课堂教学(classroom teaching)是指在有一定的教学设备设施的条件下,在稳定持续使用的场所(如教室),教师的教与学生的学所构成的双边活动。具体内容见本章第二节。

2.实训室教学

实训室教学(laboratory teaching)是指教师组织学生在模拟真实场景的训练室里,进行行为、技能教学的一种教学组织形式。具体内容见本章第三节。

3.临床护理教学

临床护理教学(clinical nursing teaching)是指以现代教育理念为指导,在医院及社区等卫生保健机构中,帮助护理学生将课堂所学到的专业知识和技术运用到护理实践工作中,使之获得应有的专业技能、态度和行为的教学组织形式。具体内容见本章第四节。

(三)以教学内容的特征划分

1.理论教学

理论是指人们对自然、社会现象,按照已知的知识或者认知,经一般化与演绎推理等方法,进行合乎逻辑的推论性总结。理论知识不是分散的、零星的知识,不是个别性的、具体性的知识,而是系统的、有普通意义的知识。理论教学(theory teaching)是以讲授等方法向学生传授理论知识的教学组织形式。

2.实践教学

实践教学(practice teaching)是相对于理论教学,并与理论教学紧密联系,使学生在教师指导下以实际操作为主,获得感性知识、基本技能及人文素质的教学组织形式。实践性是其最主要的特点。实践教学是巩固理论知识和加深理论认识的有效途径,是培养具有创新意识的高素质技术人员的重要环节,是理论联系实际、培养学生掌握科学方法和提高动手能力的重要平台,其有利于学生素养的提高和正确价值观的形成。护理专业学生的实践教学主要包括课间实习和毕业实习两种,其中课间实习包括实训室教学和临床见习,毕业实习是指在临床和社区的生产实习。

三、教学组织形式的应用

教学组织形式多种多样,每一种教学组织形式都有其特定的目标指向和适用范围。在教学中应科学地选用教学组织形式,以更好地贯彻教学原则,实现教学目标,提高教学工作效率。

(一)教学组织形式的选择依据

1.教学的目的和任务

若干个教学阶段或环节组成了教学过程,每一个教学阶段或环节都有具体的目的和任务,如传授理论知识的教学阶段多以课堂教学为主,形成技能、技巧的教学阶段则多以实训室或临床教学为主。有时,在一个教学阶段中要完成几项教学任务,就可同时采用几种教学组织形式,以其中一种形式为主,其他形式为辅,多种形式并存。

2.教学内容

教学组织形式总是相对于某种课程内容而存在的,依据护理教学内容确定教学组织形式,就是依据不同学科的性质和内容来选择不同的教学组织形式。

3.学生特点

护理教育有中专、专科、本科、研究生等不同的层次,不同层次的教育中,在年龄、知识背景、身心发展上都有着不同的特点。因此,应根据学生不同的年龄阶段、身心特点,选择适合的教学组织形式。

4.学校办学条件和教学设备

教学组织形式的选择需要对应的教学设备提供保障,如临床教学需要具备完成其教学任务的临床教学基地和符合教学要求的临床师资队伍,课堂教学需要固定的教学场地等。因此,应依据可利用的教学资源选择教学组织形式。

(二)教学组织形式的应用原则

不存在一种万能的教学组织形式,每种教学组织形式各有其优缺点。在选择教学组织形式时,要本着从实际出发的原则,根据教学目标、教学内容、学生的特点及学校办学条件和教学设备等,科学地选择教学组织形式。教师应积极创造条件,有步骤、有计划、有秩序地在教学实践中尝试使用新的教学组织形式,并针对多种教学组织形式的利与弊进行综合利用,优化组合,这样才能发挥每一种教学组织形式的优势,克服其本身的劣势,保证教学组织整体的有效性,达到教学效果的真正优化。

第二节　课堂教学

课堂教学是学校教学中最普遍使用的一种教学组织形式,它是教师向学生传授知识和技能的全过程。课堂教学包括备课、上课、作业的布置与批改、课外辅导和学业成绩的测量与评定等环节,认真做好各环节工作是提高教学实效性的根本保障。

一、课堂教学基本环节

(一)备课

教学是一种有目的、有计划的活动,在进行课堂教学活动之前,教师必须进行准备,在头脑或书面中做一个计划。课堂教学的准备即备课(preparation for lesson),是教师根据课程标准的要求和本门课程的特点,结合学生的具体情况,选择最合适的表达方法和顺序,以保证学生有效学习的过程。备课是否充分、完善,直接影响教学效果。备课的过程,既是教师提高自身的文化科学知识水平的过程,也是教师积累、总结教学经验和提高教学能力的过程。教师在备课时,一般需要做好以下几项工作。

1. 钻研课程标准和教材

(1)钻研课程标准:课程标准是对学生学习此学科科目必须达到标准的统一要求,是本课程教学内容的总体设计,教师必须明确课程目的的、要求,掌握课程的深度和广度,规划内容的序列安排,明确教学的大致进度,把熟悉和执行课程标准作为教学的起步点和落脚点。

(2)钻研教材:教材是教师进行教学的基本依据。备课就是要认真钻研教科书,通览教材,注意教材的系统性;熟读教材,注意教材的科学性;研究教材,把握重点、难点和关键点。教学重点是教材中有重大深远影响或重大教育意义的内容,主要是指一个课时教学计划中的重点内容。教学难点是指学生难以理解和掌握的内容。关键点是指教材中对顺利学习其他内容(包括重点、难点)起决定作用的知识点。

(3)查阅文献资料,关注学科发展:课堂上泛泛讲解教材内容,很难激发学生的学习兴趣。教师在钻研教材的同时,应利用各种途径,收集与教学内容有关的参考资料,包括同层次教材、中外文书籍、报纸杂志、网络资源等,了解相关的新进展,以便充实、丰富教学内容。

2. 熟悉教学对象

备课从了解学生的学习需要出发,而不是单纯钻研教材。教师可通过与带班教师及学生交谈,以及采取课堂观察学生、布置课后作业、问卷调查等方式全面了解学生,如学生学习新任务的先决条件或预备状态,对学习任务的情感态度,对完成新任务的自我监控能力等。在此基础上,教师概括出学生的共性并掌握个别情况,有针对性地进行分类指导和个别指导。

3. 选择教学方法

课堂教学中可选择的教学方法多样,每一种教学方法都有其优势与不足,教师必须根据护理教学目标的要求,结合课程内容的特点,选择适应教师自身条件,符合学生年龄特征、兴趣、需要和学习基础的教学方法,只有这样,才能发挥课堂教学的整体效应。

4. 设计教学方案

教学方案是教师对教学过程的计划安排,是教师实施教学的依据。教师实施授课的效果如何,很大程度上取决于教学方案设计的质量。设计教学方案即编制三种计划。

(1)学年或学期教学进度计划:也称教学周历,通常是在开学前制定本学期教学总要求、章节的编排顺序、教学时数和时间的具体安排、教学形式与教学手段等。

(2)单元计划(unit plan):指课程标准的某一单元拟定的该课程单元的教学目标、课时划分、课时类型、教学方法和必需的教具等。

(3)课时计划(teaching period plan):又称教案,是备课中最深入、具体、落实的一步。教案的内容一般包括:①授课课程、授课章节以及具体、可行、可测量的教学目标;②确定教学的重点、难点和关键点;③选择合适的教学组织形式、方法、教具和媒体;④确定各个教学进程的步骤、表达方式和时间分配;⑤设计思考题及作业等;⑥设计板书;⑦明确参考书;⑧记录课后反思等。编写教案虽有格式,但不限于某种格式,详略的处理也因教师而异。

在教案编写过程中应注意:①以课程标准、教学内容为依据,全面、透彻地掌握教材;②设置具体、明确、恰当、有指导作用的教学目标与要求,应包括知识培养、能力培养、创新思维、情感激发和思想方法等内容;③科学安排进度,材料充实,突出重点,讲清难点,注重启发;④精心选用教学手段,注明教具的使用时机;⑤详略得当,书写工整,项目齐全。

(二)上课

护理课堂教学的实施阶段,俗称"上课",是教师的教和学生的学相互作用的最直接表现,也是整个教学工作的中心环节。上课既要引导学生的学习意向、动机,又要明示教学目标、内容,还要维持良好的教学环境。

1.课的类型和结构

在课堂教学中,由于教学目的、任务的不同,可分为多种类型。教师如果能够正确地选择和运用不同类型的课,就可以使系列课构成一个完整的体系,保证整个教学过程的完整性。

(1)课的类型:一般分为单一课和综合课两种。如果一节课只完成一种教学任务称为单一课,单一课根据所完成的主要任务又分为传授新知识课、巩固知识课、培养技能课、检查知识技能课等;如果在一节课里要完成的主要任务有两个或两个以上,这种课称作综合课。

(2)课的结构:指一节课的操作程序,即课的组成部分及其各部分的顺序和时间分配。基本程序包括:①组织教学:这是保证教学工作正常而有秩序地进行的基本条件,其任务是稳定学生情绪,安定课堂秩序,集中学生的注意力。②检查复习:在学习新教材前,教师先通过检查作业、口头提问等方式,检查学生对前面所学教材的掌握情况,并使学生在知识技能上作好学习新教材的准备。检查复习的内容,可以是上一次课已学过的,也可以是以前学过而与将要学习的新教材有联系的内容。③讲授新内容:这是课的主要组成部分。教师首先要注意新课题的导入,设法引起学生学习的兴趣和求知欲望。讲授中要贯彻有关教学原则,灵活地选择和运用各种教学方法,特别是要注意启发、引导学生积极思维,并教给他们思考的方法,注意突出重点,抓住关键,化难为易。④巩固新学内容:采用复述、归纳、提问、练习等方法检查学生的掌握情况,及时解决存在的问题,做到所学内容当堂消化,初步巩固。⑤布置作业:这是一节课的结束,是课堂教学的延续和补充,目的在于使学生进一步巩固所学的知识,并培养学生独立作业能力,通过练习,加深对知识的理解,培养独立分析和解决问题的能力。

2.上好课的基本要求

上课应在现代教学理论指导下,遵循教学规律,贯彻教学原则,运用适当教学方法组织教学。上好一堂课的具体要求一般包括以下几点。

(1)目标明确:教学目标的制定要符合课程标准的要求以及学生的特点,师生双方对一节课所要达到的教学目标应具有共同的明确认识,并且教学目标要正确、全面,合乎教材和学生的实际,不仅有知识的掌握,还应包括情感、态度的培养,否则容易脱离实际。教师在课堂上的一切教学活动都应该围绕教学目标进行。

(2)重点突出:指教师要把主要精力放在重要内容(基本知识、概念和原理)的教学上,不要在一节课上将所有的内容平均分配时间和精力。另外,在讲授的过程中,教师既要突出教材的重点、难点和关键点,又要考虑教材的整体性和连贯性,既要注重新旧知识之间的联系,又要注意理论和实践的联系。

(3)内容正确:指教师教授的知识必须是科学、准确及符合逻辑的,包括对概念、定理的表达准确无误,对原理、定律的论证应确切无误;同时教师教学技能或行为要规范,并且要求学生作出的反应同样是正确的,如果不正确,教师就要及时加以纠正。

(4)方法得当:教师要正确灵活地运用教学方法,要根据教学任务、内容和学生的特点选择最佳的教学方法,注意多种方法的有机结合,坚持"一法为主,多法配合",达到教学方法的整体优化,从而调动学生学习的积极性,启发学生积极思维、勇于探索,力求取得最佳的效果。

(5)表达清晰:教师坚持使用普通话,音量大小适中,言语表达的速度要适合学生可接受程度,条理要清晰,言语要流畅生动、易懂。板书及多媒体制作要规范、准确、清楚。

(6)组织严密:课的进行基本符合课时计划的设计,一堂课的进程分明,有条不紊,课的节奏紧凑,不同的任务变换时过渡自然,课堂秩序良好。

(7)教态自如:教态是指教师在教学过程中的衣着打扮、仪表风度、行为举止和情感态度等方面的表现。自然、优雅的教态能引起学生对学习的愉悦和积极的情感体验,使各种思维进入学习的最佳的状态,从而推进教学的进程。

(8)气氛热烈:指课应该自始至终在教师的指导下充分发挥学生学习的积极性。教师应注意因材施教,使每个学生都能积极地动脑、动口、动手,课堂内充满民主的气氛,形成生动活泼的教学局面。

(三)布置与批改作业

作业是促进课堂教学极为有效的一种手段,它能及时地让教师了解到学生课堂内、外所获取的信息及应用新知识的能力,可以说作业是课堂教学的延伸,是实现教学目标的证明。作业有课内、课外之分,都是为了让学生巩固消化所学的知识,培养学生技能、技巧,训练学生独立工作的能力和习惯。护理教学中的作业包括以下三个方面:口头作业,如复述、问答和口头解释等;书面作业,如写反思日记、论文等;实践作业,如护理技能操作、社区护理实践报告等。教师在布置和批改作业时应注意以下几个方面。

(1)根据学科课程标准规定的范围和深度,针对不同层次的教学目标,合理地设计作业的内容和形式。作业的内容应有启发性、代表性,注重习题的演变过程,可以设计几个不同的台阶让学生由浅入深,循序渐进地推导,同时要兼顾理解性、巩固性、应用性和创造性,重点是基础知识的掌握和基本技能的培养;作业的形式可设计为个人作业或小组作业,有助于充分发挥个人自主学习和合作学习的优越性。

(2)根据课程和自主学习时间的比例,有层次性、针对性地确定适当的作业量,并且按学生一般水平确定作业的难易度,以免学生负担过重。同时要尽量注意对尖子生和学习能力较差学生的区别对待。

(3)明确、具体作业的要求:包括作业的规范格式、完成作业的方式、上交日期等。适当地给予指导,但不能完全替代学生思考,需培养学生自主学习能力。

(4)及时检查和批改作业:应及时检查作业,并给予正确的批改与评价,以使教师及时了解教学的质量,了解学生知识的掌握情况。

(四)课外辅导

课外辅导是课堂教学的一种补充,是适应个别差异、因材施教的重要措施。课外辅导需要充分了解学生,根据不同的对象,确定不同的辅导内容和辅导措施。课外辅导有以下几个方面的工作:解答疑难问题;给缺课和基础差的学生补课;对成绩优秀和学习能力强的学生进行个别辅导,增强作业的难度、扩大知识面,满足他们的求知欲望;对学生进行学习目的、学习态度和学习方法的指导;开展课外辅助教学活动,如参观、观看教学视频等。课外辅导是师生相互了解、交流思想情感的桥梁,可采取个别辅导和集体辅导两种形式,广泛地涉及书本、学科领域、世界观、人生观、理想等内容。

(五)学业成绩测量与评定

具体内容详见第八章。

二、影响课堂教学质量的因素与控制策略

课堂教学是高等学校教学的主要形式,是人才培养过程的主要途径和重要基本环节。课堂教学质量是教学效果的体现,是教学质量的关键因素,对教学质量起决定性作用。人们在长期的课堂管理经验中发现,课堂群体动力、课堂问题行为等是影响课堂教学质量的重要因素。

(一)课堂群体动力

1. 群体动力与课堂群体动力的涵义

德裔美籍心理学家勒温(K. Lewin)认为,群体不是静止不变的,而是在不断相互作用和相互适应的过程中产生群体行为。群体行为大于单个人行为总和的现象,称为群体动力。课堂里的学生不是孤立存在的个体,学生之间、师生之间必然会发生多方面的相互作用和影响,这种课堂上人际间的相互作用与影响,称为课堂群体动力(group dynamics of classroom)。

2. 课堂群体动力的表现与控制策略

群体动力的表现很多,主要有四个方面:群体凝聚力、群体规范、群体气氛及群体成员的人际关系等。教师在课堂管理过程中要善于利用这些群体动力,发挥课堂管理的促进功能。

(1)群体凝聚力:群体凝聚力是指群体对每一个成员的吸引力。它可以通过群体成员对群体的忠诚、责任感、荣誉感、成员间的友谊感和志趣等来说明。群体凝聚力对课堂管理功能的实现有重要影响,常常成为衡量一个班级集体成功与否的重要标志。教师应采取措施提高课堂群体凝聚力:①全面、及时了解群体的凝聚力情况;②帮助学生对一些重大事件与原则问题保持共同的认识与评价,形成认同感;③引导所有学生在情感上加入群体,以作为群体的成员而自豪,形成归属感;④当学生表现出符合群体规范和群体期待的行为时,就给予赞许与鼓励,使其行为因强化而巩固,形成力量感。

(2)群体规范:群体规范是约束群体内成员的行为准则,包括成文的正式规范和不成文的非正式规范。正式规范是有目的、有计划地教育的结果。非正式规范是成员们约定俗成的结果,受模仿、暗示和顺从等心理因素的制约。群体规范会形成群体压力,对学生的心理和行为产生极大的影响。在群体的引导或压力下,成员有可能放弃自己的意见而采取与大多数人一致的行为,即从众。群体规范通过从众使学生保持认知、情感和行为上的一致,并为学生课堂行为划定了方向和范围,成为引导学生行为的指南。

(3)课堂气氛:课堂气氛作为教学过程的软情境,通常是指课堂里某些占优势的态度与情感的综合状态。可分为积极、消极和反抗的三种课堂气氛:①积极的课堂气氛是恬静与活跃、热烈与深沉、宽松与严谨的有机统一;②消极的课堂气氛以紧张拘谨、心不在焉、反应迟钝为特征;③反抗的课堂气氛则表现为教师失控,学生过度兴奋、各行其是、故意捣乱等。课堂气氛会使许多学生追求某种行为方式,从而导致学生间发生连锁性的感染。积极的课堂气氛不仅有助于知识的学习,而且会促进学生的社会化进程。所以,创造良好的课堂气氛是实现有效教学的重要条件。

由于教师在课堂教学中起着主导作用,教师的领导方式、教师对学生的期望以及教师的情绪状态等成为影响课堂气氛的主要因素。

(4)课堂里的人际交往与人际关系:课堂人际交往是教师和学生凭借一定的符号系统(语言和非语言)在课堂里实现传递信息、沟通思想和交流情感的过程。人际关系的形成与变化主要取决于交往双方满足需要的程度。吸引与排斥、合作与竞争是课堂里主要的人际关系:

①吸引与排斥：人际吸引是指交往双方出现相互亲近的现象，它以认知协调、情感和谐及行动一致为特征；人际排斥则是交往双方关系极不融洽、相互疏远的现象，以认知失调、情感冲突和行动对抗为特征。距离的远近、交往的频率、态度的相似性、个性的互补性以及外貌等因素是影响人际吸引和排斥的主要因素。②合作与竞争：合作是指学生为了共同目的在一起学习和工作或者完成某项任务的过程，它是实现课堂管理的必要条件；竞争是指个体或群体充分实现自身的潜能，力争按优胜标准使自己的成绩超过对手的过程。适量和适度的竞争，不但不会影响学生间的人际关系，而且还会提高学习和工作的效率。但是，竞争也有可能使一部分学生过度紧张和焦虑，容易忽视活动的内在价值和创造性。有效的课堂管理应该协调合作与竞争的关系，使两者相辅相成，成为实现促进功能的有益手段。

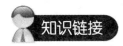

教师的言语行为与良好的课堂气氛

心理学家威塞尔(T. N. Wiesel)划分出七种范畴的教师言语行为，作为课堂气氛的指标。①支持学生的言语：其目的在于消除学生的疑虑或称赞学生。②教授或澄清言语：其目的在于向学生表达这种感觉，即他们已经理解了，以及帮助学生解决他们自己的想法和情感。③解决或提出问题的言语：教师以客观的方式提供有关问题的知识或提出疑问，以促进学习者自己解决问题。④中性言语：包括温和的方式，管理性的评论，逐字逐句地重复已经说过的内容，而没有可以推论的目的。⑤指导或劝告的言语：其目的是要求学生遵循教师对行为的劝告。⑥指责或反对的言语：其目的在于阻止学生当前"不可接受"的行为继续放肆。⑦教师自我支持言语：旨在维持或调整教师自己的处境或行为过程。

资料来源：傅道春.教育学——情境与管理教育.北京：科学出版社，2011.

（二）课堂问题行为管理

课堂问题行为(problem behavior of classroom)是指课堂中发生的、违反课堂规则、妨碍及干扰课堂活动正常进行或影响教学效率的行为。课堂问题行为是消极、负面的，而且具有普遍性，程度上也具有差异性。

1.课堂问题行为的类型

心理学家调查研究认为，从学生问题行为表现的主要倾向来看，可以把学生的问题行为分成两大类：一类是外向性的问题行为，如上课期间交头接耳、坐立不安、高声谈笑、随意走动、传递纸条、过度亲昵、迟到、早退等；另一类是内向性的问题行为，包括过度的沉默寡言、凝神发呆、胡思乱想等。

2.课堂问题行为产生的原因

（1）教师教学偏差：主要表现为教师不认真备课或根本不备课；教学方法呆板，枯燥乏味，不善于激发学生的积极性；对学生缺乏了解，教学内容过难或过易，甚至是无意义重复；讲课速度过快或过慢，表达能力差，语言和要求含糊不清；教师缺乏活力，精神不振等。这些教学上的偏差很容易导致教师在学生心目中的威信降低，引起课堂问题行为。

（2）教师管理失范：教师在课堂上缺乏适当的管理，也是引发学生课堂问题行为的重要因素。主要表现在两个方面：一是教师放弃管教的责任，采取不闻不问的立场，放任学生，使课堂未能形成良好的课堂气氛和教学环境，学生因此缺乏被指正的机会而出现违反课堂规则的行为；二是教师对学生的问题行为做出过敏反应，处处设防，动辄对学生大加训斥，甚至滥用惩罚，让学生在课堂里感到冷酷与摩擦，从而产生行为失常。

（3）学生身心因素：课堂上大量的问题行为也与学生的身心状况直接相关，可由学生自身的因素引起。学生生理上有障碍时易产生问题行为，如学生视、听、说等方面的障碍，会削弱学生的学习能力和动力，妨碍学习活动的正常进行。

（4）环境因素：课堂问题行为的产生，除了取决于教师和学生方面的因素外，还与环境影响有关。环境影响主要包括家庭、大众媒体、课堂内部环境等方面。

3. 课堂问题行为的管理策略

（1）运用先入为主策略，事先预防问题行为：学生的问题行为，有些是出于无知，有些是出于故意，有些则是出于初始时的不慎。事实上，一些课堂问题行为在课前就已注定，并非在课堂活动过程中产生。先入为主策略就是在问题产生之前，采取措施优先实施预防管理，避免或减少问题行为产生的可能性。主要通过明确行为标准、创设建设性的课堂环境、进行良好的教学设计、构建和谐的师生关系等来实现。

（2）运用行为控制策略，及时终止问题行为：可以通过鼓励和强化良好行为，以良好行为控制问题行为；也可选择有效方法，如信号暗示、使用幽默、创设情境、转移注意、正面批评等，及时终止问题行为。

（3）运用行为矫正策略，有效转变问题行为：课堂问题行为矫正是指利用多种知识与方法，帮助学生认识和改正问题行为，养成良好行为的过程。一般采用奖励多于惩罚，与心理辅导相结合，建立有效的课堂规则等策略。完整的课堂问题行为的矫正包括认识、消退和塑造三个方面，只有在认识并消退课堂问题的同时，使学生学会和形成有效的课堂学习行为模式，课堂问题行为的矫正才能完成。

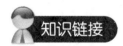知识链接

有效课堂教学中的教师行为

美国教育家加里•鲍里奇（G. Borich）在《有效教学方法》一书中提到，教师进行有效教学时至关重要的五种教学行为如下。

1. 清晰授课：教师授课语言应清晰精炼、重点突出、逻辑性强，使学生能按逻辑的顺序逐步理解。

2. 多样化教学：教师应用多样化的教学手段来授课，比如用挑战性的问题、热情的赞扬、多样化的视觉效果（多媒体的画面、实验演示）等。

3. 任务导向：教师授课应有明确的任务目标，让学生在迫切要求下学习。"缺乏学习者的动机、兴趣和追求的教学活动，一定是低效的甚至是无效的。"

4. 引导学生投入学习过程：教师要引导学生主动参加教学活动（积极思考、动手操作、讨论交流），没有学生的主动参与，就没有成功而有效的课堂教学。

5. 确保学生成功率：学生学习的成功率，是指学生理解和准备完成练习的比率。教学难度水平由学生的成功率来衡量，也就是学生理解和准确完成练习的比率。

学习的本质属性是自主性。培养学生的自主性，是教师的职责。有效学习必然是自主学习，有效教学策略也就是培养学生自主性的教学策略。

资料来源：王金霞. 有效课堂教学的实施与策略. 石家庄：河北人民出版社，2010.

第三节　实训室教学

护理学是一门实践性较强的学科,护理教师在教学中必须注重学生实践能力的培养。实训室教学作为课堂理论教学的延伸,为学生进入临床实习提供了基础性训练,是学生学习护理技术、熟悉职业环境、培养职业素养、获得临床实践能力的主要途径和手段。实训室教学质量直接关系到护理人才培养目标的最终实现。

一、实训室教学基本环节

实训室教学主要包括实训室教学的准备、实施、考核、成绩评价及实训教学档案管理等环节。实训室教学活动中,必须对各环节进行严格的过程管理,才能确保实训室教学质量。

（一）实训室教学准备

1. 制定实训室教学目标

实训室教学的教学目标应符合课程标准要求,突出护理学科特点,反映临床先进的护理理念和护理方法,补充理论教材中实训教学内容的不足。教学过程中应借助模拟设备,如高仿真模拟人、计算机辅助虚拟场景等,组织学生进行一系列的学习与训练,促进学生将理论知识应用于实践中,培养学生的技术操作能力、病情判断能力、决策能力、团队协作能力及沟通能力等。

2. 编制实训室实习指导

实习指导是教师依据教学目标为学生实训室实习所编制的指导性学习材料,其内容包括实训目的、操作前准备、操作流程、注意事项、考核标准等。考核标准中对学生的评价一般包括护理技能、人文关怀、团队配合等综合能力。

3. 设计实训室教案

实训室教案应依据实训室教学大纲,结合实训室教学教材进行设计与编写。教案的结构一般应包括教学目标和要求、教学内容、教学重点与难点、教学设计与组织、实习记录及课后反思等。

（二）实训室教学实施

实训室教学实施环节是实训室教学的关键环节,实施的基本步骤如下。

1. 明确教学目标

授课前,教师可通过口述,或使用多媒体等工具,向学生介绍本节课具体的教学目标,使学生了解重点、难点和关键点等。

2. 观看视频

根据教学目标和学生的认知状况选择是否采用视频及视频的内容,视频的内容包括每项护理操作的演示,情境案例的介绍等。同时,教师可选择其中的细节进行讲解或强调,并提出问题引导学生思考。

3. 操作示教

教师在操作示教过程中,力求操作正确、规范。示教时要安排好学生的观看位置,使每个学生都能看清楚教师的示教动作。教师在示教过程中,边演示、边讲解,充分调动学生的视觉和听觉功能。在示教过程中要有"慢动作",以放慢的速度为学生演示操作过程中的每一个细节。示教结束后,可以询问学生或通过在示教过程中对学生的观察,了解学生对操作示教的理解程度,必要时重复示教。

4. 学生分组训练与教师巡查

根据班级学生人数及实训室条件对学生进行分组,一般 4～6 人/组,然后进行分组训练。分组训练过程中教师应巡回观察学生训练的情况,并给予反馈和适当的指导,规范操作,适时纠正学生的错误。

5. 学生回示

分组训练结束后,随机抽选一定数量的学生进行回示,以了解学生对教学内容的理解程度,根据情况,对有关内容进行再次强调或演示。

6. 教师总结与评价

教学结束后,教师应进行教学内容的总结,对其中的重点、难点内容再次强调,并评价教学效果,评价内容包括对学生的评价以及教学过程的评价。

(三)实训室教学评价

实训室教学评价是检验学生掌握知识和技能的一个重要方式,是促进学生学习、改进教学方法、推动教学改革的重要依据。为了更好地检验实训室教学效果,保证实训室教学质量,培养学生的综合能力,在评价环节中需建立完善且合理的考核体系,增加综合能力考核方面的内容,如学生动手操作能力、病人沟通能力、解决问题能力、团队协作能力等。可采用护理技能考核、小组案例考核、实训报告等方式综合进行实训室教学效果评价,使实训室教学效果评价更具准确性、客观性和公正性。

二、影响实训室教学质量的因素与控制策略

(一)实训室教学设计

实训室教学的设计与实施是整个实训室教学的核心部分,其质量的好坏直接影响教学效果。在设计时应遵循以下原则如下。

1. 合理运用教学方法

根据不同的教学内容和学生自身水平,有针对性地采取相应的教学方法来提高教学质量,可以采取讨论式、启发式、问题式、探究式以及角色扮演等教学方法,激发学生学习的主动性和思考的积极性。

2. 以学生为中心,以教师为主导

在护理实训室教学过程中,要重视发挥学生的主体地位,调动学生的学习主动性与积极性,在有限的时间内,教师要引导和鼓励学生主动思考、大胆创新、团结协作,起到引导和督促作用。

3. 培养爱伤观念

爱伤观念是护士素质的重要组成部分,在护理领域中,它是一种"以病人为中心",通过护理人员精湛的技术及"视病人如亲人"的服务态度,减轻病人痛苦、促进病人舒适的服务理念。实训室教学中的"病人"往往是模型人或者同学,学生很难做到爱护、尊重和保护"病人"。因此教师在教学设计时应引导学生换位思考,培养爱伤观念。

（二）实训室教学的组织与管理

1. 建立健全实训室规章制度

实训室教学质量与严格、规范、科学的规章制度密不可分，相关规章制度包括实训室管理制度、仪器设备管理制度、一次性消耗物品登记制度、实训室教师职责、学生实训室守则等，用制度约束教师的管理、带教行为和学生的训练、操作行为，以对实训室教学的各个环节进行严格控制。

2. 制定实训教学大纲

教师根据培养目标、课程标准，结合实训室条件，编写实训教学大纲，并进行定期修订，同时报院（系）及教务处备案。

3. 积极开展教学改革

实训室教学教师和实训室技术人员应积极改进实训室教学中的不合理因素，更新实训项目，完善实训内容，改革实训教学方法，进而真正发挥护理教育依托临床、服务临床、提高临床的作用。

（三）实训室教学的环境

良好的实训室环境，有利于培养学生严谨向上的学风，得到美的陶冶、浸染。实训室教学环境的总体建设原则如下。

1. 优化资源、保障教学

根据不同层次学生的教学需求以及自身经济条件，在实用、适用、节约、创新的前提下，建设适当规模和数量的实训室，从而优化资源配置，以满足日常护理教学的需求。

2. 模拟临床、贴近临床

学生在实训室模拟环境中进行反复训练的目的是，缩短与临床环境的距离，以尽快适应实际临床护理工作环境。因此实训室的环境建设应结合自身条件尽可能模拟临床、接近临床环境，配备与临床贴近的各种设施和设备。如在标准外科手术实训室内装置无影手术灯、多功能手术床、麻醉呼吸机、术前准备训练模型及外科手术包等。

3. 以生为本、体现人文

在重视实训室仪器装备的同时，也应注重实训室文化建设，将职业道德教育、专业思想教育、装饰艺术等融入实训室环境建设中，应采用多种方式丰富实训室的人文环境。例如：在护士站悬挂护理学开创者南丁格尔和我国获得"南丁格尔奖章"的护理前辈的画像；在实训室设计关于护理人员爱心、细心、责任心的内容，从而使实训室成为一个布局合理、宽畅明亮、干净整洁、规范有序、充满现代气息的优美教学环境。

第四节 临 床 教 学

临床教学是护理教育的重要组织形式，是培养学生分析、解决问题能力和锻炼操作技能的最佳途径。随着护理实践范围的扩大，临床教学的场所已不仅仅局限于医院，也包括社区、家庭、学校、幼儿园及各类医疗卫生保健预防康复机构。通过临床教学，使学生将理论知识应用于临床实际，锻炼学生的专业实践能力，可为今后胜任岗位工作打下坚实的基础。临床护理教学质量直接影响护理教育的整体质量和护理人才培养质量。因此，护理教育工作者必须明确临床护理教学的概念、基本环节、临床护理学习环境和教学方法等,以便科学、有效地进行临床教学,真正发挥临床教学在培养护理人才中的重要作用。

一、临床护理教学基本环节

临床护理教学主要包括临床见习和临床实习两种类型,在实际教学过程中,其教学环节也各异。

(一)临床见习

临床见习(clinical observation)是指在专业课学习期间,为了学生及时获得课堂理论与护理实践相结合的完整知识而进行的临床实践活动。这种教学形式通过理论与实践的同步推进,将学习的理论知识及时与临床实践有机结合起来,学生通过观察、询问、思考、操作等实践活动,提高分析、判断和解决临床实际问题的能力。另外,学生在熟悉临床工作环境、护理工作流程的过程中,可加深对临床护理工作的感性认识,及早建立职业情感和态度,巩固专业思想,并为今后的实习打下基础。

1. 临床见习的形式

(1)课间见习:见习安排在理论课教学期间,是临床护理课程最常采用的教学组织形式。每次见习时间较短(少于1周),一般每次课3~4学时。如在"内科护理学"、"外科护理学"等课程的教学过程中穿插安排课间见习,即在课堂将某一种或几种疾病护理内容讲授完成后,安排到相应科室见习。"基础护理学"教学则多采用以基础护理操作技术为中心的见习形式。如在完成灌肠法的理论教学并在实训室练习后,安排学生到外科、门诊等相关科室观察护士的操作。

(2)集中见习:一般在某一课程理论课系统讲授完毕后,集中安排一段时间进行临床见习。也可在某一课程理论课讲授过程中,安排阶段性集中见习。这种方式受实习基地、护理服务对象病种和专科护理技术种类的影响较小,方便临床场所的安排,能充分利用实习基地的资源,但这种方法理论与实践的联系不够紧密,教师要注意在学生进行集中见习前,组织其复习相关理论知识。

(3)综合见习:一般在所有理论课程结束后,学生进入临床实习前,安排2周左右的综合见习,以熟悉临床工作环境、医院工作制度、护理工作流程,规范基础护理操作,熟悉个案护理评估、护理程序的运用,训练初步制定护理计划的能力。

在实际教学过程中,可采取课间见习和集中见习相结合的方式。如"基础护理学"临床见习以课间见习为主,课程结束后安排一段时间集中见习,为学生提供回忆和应用相关知识和技能的机会,促进知识和技能的巩固。

2. 临床见习的基本环节

(1)见习前的准备:①制定科学系统的见习计划及内容:护理学专业课的见习主要由院校各课程组全体教师根据课程标准的要求共同制定本课程的见习时间、课时数及见习内容。课程实施前,与教学医院护理管理部门、有关科室等互相沟通,使之了解教学进程、见习内容与要求,取得临床教学与管理人员的有效配合。②选择见习对象:护理教师在见习开始前选择与教学目标和内容相符、病情允许、有一定代表性病例的病人作为见习对象,并向其做好解释工作,以取得理解和配合。③明确见习要求:做好学生的组织工作,见习前让学生明确见习的目标、计划及具体实施、考核方法、要求,强调注意事项,让学生有目的地见习,以取得较好的见习效果。

（3）见习的实施：见习期间总的要求是以认识疾病与各项基础和专科护理操作为主。在教师指导下，学习如何与护理对象沟通，掌握健康评估和健康教育的基本方法，熟悉护理程序的运用方法，学习临床思维方法和病情观察等。见习时，教师需在床旁结合具体病例进行讲解，切忌脱离病人讲课，并鼓励学生主动与病人接触。在讲解过程中应注意启发互动，引导学生自己得出结论。

（二）临床实习

临床实习（clinical practice）是指全部课程的课堂教学完成后，学生进入医院、社区等场所，集中时间进行临床综合训练的一种教学形式。护理专业的临床实习是学生在进一步巩固和验证本专业理论知识，掌握临床常用护理操作技能的基础上，通过管理一定数量的病人，学习如何对病人进行健康评估、提出护理诊断、制定护理计划和执行护理措施及进行评价护理效果等，逐渐培养临床思维能力及良好的职业道德和敬业精神。临床实习对学生来说至关重要，临床实习的质量将直接影响学生的职业生涯。

1. 临床实习的形式

目前，我国护理专业临床实习主要采用全程临床护理教师带教的模式，即每位学生进入临床科室，采取一名带教教师与1～2名学生构成"一对一"或"一对二"全程导师培养教学模式。一些实习基地将实习分为基础护理阶段和护理程序运用阶段，前者侧重于巩固专业理论知识和掌握护理操作技能，后者则着重通过训练学生运用护理程序对病人进行整体护理的能力。

2. 临床实习的基本环节

（1）建立实习基地：选择合适的实习基地并取得实习基地的支持和配合，是保证实习顺利完成的重要条件。护理院校应根据自身培养目标、依据标准，选择具有一定综合实力和教学水平的医院作为实习基地。

（2）制定实习计划和大纲：实习计划制定是组织实习的关键。根据人才培养方案及课程要求，编写相应的实习大纲，并制定实习管理制度。根据实习大纲、学生及实习基地情况，实习基地与护理院校共同制定合理有效的实习计划。实习计划一般包括实习目的要求、起止日期、实习科目、轮转安排、实习形式和方法、实习考核和评定方法等。

（3）做好临床实习前学生的思想动员工作：学生进入临床实习前，护理院校要组织学生做好思想动员工作，使其明确实习的目的、重要性，从而以坚定的信心和正确的态度对待实习。

（4）加强临床实习过程中的管理：实习管理是完成实习任务的关键。每个护理院校和实习基地都应有专门的实习管理人员，负责实习的组织和管理。学校管理成员一般由护理院系分管教学的副院长、实习秘书、辅导员等组成。实习基地则在分管教学工作的副院长领导下，成立以医院教学管理部门负责人、护理部教学负责人为中心，由各科总护士长、病房护士长、带教教师组成的实习领导小组，指导实习过程，检查实习计划的落实情况。学生进入临床实习后，护理院校教学管理人员和辅导员应经常与实习基地教学负责人保持联系，定期到实习基地了解学生实习情况，及时与实习基地有关部门沟通，共同协商解决学生在实习中出现的问题，保证实习的顺利进行。

（5）科学评价学生临床能力：学生的实习表现是评价实习基地教学效果和学生学习效果的重要依据，实习基地要以此为依据完善、改进自身的教学，并向护理院系反馈信息。目前国内对护理学生临床能力常用的评价方法多采用非结构性的观察法、测试法及自我评价等方式方法。评价具体方法详见第八章教学评价。

二、临床教学的常用教学方法

(一)经验学习法

经验学习法(experiential learning)又称体验学习法或发现反思学习法,是一种在特定环境下的经验领悟和实践改造,即受教育者通过体验教育活动逐步感知、吸收和内化,达到掌握及应用知识与技能的一种教育活动。杜威(J. Dewey)的"做中学"、"学习即生活"概括了经验学习的特征。

1. 过程

经验学习是通过经验的传递和转换创造知识的过程。美国社会心理学家和教育家戴维·库伯(D. Kolb)的体验学习理论(库伯经验学习圈理论图见图 6-1),认为经验学习过程是四个适应性学习阶段构成的环形结构,由具体体验、反思观察、抽象概括与主动应用再回到具体体验所组成的完整过程。在这个过程中,学习者从具体活动出发,为学习者提供某些事物的直接学习经验,然后通过对事件的观察及反思,转化为抽象概念引起学习转移。这种学习过程是不断持续循环发展的,是一种自发结合"做中学"和反省思考的学习历程。因此,经验学习的过程又被人们形象地称为"体验学习圈"。

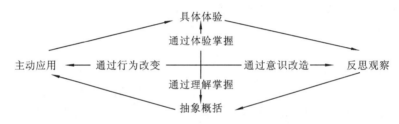

图 6-1 库伯经验学习圈理论图

(1)具体体验:指提供具体活动,通过真实情境的体验使参与者产生认知冲突或失衡,促进参与者观察问题及感知环境的能力。在感知和与环境互动的过程中来获得新知识、经验和感悟,以此构建属于自己的知识体系。

(2)反思观察:反思是经验学习圈理论的精华,在这一阶段,学习者将活动中所看、所闻、所听和感觉到的事物,转化为内在反思,借由反思来探寻出新旧知识经验的相关性,检视问题产生的核心所在,以期得到解决问题的方法。

(3)抽象概括:在抽象概括阶段中,学习者在对自己的经历回顾和反思的基础上,将所思考的想法与经验作归纳、联结和总结,总结出体验情境中行为和结果的关系,以达到抽象领悟以及知识概念化。

(4)主动应用:学习者将前面所学到的知识和能力扩大、转化到外在世界的生活情境中,以检验理论知识体系的合理性和可靠性,产生新的认识和理解。

在四个阶段中,具体体验既是前一个阶段学习的终点,同时也是下一阶段学习者学习的起点,是一个螺旋上升的循环。

2. 形式

(1)反思日记:反思日记是鼓励学生进行反思的行之有效的方法。日记的记录方法不强求统一,学生除了记录自己所经历的具体情境事件外,还要描述他们对事件的认识,分析此次护理活动产生的结果及其影响因素,对当前使用的方法进行修正,考虑是否有更有效的方法,重新制定计划,指导下一次的护理活动。临床教师应认真阅读学生的反思日记,并及时将结果反馈给学生。

(2)小组讨论会:组织学生在每个科室实习时参与小组内经验学习交流,即进行反思性讨论。讨论中,学生不仅可以反思自己的临床经历,而且可以讨论其他同学的经历,分享别人的感受,从而扩展体验,相互取长补短,共同进步。同时,教师则充分利用学生现有的经验,结合学生过去的经验,使学生看到了此项护理活动的有益经验和主要问题,从而探索出一套理想化的护理实践模式。

(3)实地参观学习:指去医院、敬老院及社区卫生服务中心等医疗卫生机构,跟随老师参观护士的实际工作。参观前需向学生讲明参观学习的目的、内容与要求,参观结束后组织学生针对参观的感受进行汇报,从而促进反思。

(二)带教制

临床实习过程中,一名学生在一段时期内固定跟随一位护理人员实习的形式被称为带教制(preceptorial model)。在这种教学模式中,带教教师与学生朝夕相处,容易取得学生的信任,可以建立起良好的师生关系,同时带教教师可全面了解学生的思想、心理、学习及生活情况。除了成为学生直接观察模仿的榜样外,带教教师可根据实习大纲,制定本科室带教计划,并可根据学生的具体情况,进行个体化的指导,帮助学生循序渐进地完成向护士角色的转变。

1. 形式

应根据不同阶段的实习要求及护生的心理,变换带教策略,确定带教侧重点。

(1)实习初期:学生往往好奇、兴奋,同时又可能因为想表现好或担心犯错而出现拘谨甚至焦虑。此时安排专人带教,以逐步消除学生对临床的陌生感。实习前,可先对学生实行岗前培训,了解医院环境和规章制度。进入科室实习时,首先带领学生熟悉病区物品放置、病种、药物及各班工作程序;另外,在带教中教师需要求护生在进行各项护理技术操作时,动作要规范,以使学生开始就养成良好的操作习惯。

(2)实习中期:实习3~4个月后,学生对程序和环境已有一定了解,对临床护理工作基本得心应手,但此时却是较容易出错的时候。因而,带教教师应顺势引导,维持其工作的积极性,与此同时,放手不放眼,鼓励学生主动发现问题、思考问题、查漏补缺,着重培养学生的慎独品格,进而不断提高职业道德。

(3)实习后期:应强化基础护理带教,及时纠正学生操作中的错误;另外,逐步提高专科知识和能力的要求,指导学生掌握专科常见病病人的护理,注重培养护生统筹全局、合理安排及独立工作的能力,注重提高其运用整体观念和护理程序工作的能力,注重培养预见性思维和评判性思维。

2. 注意事项

(1)合理选拔带教教师:带教教师与学生朝夕相处,是学生学习的榜样,教师的素质直接影响学生的实习效果。因此应选择道德高尚、技能操作熟练规范、经验丰富、知识扎实广博、教学科研意识强、富有创新精神、心理素质好的护士担任带教工作。

(2)加强对带教教师的评价:教学管理人员应加强学生对带教教师的教学态度、目标、内容、方法和教学效果的评价,并及时将结果反馈给教师,促进他们改善带教工作,同时对优秀带教教师进行物质和精神奖励,提高其带教积极性。

(3)加强对带教教师的支持:由于护理人员临床工作繁忙,他们需要在完成本职工作的同时完成对学生的教学任务,因此管理人员特别是护士长,应加强对带教教师的支持,请同科室其他工作人员在完成自己工作的基础上提供适当帮助、减轻带教教师的压力。

（4）加强科室之间带教教师的沟通：学生由一个实习科室进入下一个实习科室时，两个科室的教师应进行面对面的沟通。下一科室带教教师应了解学生在上一科室的实习目标和完成情况，并在此基础上制定合理的带教计划，避免相同知识的重复讲解，使学生的知识和能力不断提升。

（5）对带教教师的培训：医院应多为带教教师提供继续教育的机会，使他们不断更新知识，提高技能，改善教学方法。

（6）医院与学校加强交流合作：医院与学校应加强沟通，共同商讨和解决出现的问题。学校定期向带教教师了解情况，征求意见，带教教师也应及时将学生的实习表现反馈给学校。

（三）临床实习讨论会

临床实习讨论会（clinical discussion and conference）是毕业实习阶段培养学生临床诊断、治疗、护理、预后估计等决策思维的重要教学活动之一。通过这种形式的活动，学生可以分享观点和经历，锻炼和提高语言表达能力及团队合作能力，培养解决问题和评判性思维的技能。

1. 形式

临床实习讨论会是以学生为主体，知识为客体的全新教学模式。它的实施以启发讨论式教学方法为主，体现教师与学生的互动性。根据讨论内容或主题的不同，其具有多种不同的形式，包括实习前讨论会、实习后讨论会、专题讨论会等。

（1）实习前讨论会：实习活动开始前进行的讨论。讨论会由临床教师主持，可以一个教师对一个学生或一个教师对多个学生进行。讨论时间依人数多少而定，但不能太长，以半小时左右为宜。

临床教师在实习前为学生选择好病例，在讨论会上介绍病例的情况，告知学生实习的目的、内容、安排、希望达到的目标和实习中的注意事项。学生要在讨论中弄清该病人医疗护理方面的问题，提出有关实习活动中的问题。通过实习前讨论，教师评估学生是否已具备完成实习活动所必需的知识和能力，并给予必要的指导和建议，学生通过与教师和同伴分享自己所关心的事情，共同为临床实习活动做好准备。

（2）实习后讨论会：在每次实习活动结束后，教师组织学生对此次实习活动进行的讨论。每位学生介绍自己当天评估病人的情况，根据评估资料对病人采取了哪些措施，措施是否达到预定的护理目标，并给病人带来了什么影响，以及实习中是否遇到特殊问题以及如何处理，自己的感受如何，可为其他同学提供哪些参考意见等。此外，学生可将护理病人过程中遇到的疑惑向教师和同伴寻求帮助。同伴既可将不清楚的问题向汇报的同学提问，请求进一步解释，也可以提出不同的观点。小组成员在讨论中既能够学习别人的间接经验，也可以通过情感的交流，分享在护理过程中体验到的成就感，同时通过倾诉和互相鼓励，驱除不良情绪，坚定职业信念。

教师在整个讨论活动中起引导作用，让每个学生都有发言的机会，鼓励学生就相关问题发表自己的看法和感受，必要时澄清有关的问题，最后对讨论进行总结和评价。

（3）专题讨论会：小组关于某些专题进行的讨论。这些专题的范围很广，可以涉及专业、文化、社会、伦理等方面的问题。题目可由教师指定或学生提出。

2. 注意事项

（1）讨论的准备：临床教师要负责讨论的准备工作。①场地及设备准备：讨论的场地根据小组人数安排，配有黑板（白板）、多媒体等教学工具。座位可设置为便于讨论的圆形、半圆形或 U 形。②分组:将所有实习学生分成大小合适的小组进行讨论。③讨论本身的准备:教师提前确立讨论目标、计划讨论时间、设计讨论问题和过程,若分析复杂案例,可提前将案例资料提供给学生。

(2)讨论的实施:在讨论进行过程中,教师要鼓励学生之间相互作用,勇于发表自己的观点,提出对问题不同角度的看法或尽可能多的解决问题方案。若学生回答有困难,教师可进一步陈述问题,或提供一些暗示。若学生的思路或信息有错误,不要打断学生的陈述,需等学生陈述完后再发表意见,同时对学生的回答要及时给予重述、反馈,评价时只评价学生的答案,不评价学生个人。

(3)讨论的总结:讨论结束时将所有学生再次集中,共同分享彼此的讨论结果。教师应总结讨论情况,对于学生有争议和模糊的问题,给予明确的答复;对不能作出结论的内容,鼓励学生深入查阅相关文献,必要时安排一定的时间进行再次研讨。

(四)临床查房

临床查房(clinical ward round)包括医疗查房和护理查房两种。学生在临床实习期间,通过参加临床查房学习临床实践知识与技能。

1. 医疗查房

医疗查房是医生每天的常规工作,以便于明确对病人的诊断、治疗、检查等问题。临床护理教师应为学生创造机会参加自己所负责病人的医疗查房,使学生充分了解病人的情况,以利于护理计划的制定和实施。

2. 护理查房

护理查房是对一位或几位病人在床边进行观察、交谈,了解病人的情况,通过对病史和其他资料的回顾,讨论护理方案及其效果,并在此基础上调整护理方案的一种常规、有效的护理工作方法。护理查房有两种类型:一种是由护士长或护理部组织的护理业务查房,主要是临床护士参加,查房的内容是以解决疾病护理中的疑难问题为重点;另一种是由带教教师组织的指导性教学查房,主要是按照学生所在学校的教学大纲、教学计划以及实习要求,选择适当的病人,组织学生施行的护理教学查房。

(1)形式:①查房前根据查房目的选取查房对象——病人,并取得病人的同意与配合。查房通常在病人床边进行,可由护士长或资深护士主持,也可以由学生主持,带教教师、病人的负责护士及实习护士参加;②护理查房一般以护理程序为框架,以解决病人的护理问题为基础,体现以病人为中心的整体护理理念;③开始查房时,首先由负责该病人的护士或学生将病人的基本情况作以介绍,介绍的内容包括病人的背景资料,对病人健康评估结果、相关的护理诊断、护理措施及护理效果等;④查房时学生可以与病人交谈、对病人进行健康评估或示范有关的技术操作等;教师在查房中起主导作用,引导学生主动思考,澄清查房中的某些不清楚的观点,使查房围绕预定目标进行。

(2)注意事项:①体现以病人为中心的服务宗旨。护理查房要有利于病人的舒适和康复,尊重病人的隐私权,不能为了完成教学任务而增加病人的痛苦;②注重培养学生的沟通能力,促进学生与病人的有效沟通交流,以利于全面收集资料,有效实施护理措施,增进护患关系;③在查房过程中,教师要注意控制查房的节奏,并就关键性的问题进行提问或强调,对于一些敏感的问题,应在床边查房结束后到其他地方进行讨论;④注重护理查房的灵活性和实效性。

(五)专题讲座与研讨会

在临床教学中,可以采用专题讲座或研讨会(subject lecture or workshop)的方式,促进学生对现代护理进展的了解。专题研讨是由专家、教师和学生围绕某一个专题进行讨论。专题研讨会内容新颖,容易引起学生的兴趣,调动学习积极性。同时,专题研讨的内容往往是教科书上没有的知识,有利于拓宽学生的知识面。在参与研讨前,学生必须进行文献查阅、整理,形成发言稿,研讨过程中学生应自由阐述自己的观点,并回答他人的提问等,因此,专题讲座与研讨会可以锻炼学生的文献查阅、综合分析、文字组织、语言表达及创新性思维能力等。

三、影响临床教学质量的因素与控制策略

(一)临床教学的目标

临床教学目标的设定直接影响着临床教学效果。因此,在学生实习前,必须设定科学合理的临床教学目标,带教教师和学生对教学目标必须做到心中有数。临床教学目标一般包括认知、技能和态度三个领域。在完成教学目标的同时,帮助学生运用理论知识于临床护理实践,掌握并巩固护理知识与技能,培养人道主义精神,使之形成坚定的专业信念和正确的专业价值观。

(二)临床教学的师资

临床带教教师是学生实习过程中的重要支持系统,高素质的临床护理师资队伍是提高临床教学质量的有力保障,为了确保师资质量,必须重视临床带教教师的选拔与培养。

1.临床带教师资的选拔

一般可根据下列标准选拔带教教师:①等于或高于带教学生层次的学历;②明确、清晰的教学意识;③较丰富的临床护理实践经验和娴熟的护理操作技能;④良好的协调、沟通能力;⑤一定的临床教学经验和教学技能;⑥成熟的专业角色行为和良好的心理品质;⑦尊重、爱护学生。

2.临床带教师资的培养

应根据临床带教教师的自身特长、专业发展方向、专业要求、职称、学历等设计个性化培养方案。如:对年轻的护士注重基础技能、专科护理的训练;对护师注重临床分析及判断能力的提高;对主管护师以上的人员要注重掌握护理的新技术、新理论,并注意提高他们的管理、科研及教学能力等。培训的主要培养途径有基层培养、老带青培养、自学培养、脱产学习、举办专题讲座等。

(三)临床教学环境

与学校里只有师生参与的学习环境不同,医院临床护理教学环境是指组成临床教学的场所、人员及其社会关系,是影响临床护理教与学的因素。

1.医院临床教学基地选择的基本条件

(1)具备适应学生实习所必需的床位,科室设置应该齐全。其中,综合性附属医院及教学医院应有 500 张以上病床(中医院应有 300 张以上病床)。

(2)有一支较强的卫生技术队伍,有一定数量的适应教学需要的技术骨干。

(3)具有必要的临床教学环境和教学建筑面积,包括必要的图书资料、食宿等教学和生活条件。

(4)按全国医院分级标准,本科院校的附属医院应达到三级甲等水平,专科学校的附属医院应达到二级甲等以上水平,教学医院应达到三级医院水平。

2.医院临床护理教学环境

（1）人文环境：临床护理教学的人文环境是指与学生学习有关的各类人员，包括临床护理教师、临床护理人员、其他专业人员、其他实习学生、护理服务对象，以及这些人员彼此之间的关系或构成的氛围、护理模式等。临床工作人员的思想、态度和行为都会对学生产生直接或间接的影响，进而影响着临床教学的效果。

（2）自然环境：临床教学的自然环境主要指对学生的学习产生直接影响的各种自然因素。包括：①医院的地理位置，如所处的地区地段、交通情况、距离学校的远近、周围设施、所在社区文化氛围等都会对学生的学习产生影响；②医院的性质和规模是临床学习环境中的重要组成部分，影响着学生学习对象的种类及数量。教师可以根据教学目标、学生人数、社会资源等因素选择实习单位。③医院的物理环境，包括医院的外在环境、硬件设施、设备等。良好的医院物理环境是保障学生学习的重要条件，医院的设施和设备先进齐全，可为学生提供更多、更好的见习和实践的机会。

能力测试题

1.阐述教学组织形式、临床教学、临床实习、临床见习、带教制的概念。

2.比较临床教学的各种方法，正确说明它们各自的教学作用、运用方法和要求。

3.陈述课堂教学的基本环节和各个环节的主要工作内容。

4.阐述班级教学与个别教学的优点和缺陷，你认为应该如何改进。

5.运用教学组织形式的相关知识与技能，选择你比较熟悉的教学内容，写出一份符合规范的教案。

6.试对以下观点作以辨析："没有万能的教学组织形式，只有因地制宜的教学组织形式。"

（袁　娟）

第七章 护理教学的方法与媒体

 导入案例

　　小刘本科毕业后进入一所三级甲等医院从事神经内科的临床护理工作。两年后,科室推荐她到本省卫计委组织的"PICC"培训班学习 3 个月,学习结束后她取得了"PICC"培训结业证书以及当地的"PICC"专科认证证书。回到医院后,护理部主任要求她担任本院 PICC 小组组长,并安排她利用 2 小时的时间向全院护士进行关于 PICC 培训收获的讲座,并对本院静脉输液小组成员进行为期 1 周的 PICC 培训。为此,小刘需要将 3 个月的学习内容重新组合成 2 小时和 1 周的内容,又要采用有效的教学方法将内容生动、透彻地讲清楚、讲明白,以使全院护士对"PICC"有一个初步的认识,并使静脉输液小组成员掌握 PICC 基本的知识与技能,进而在全院开展 PICC 工作。

　　你认为,小刘该怎样组织教学内容,又需要采用哪些教学方法来讲座和培训才能取得理想的培训效果呢?

　　在护理教学过程中,为了达成教学目标,教师必须借助一定的教学方法和教学媒体来实现。教学方法和教学媒体是教师完成课程计划、课程标准的重要途径与手段,对教学方法和教学媒体的运用情况,直接影响着教学任务完成质量,进而影响着整个教学工作的质量与水平。

第一节 教学方法

　　教学方法是在教学过程中,教师和学生为了完成教学任务、实现教学目标而采用的由一整套教学方式所组成的操作程序。教学方法在教学中具有不可忽视的地位和意义,它影响着学生的身心发展,是连接教和学的重要纽带,也是完成教学任务、实现教学目标的必要条件,同时又是提高教学质量和教学效率的重要保证。

一、教学方法概述

(一)教学方法的概念

　　教学方法(method of instruction)是师生为完成一定的教学任务,在共同活动中所采用的教学方式、途径和手段的总称。两千多年前的《孟子集注》不仅阐述和强调了教学方法对教师的"教"和学生"学"的重要性,同时也指出了教学方法既包括教师教的方法,也包括学生学的方法,是教授方法和学习方法的统一。

（二）教学方法的发展

教学方法具有一定的历史传承性。从古至今,从中国到外国,各个社会所创造的一些优秀的教学方法,至今仍被人们所适用。如古希腊苏格拉底所倡导的谈话、提问、引申、得出结论等教学方法;我国古代的孔子所提出的举一反三、因势利导、温故而知新等教学方法都被沿用至今。

教学方法具有一定的历史制约性,不同的历史阶段,由于教学目的和内容不同,教学方法也各异。如在我国古代的封建社会,封建教育的主要目的是培养官吏,同时为统治阶级培养臣仆,教学内容是四书五经、八股文等,教学方法则采取教读背诵、死记硬背,而现代社会教育的目的是为社会培养各级各类适应不同专业发展需求的人才,并促进教育者身心发展,教学内容涉及自然科学、社会科学、人文科学等领域,教学方法也更为多样化,并强调学生的主观能动性、探究精神的培养。

（三）教学方法的作用

1. 有利于实现教学目标和任务

教学方法是教学过程最重要的组成部分之一,如果教学方法使用不当,将影响教学目标的实现和教学任务的完成质量,进而影响学生的培养质量。

2. 有利于调动学生的学习积极性

学生是发展、成长中的人,是学校、课堂、学习的主人,需要引导、提升并开发其潜能。而学生的学习是在其认为有意义并感兴趣的情况下才能产生,因此,教师在教学中应采用恰当、有效的教学方法引导学生主动参与到学习过程中,以激发其学习兴趣,提高学习的积极性和主动性。

3. 有利于促进学生的全面发展

根据课程内容和学生特点科学合理地使用教学方法,不仅可以激发学生学习兴趣与学习积极性,还可以转变学生被动接受、死记硬背的学习方式,拓展其学习和探究问题的空间,培养评判性思维能力、语言表达能力、人文关怀与团队合作精神等综合能力与素质,促进学生全面发展。

（四）教学方法的分类

在教学过程中,教学内容的展开、智力活动及操作技能训练,总要有一定的方式或技巧。不同的方式或技巧及其不同的排列组合,便形成了不同的教学方法。教学方法可按不同的依据进行分类,从而使每种教学方法从属于不同的逻辑联系序列。以学生认识活动的不同形态为分类依据,可将护理教学方法分为以下几类。

1. 以语言传递为主的教学方法

以语言传递为主的教学方法是指通过教师和学生口头语言活动,以及学生独立阅读书面语言为主的教学方法。这类教学方法的共同特征是以语言作为传递教学信息的主要手段。护理教学中应用的以语言传递为主的教学方法主要有讲授法、谈话法、讨论法、读书指导法。

2. 以直观知觉为主的教学方法

以直观知觉为主的教学方法是指教师通过对实物或直观教具的演示、组织教学性参观等使学生对实际事物进行观察、研究,丰富学生的感性知识,形成正确认识的一类教学方法。这类教学方法是使教学具有形象性、具体性、生动性和真实性等特点,有助于激发学生的求知欲,有助于学生理解间接知识和培养观察能力。护理教学中应用的以直观知觉为主的教学方法主要有演示法、参观法等。

3. 以实际训练为主的教学方法

以实际训练为主的教学方法是以形成和完善学生技能、技巧,养成行为习惯,培养、发展学生实际操作能力为主的一类教学方法。这类教学方法强调手脑并用,在实际活动中逐步形成和发展自己的认知结构和实际运用知识的能力。护理教学中应用的以实际训练为主的教学方法主要有实验法、练习法、实习作业法等。

4. 以陶冶为主的教学方法

以陶冶为主的教学方法是指教师根据教学要求,有计划地使学生处于一种类似真实的活动情境中,利用其中的教育因素综合地对学生施加影响的一类教学方法。这类教学方法使学生在不知不觉中受到教育。护理教学中应用的以陶冶为主的教学方法主要有角色扮演法、情境教学法等。

5. 以探究为主的教学方法

以探究为主的教学方法是指教师组织和引导学生通过独立的探究和研究活动而获取知识的一类教学方法。其目的在于体现学生的主体性,提高学生解决问题的独立性,培养其探索能力、活动能力和创造性能力等。护理教学中应用的以探究为主的教学方法主要有发现学习法、以问题为基础的教学法等。

二、传统教学方法

(一)讲授法

讲授法(lecture method)又称"口述教学法",是教师通过口头语言系统地向学生传授知识,发展智力,进行教育教学的方法。讲授法是教学中应用时间最长、应用范围最广,既经济又可靠的一种最基本的教学方法。几乎所有其他的教学方法在运用时都必须与讲授法相配合,才能顺利地进行和发挥应有的功能。

在实际的教学中,讲授法又可以表现为讲述、讲解、讲演等不同的形式。讲述是以叙述事实材料或以描述的方式,向学生说明教学内容、传授知识的方法,即解决"是什么"的问题;讲解是教师向学生解释、说明和论证科学概念、原理、公式、定理的方法,即解决"为什么"的问题;讲演是教师在全面描述事实的基础上进行系统的分析、论证,并做出科学结论的一种方法,它要求有分析、有概括、有理论、有实际,有理有据,它比讲述、讲解所涉及的问题更深广,所需时间更长。在课堂上,这三种方法常常有机结合起来运用。

1. 讲授法的优点与缺点

(1)优点:①教师可充分发挥主导作用;②传递信息密度大,使学生在短时间内获得较多知识;③一个教师能与许多学生交流,传授效率高;④教师可以把教材内容系统化后讲授给学生;⑤使学生利于建立自己的知识结构和框架;⑥寓思想教育于其中,深刻感染学生;⑦通用性强,讲授法适用于多学科教学,并可以随着教材或听众的变化而相应调整某些内容。

(2)缺点:①讲授不能照顾个别学生的需要,难以因材施教;②教师可能会存在明显的偏好,不利于学生参与教学;③学生习得的是间接经验,无法直接体验知识;④单向的信息传输方式,教学反馈不及时;⑤容易使学生产生"假知"从而导致知识与能力的脱节;⑥容易使学生产生依赖和期待心理,从而抑制了学生学习的独立性、主动性和创造性;⑦难以实现动作技能领域的教学目标。

2.运用的基本要求

(1)讲授应有目的性:教师的讲授应在课程计划指导下,根据课程标准要求,对教材的具体内容有目的、有重点地进行讲解,不能即兴而谈、不着边际,否则会影响教学目标的实现。

(2)讲授的内容要有高度的科学性、思想性、系统性和逻辑性:运用的概念要精确,论证原理、结论要严密,定理、定律的证明要充分,引用材料要确凿可靠。讲授内容要坚持少而精,基础性、原则性、关键性的知识应系统地讲解,突出重点,解析难点,逻辑性和条理性要强。

(3)讲授要有启迪性:教师在讲授时,不能照本宣科,要激发学生积极的思维活动,如通过设疑布障,边讲边问,讲问结合,激发学生积极思考,引导学生自己得出结论,发展学生的智力。

(4)讲授应有艺术性:讲授时要正确合理运用语言以及非语言行为。讲授语言要清晰、准确、简练、生动形象、通俗易懂,语调要抑扬顿挫,富有感染力,适应学生的心理节奏,同时要结合表情、眼神、动作等非语言行为来支持和修饰教师的语言行为,深刻表达教师的态度和情感,进一步加强语言的感染力。此外,还要善于结合板书、教具演示等方法增强讲授的直观性,引发学生积极的学习情绪。

(5)讲授应有实践性:护理学是一门实践性很强的学科,护理教师在运用讲授法时,应注意将理论与实际紧密联系,有机结合,引导学生有效应用理论解决实际问题。

(二)提问法

提问法(questioning method)又称问答法、谈话法(conversation method),是教师根据学生已有的知识基础和实际经验提出新的问题,引导学生积极思考,通过师生之间的问答,得出结论,获得知识和发展智力的教学方法。提问法源远流长,孔子就经常用提问法启发学生思维,传授有关知识。古希腊的苏格拉底也是运用提问法教学的大师,他运用的提问法被称为"产婆术"。提问法可用于护理学科的各门课程教学中,它既适用于课堂教学,也适用于临床教学。

1.提问法的优点与缺点

(1)优点:①激发学生思考,培养思维与表达能力;②属于探究性的教学方法,变被动学习为主动学习;③能及时了解、控制学生的学习过程;④有助于学生参与教学,便于因材施教;⑤有助于实现高层次教学目标。

(2)缺点:①耗时较多;②如教师提问不当,则达不到教学要求;③易流于形式,不能起到促进或刺激学生思考的作用。

2.运用的基本要求

(1)精心设计问题:在设计问题时应注意以下几点。①所提问题要有明确的指向性:问题为教学目标服务,为重点、难点服务,要牢牢把握每堂课的教学目标,突出教材的重点(如基础知识、基本概念、关键词语等)和难点(如容易混淆的概念,难于理解的定理公式等)。②应用不同层次问题:可以按学习目标的要求分层次提出问题,如认知性问题、理解性问题、应用性问题、分析性问题、综合性问题、评价性问题等。③所提问题的深浅、难易、繁简、大小等应从学生实际出发。④问题应具有开放性、启发性,所提问题能激发学生的学习兴趣,引起积极主动的思维。⑤问题陈述清晰、简明。

(2)提问要有技巧:在实际运用时,需要一定的提问技巧。主要有:①掌握提问时机;②教师提问时态度要和蔼、真诚,面向全体学生提问;③留出思考时间;④要对学生的回答表现出感兴趣;⑤及时做出积极而适当的反馈;⑥提问的方式方法要具有灵活性。

(3)提问结束时要小结:提问结束后,教师要作总结。总结内容一般包括:①概括问题的答案;②澄清模糊的认识;③对学术界有不同答案的问题,可适当介绍,以引起学生进一步思考与探究。

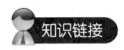知识链接

孔子与苏格拉底教学方法的比较

一、相同之处

首先是产生的历史、文化背景相同,都是采用提问法,通过一问一答的方式来纠正学生原来的错误思考,进而充分调动学生思考的积极性;再有就是在教学过程中都注重学生的主体地位,注意激发学生的自我探究能力。

二、不同之处

由于东西方文化传统及二人在哲学认识论上的差异,他们的启发式教学有明显不同。孔子的启发式教学法"不愤不启,不悱不发",即当学生对某个问题积极地思考,还没有完全想通的时候(处于"愤"的心理状态),教师才去点拨;当学生对某个问题已有所得,但还不十分明确,还表达不出来的时候给予开导,其特点就是引导学生主动"发现",从而达到"自我教育"。苏格拉底方法即"产婆术",包括讽刺(不断提出问题使对方陷入矛盾之中,并使其认识到自己的无知)、助产(启发、引导学生,使学生通过自己的思索得出相应结论)、归纳(从个别事物中找出共性)和定义(使学生逐步掌握明确的定义和概念)等步骤。

资料来源:

[1]郭元元.孔子与苏格拉底启发式教学方法比较研究[J].洛阳师范学院学报,2011,30(7):73-76.

[2]李汉潮.东西方教学法的比较与启示——孔子的"启发式"与苏格拉底的"产婆术"[J].中国成人教育,2011,20(6):151-152.

(三)演示法

演示法(demonstration method)是教师通过向学生展示实物、直观教具或进行示范性操作、实验等来传授知识和技能的一种方法。演示法可使学生获得感性材料并加深印象,同时理论联系实际并形成深刻的概念,以引发学习兴趣并集中注意力,促使学生理解和巩固知识。根据演示教具的不同,演示法主要可分为:①实物、标本和模型类演示;②图片、图画和图表类演示;③试验及实际操作类演示;④幻灯、录像、录音演示和教学电影演示。根据演示采用的媒体不同可分为:①静物演示,如实物、模型、标本、图片或印刷物进行的直观演示;②实验操作演示,如物理实验、化学实验等;③光电媒体演示,如利用光学和电学技术制作的幻灯、投影、录音、录像、电视和电影。

1.演示法的优点与缺点

(1)优点:①调动各种感官,做到看、听、想、问相结合,加强记忆效果;②引起兴趣,集中注意力;③丰富感性认识,正确理解概念,加深对所学内容的印象;④为学生提供观察学习的机会,培养学生的观察能力;⑤缩短理论与实践的距离。

（2）缺点：①适用范围有限，不是所有的学习内容都能演示；②费时费力，演示前需要一定的时间、精力及费用做准备；③需要一定的设备，如演示装置移动不方便，则不利于教学场所的变更；④反复使用教学设备，易导致设备磨损，影响教学效果。

2. 运用的基本要求

（1）演示前，明确观察任务：要根据教材内容考虑演示的目的与要求，用什么直观教具，什么时候演示，事先要确定清楚，同时要预先说明"观察什么"、"注意什么"，还要检查直观教具的数量和质量，选择演示教具时不宜太多，以免造成学生"走马观花"的情况。另外，对于示范实验，教师应在课前进行操作训练准备。

（2）演示时，保证每个学习者看清演示：在演示时，如演示教具的形状、大小影响到演示效果时，为确保演示项目的效果，需合理地分组，全方位移动展示教具，突出演示物的主要部分，使全体学生都能观察到演示教具以及演示过程。同时针对不同的教学内容和要求，要尽可能地让学生运用人体的各种感官，去充分地感知学习对象，比如利用听诊法听模拟的呼吸音、心脏杂音等，以取得理想的教学效果。

（3）演示要适时、适量，与提问讲解结合：护理教师在具体授课时，要把握好演示的时机，在应使用时才展示演示教具，过早、过多地把演示教具拿出来，易分散学生注意力，削弱新鲜感，降低感知兴趣，影响教学效果。过迟展示会产生"马后炮"感觉，或显得内容不紧凑。教师在演示时要引导学生边观察边思考，演示速度适中，使学生获得感知认识的同时加深对相关概念、原理的理解。

（4）演示过程要正确：护理教师在演示之前要认真纠正自己不规范、不正确的做法，只强调正确的方法而不介绍错误的做法。

（5）为演示后的练习做准备：演示后，强调学生练习时应注意的问题，并保证有充足的练习时间。

（6）配合其他教学方法：要把演示同讲授、提问等方法结合起来，确保演示效果。

（四）练习法

练习法（exercising method）是学生在教师的指导下完成某些动作或活动方式，以深化、巩固知识，培养各种学习技能、技巧和形成良好习惯的教学方法，也是学生学习过程中的一种主要的实践活动，在护理专业各学科教学中被广泛采用。练习法可分为听说练习、制图练习、操作技能练习、解答问题练习等几类。

1. 练习法的优点与缺点

（1）优点：①强化学生的知识记忆及操作；②巩固所学知识；③把知识转换成技能、技巧；④培养学生克服困难、认真工作的态度。

（2）缺点：①如过分强化记忆，易使练习流于形式；②耗时多；③机械性操作，易缺乏创新性思维及操作。

2. 运用的基本要求

（1）明确练习的目的和要求：练习并不是简单机械地重复某项活动，而是有目的、有步骤、有指导地形成和改进学生的技能、技巧，以及发展学生各方面的能力。所以教师要使学生了解每次练习的目的和具体要求，掌握有关练习的基础知识，提高练习的自觉性、积极性。

（2）精选练习材料：根据练习的目的、学生实际情况及学习实际需要精选练习题目及操作项目，注意练习类型的多样性、代表性、针对性，提高练习质量，防止机械性、盲目性的练习。

（3）指导学生掌握正确的练习方法：首先教师应通过讲解，使学生理解正确的练习方法，之后通过示范，使学生深入了解练习的具体步骤和技巧，然后再让学生自己练习。

（4）科学规划练习时间：合理安排练习的次数、时间以及练习的方式等，做到系统地、循序渐进地练习，确保练习的兴趣，防止疲劳。

（5）及时评价练习结果：在平时的练习过程中要巡视检查学生练习的质量，根据练习中出现的问题的性质，做好集体或个别化的指导，使学生及时了解练习效果，养成及时自我检查并主动纠正错误的习惯。必要时，可安排学生回示教，以检验练习的效果和质量，加深印象，共同提高练习的效果。

（6）反馈与改进：练习结束时，教师要检查与讲评学生练习情况，使学生及时得到反馈，根据练习中的不足及时查缺补漏。组织练习要因材施教，重视创造性练习的组织与指导，以达到练习效果与质量的持续改进。

（五）读书指导法

读书指导法（reading tutoring method）是教师指导学生通过阅读教科书和参考书，以获得知识，培养学生自学能力的教学方法。教师指导学生读书包括指导学生阅读教科书、使用工具书以及阅读课外书籍等。

1. 读书指导法的优点与缺点

（1）优点：①培养学生自学能力；②养成独立思考的习惯；③弥补教师讲解的不足。

（2）缺点：学习效果差异较大。

2. 运用的基本要求

（1）指定学习材料，提供背景知识：根据教学目的和要求，指导学生预习、复习教科书，阅读参考书、自学材料等获取知识和技能，通过丰富学生的知识层面、拓宽视野，培养学生良好的读书习惯、自学能力等。

（2）明确阅读任务，提出思考问题：让学生明确阅读的目的、要求，给出思考题，让学生带着问题去阅读，减少无目的、随意性的阅读，提高阅读的效率。

（3）指导读书方法：根据学生阅读的内容与阅读的目的选择适宜的读书方法。通常将阅读方法分为两种，即泛读与精读。泛读，即读教材结构、框架体系以及之间的关系，另外浏览各主题的中心思想。精读，即围绕一个中心学习内容系统地学习，反复领会，以求融会贯通。同时培养学生良好的阅读习惯，要求学生阅读时手不离笔，眼、手、脑等并用，做好读书笔记。同时要教会学生使用各种阅读工具，善于使用工具书，如纸质字词典、电子词典、各大网站搜索引擎等，培养他们使用各种现代阅读工具的习惯。

（4）检查读书效果：教师应组织学生定期举行读书报告会、座谈会，交流读书心得，相互启发，共同提高，使学生读有所得，学有所成，进一步巩固扩大读书效果。

（六）角色扮演法

角色扮演法（role play method）是教师根据一定的教学要求，有计划地组织学生运用表演和想象情境，启发及引导学生共同探讨情感、态度、价值、人际关系及解决问题策略的一种教学方法。通过角色扮演过程所提供的案例来探索学生的情感，洞察其态度及价值观，培养其解决问题的能力及组织能力等。

1. 角色扮演法的优点与缺点

（1）优点：①寓教于活动情境中，使学生获得真实体验；②潜移默化，培养学生正确的认知和积极的情感。

（2）缺点：①传递信息不多、不快，培养动手能力不够；②角色扮演的过程不好控制；③有些教学内容不宜采用此方法；④不适合于初学者。

2.运用的基本要求

（1）确定角色，设计活动情境剧本：教师根据教学目标事先确定并描述角色，然后由教师或学生设计一个能激发学生表演激情，并符合实际的情境剧本，情境可带有一定的冲突色彩，以提高学生处理问题的能力。

（2）角色分配与培训：一般情况下，每个剧本的角色为2～4个，此外，还可以设置若干个观察者。教师可根据角色特点指派或让学生自愿挑选角色，并指导学生学习和接受有关角色的知识，告知角色扮演的内容，并指导其投入感情、融入角色。让角色扮演者自行设计表演的具体情境，如场地、道具、对话等。教师向观察者说明观察的任务，强调在观看表演时，观察者要及时记录表演者的行为、发现的问题等。在一轮角色扮演完成后，可以让学生循环扮演其他角色，通过体验各种角色，学习相应的教学内容。另外，在角色扮演前，一般不做事先演练。

（3）讨论与总结：角色扮演结束后，教师组织学生就表演的过程进行讨论和总结。可引导学生针对角色扮演中存在的问题、各角色体验与领悟、观察者的观后感等进行讨论与总结，启发学生将表演与现实联系起来，鼓励学生将所学知识应用于实践中。

（七）实习作业法

实习作业法（practical work method）又称实践活动法，是指教师根据课程标准要求，组织和指导学生在校内外从事实际操作活动，将书本知识应用于实践的一种教学方法。这种方法的作用与实验法、练习法相似，但其实践性、综合性、独立性、创造性更强。它能培养学生运用书本知识解决实际问题的能力，对促进教育与生产劳动相结合，培养学生的职业技能、职业道德与情感具有重要意义。

1.实习作业法的优点与缺点

（1）优点：①理论联系实际，教学与临床相结合；②巩固与充实所学的理论知识；③培养爱伤观念和职业素养；④培养实际工作能力和良好的职业道德。

（2）缺点：①耗时较多；②如临床教师带教不当，则达不到教学目标。

2.运用的基本要求

（1）实习前的准备：使学生了解实习作业的目的，明确在实习中所要运用的知识以及实习中的操作事项等。实习前要有明确的实习作业计划和要求，如实习要求、实习分组、实习内容、时间分配、实习考核方式与内容、实习注意事项等，这些内容均须对学生有明确的书面说明。同时要做好学校与实习医院、学生与学校以及学生与医院之间的沟通与协调工作。

（2）实习过程中的指导工作：在实习中教师除了要做好动作的示范并纠正学生的错误动作，加强学生动手能力的培养外，还要在劳动纪律、团队协作、职业素养、职业道德、人文关怀、新技术及新业务的开展与推广等方面做好集体统一指导，以达到既定教学目标。

（3）实习后的总结工作：实习结束后，教师对学生的实习活动要进行总结，并给予评定。同时还应收集学生的反馈意见，总结经验，自我完善，以提高临床带教老师的带教水平和质量。

三、现代教学方法

(一)小组讨论法

小组讨论法(small-group discussion method)是教师或学生提出探究性问题,组织学生分组讨论、发表看法,从而进行相互学习的一种教学方法。其目的是以学生为中心,调动个人和集体两方面的积极性,达到交流思想感情的目的。这种方法既可用于阶段复习,巩固原有知识,也可用于学习新知识,尤其是有探究性、争议性的问题,如伦理道德问题。

1. 小组讨论法的优点与缺点

(1)优点:①容易激发学生的学习动机,刺激其思考;②集思广益,共享智力资源;③培养对问题的探究精神、表达和辩驳能力;④改善人际关系,发展交往能力。

(2)缺点:①耗时多;②组织不当,易偏离教学目标;③低能力学生易处于被动地位。

2. 运用的基本要求

(1)讨论前的准备:应结合教学内容、教学目标及学生实际水平,预先列出讨论提纲,设计讨论题目,并提供相应的参考书籍等。对学生进行分组(小组人数以 5～6 人为宜,各组在性别、能力等方面尽量达到一致或接近),安排学生座位、分配小组角色(小组角色包括主持人兼组长、记录者及参与者)及交代讨论要求,制定并向学生公布讨论规则,以使学生做好讨论准备。

(2)讨论中的组织与引导:教师应扮演好引导者、促进者、资源提供者、训练者及组织协调者的角色,适时巡视学生的讨论情况,适当参与学生的讨论,听取发言,关注每位学生的参与情况;组织、调控讨论过程,引导学生围绕讨论主题,理论联系实际进行讨论;鼓励所有的学生自由地表达意见,防止言论过激、过偏、过杂;对发言过多或过少者,依据讨论规则进行适当调控;另外还要把控好讨论的方向、时间与进度。

(3)讨论后的总结:讨论完毕,各小组进行汇报,对本组讨论的情况及讨论的意见向全班汇报,然后教师总结评价,澄清讨论中出现的片面认识与错误的观点,使学生获得系统的、科学的、正确的观点和认识,引导他们进一步探究性学习。

(二)案例教学法

案例教学法(case-based learning,CBL)是一种以案例为基础的教学法。案例教学法起源于 1920 年,由美国哈佛商学院所倡导,适合于开发分析、综合及评估能力等高级智力技能。案例教学法通过案例激发学生对各种学习资源的应用,鼓励学生独立思考,引导学生从注重知识转变为注重能力,将所学知识转化为能力,同时在讨论交流中重视双向交流,促使学生面对案例情境时应用所学的理论知识,经过缜密思考,提出解决问题的方案,通过讨论取长补短,激励大家积极进取、刻苦学习。这种模拟解决临床问题的学习方式,既加深了对知识本身的了解,也锻炼了学生沟通交流与表达能力,使他们能更快地适应实际的临床环境,顺利胜任临床岗位。

1. 案例教学法的优点与缺点

(1)优点:①生动具体、直观易学;②促进教学相长;③能够集思广益;④能够有效地利用时间,在聚焦问题时较少偏离主题;⑤案例所创造的结构化情境,促进理论知识的巩固与利用;⑥获得更多的临床思维锻炼的机会;⑦能够调动学生学习主动性,提高学习热情和自信心,达到了医学教育的认知目标——带来积极的、自我构建的学习。

（2）缺点：①案例的编制有一定难度，研究和编制一个好的案例需要时间，需要理论知识与实践经验的积累，因此这一点阻碍案例教学法的推广和普及；②案例法对教师和学生的要求比较高。

2. 运用的基本要求

（1）布置任务：一般在正式开始集中讨论前的1～2周，把案例材料发给学生，让学生阅读案例材料，查阅指定的资料和读物，搜集必要的信息，积极地思索，并初步对案例中的问题进行原因分析并思考解决方案。

（2）分组讨论：将学生划分为由5～6人组成的几个小组。小组成员要多样化，这样他们在准备和讨论时，表达不同意见的机会就多些，学生对案例的理解也就更深刻。各个学习小组的讨论地点应该彼此分开，小组应以他们自己有效的方式组织活动，教师尽量不进行干涉。

（3）学生通读与案例有关的附件：为了全面了解案例，学生在学习过程中需要适时了解案例所随带的附件，比如与疾病有关的病案、化验室检查结果、放射线片、规章制度等。

（4）集中讨论：各个小组派出自己的代表，发表本小组对于案例的分析和处理的意见。发言完毕，发言人要接受其他小组成员的询问并做出解释，此时本小组的其他成员也可以代替发言人回答问题，陈述本小组的分析过程与结果。

（5）总结：在小组集中讨论完之后，教师留出一定的时间让学生自己进行思考和总结，比如总结规律和经验，以及获取各种知识和经验的方式等。也可以以书面的形式做出总结，以使学生对案例以及案例所反映出来的各种问题有一个更加深刻的认识。

（三）以问题为基础的教学法

以问题为基础的教学法（problem-based learning，PBL）是一种以临床问题激发学生学习动机并引导学生把握学习内容的教学方法。它是1969年由美国神经病学教授Barrows在加拿大麦克玛斯特大学医学院提出的，1993年在爱丁堡世界医学教育高峰会议中得到了推广，目前已成为国内外医学教育领域备受推崇的教学方法。PBL是体现以人为本教育理念和建构主义思想的教学模式，它具有以问题为中心、以学生为中心和以合作学习为中心的三大特点。在医学教育中，该教学法的实质是以病人问题为基础，以学生为中心的小组讨论式教学。它强调打破学科界限，以学生为主体，使学生在有限的时间内学到问题背后的科学知识，从而提升其解决问题能力、自主学习能力及团队合作精神等。

1. PBL 的优点与缺点

（1）优点：①以学生为主体，发展学生的自学能力，促使他们成为自主学习者；②培养学生解决问题能力、团队协作精神、获取与传播信息的能力及高层次评判性思维能力等多方面的能力；③促使学生将基础学科的知识灵活运用到临床实践中，提高其解决临床实际问题的能力。

（2）缺点：①习得的知识不系统；②对师资水平、教学条件要求较高，不利于推广。

2. 运用的基本要求

（1）选取教学内容后，教师根据教学目标设计一个PBL辅导材料，通常是一个信息不完整的病例。

（2）必要时，教师需在PBL前进行总论、重点内容或基本概念的过渡性讲授。

（3）学生根据材料提出一系列问题，分析、归纳出解答这些问题所需的相关知识，制定学习计划。

（4）小组成员分工合作，收集资料，自学并解决这一系列问题。

（5）小组集中讨论，分享信息。小组成员共同讨论、归纳、分析"问题"，提出可以解释"问题"的假说，决定学习的主题，回顾已知知识是否足以解决目前问题，确认尚待解决的问题和课后学习范围等。在讨论过程中，教师将根据学生的要求逐步给出病例的其余信息。

（6）讨论后，由学生代表或教师针对讨论内容进行提炼与总结。总结过程中，可能还会留有一些未解决的问题，待学生课后继续查找资料以备下堂课继续讨论或自学。

（7）在讨论过程中，学生负责主持、记录、控制讨论的方向和时间，如没有特殊情况，教师一般不做干预。在 PBL 教学中，教师的角色主要是学习资料的提供者、学习的促进者及导学者等。

（四）情境教学法

情境教学法（situational teaching method）又称模拟教学（simulated teaching method），是指通过设置具体生动的模拟情境，以激发学生主动学习的兴趣，帮助学生巩固知识，学习特定专业场景中所需的技能技巧的教学方法。情境教学法的核心在于激发学生的情感，因此它常常被应用于护理学专业课的教学中。在应用时主要有三种形式：①使用教学器材，如模型、模拟人等，开展情境教学；②通过学生角色扮演开展情境教学；③借助计算机辅助系统开展情境教学。

1. 情境教学法的优点与缺点

（1）优点：①有利于激发学习兴趣，提高参与的积极性；②可通过体验专业角色，使学生接受一定的专业素养训练；③减轻进入真实工作情境的焦虑情绪；④理解和巩固已学知识，促进自学动机；⑤有利于培养学生对实际问题的预测能力、解决问题能力等多方面能力。

（2）缺点：①学生注意力过度集中于情境的表象与演练过程，容易忽略对深层次理论问题的思考；②在模拟环境中培养的能力与实际环境中需要的能力仍存在一定差距。

2. 运用的基本要求

（1）教学前的准备：教学前需要设计情境教学方案，要求方案形象、生动，富有真切感，以利于把学生带入情境中，使他们产生情绪体验。另外，在课前要准备好教学中所使用的场景与器材等。

（2）情境教学的实施：向学生公布情境课题与背景资料；分配情境模拟角色与扮演任务；情境演练准备；情境演练实施；情境效果（结论）验证；教师根据需要进行点拨和总结；组织学生撰写情境演练报告。

（五）发现教学法

发现教学法（discovery teaching method）亦称"解决问题法"，是指学生运用教师提供的按发现过程编制的教材或学习材料，在教师指导下，通过自己的探究性学习，发现事物变化的起因和内部联系，从中找到所学内容的结构、结论及规律，进而掌握知识并发展创造性思维和发现能力的一种教学方法。发现教学法是由美国心理学家布鲁纳（J. S. Bruner）首先提出的，它适应了发展学生创造精神与能力的时代要求。发现学习的中心思想是：教学生如何学习，即教给学生解决问题的各种策略，使他们知道如何着手学习，其目的是启发学生积极思维，牢固掌握学科内容，成为自立自主的学习者。在护理教育领域，发现学习主要有两种应用形式，分别是开设实验设计课和开辟第二课堂，进行科研训练活动。

1. 发现教学法的优点与缺点

（1）优点：①有助于开发学生智力潜能；②促使外部学习动机内化，激发学生学习潜能；

③培养学习技巧;④促使学生学会发现与探索的方法;⑤有助于知识的记忆。

（2）缺点:①需耗费大量的时间;②加剧了教学时数不足的矛盾。

2. 运用的基本要求

（1）教师创设问题情境,学生从教师提供的材料中发现问题,带着问题观察具体事物。

（2）借助推理和直觉,提出试探性的假设或答案。

（3）学生用更多的感性知识,或通过实验、讨论等形式检验试探性的假设。

（4）假设证实后将其付诸实施:经过讨论和验证假设后,对假设进行补充、修正和总结。

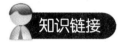

"三明治"式教学法

"三明治"式教学法(sandwich type teaching method)也可称为"夹心面包"式教学法,就是理论学习和工作实践交替进行、相互结合的教学方法。"三明治"式教学法最早是在英国提出来的,即"实践—学习—再实践"的教学法。这种教学方法应用到我国的高等教育中则是以提高教学质量、学生素质为核心,以多种教学方式为手段,以达到教、学、做三合一为目标,注重培养学生的实际工作技能。其直接表现为课堂教学之外的、以一定实践活动为载体、以培养学生的职业能力为直接目的的培养模式。把握"三明治"式教学法内涵的关键,在于理论与实践的互补结合,在于课堂学习和实践训练两种教育方法的交替运用,是培养学生形成岗位特色要求的"知识—能力—素质"结构的一种教育过程。

资料来源:郑秀敏."三明治"式教学法在高等教育中的应用.高教探索,2004,20(2):46-48.

四、教学方法的应用

（一）教学方法的选择依据

教学方法的选择直接影响教学效果,教师选择教学方法的依据主要有以下几点。

1. 教学目标和任务

不同的教学目标和任务,需要不同的教学方法来实现。如教学任务是使学生在短时间内获得大量系统的新知识,可选用讲授法;如果教学任务是发展学生的动作技能和操作能力,可选择演示法、实验法、练习法、实习作业法等;如果一次课的教学任务是使学生复习和巩固旧知识,可选择谈话法、读书指导法等。在具体选择教学方法时不能单一选择,应以一种教学方法为主,配合辅助其他教学方法。

2. 教学内容

不同的学科、不同的教学内容具有不同的性质和特点,需要教师采取不同的方法进行教学。如"生理学"、"生物化学"等以实验为主的课程常采用演示法、实验法;"基础护理学"、"健康评估"等以传授操作技能为主的课程常采用演示法、练习法、实习作业法等。另外,就某一门课程来讲,由于其各章节的具体内容不同,也需要教师采取与之相应的教学方法来进行教学,如"基础护理学"中的"铺床法"内容常用讲授法、练习法、实习作业法等,而"血培养标本的采集"内容则常用实习作业法等教学方法。

3. 学生的认知规律与水平及教师的自身素养

教是为了学生的学,所以教学方法的选择必须适应学生的基础条件、个性特征、思维能力、知识水平等,以免影响其知识的积累、技能的提高、能力的提升;同时任何一种教学方法只有被教师理解、掌握、内化为适合自己的教学风格才能发挥其效能,否则再好的、再先进的教学方法也不能取得好的教学效果。

4. 教学资源和条件

每种教学方法都有一定的功能、使用范围和条件,同时各有优点和局限性,而有些方法的运用还与学校的现实条件有关,因此,选择时既要分析各种方法的职能、范围和条件,又要考虑学校的实际情况。如 PBL 不仅对师资水平要求高,还对学校的教学条件等要求较高,因此在选择教学方法时需要量力而行。

(二)教学方法的应用原则

1. 目的性原则

教学过程首先要求师生要明确课程教学的总目标及每一项教学活动所要达到的具体教学目标,针对不同的教学目标和任务,采用不同的教学方法,从而使教学活动达到预期效果。

2. 整体性原则

教学方法是一个体系,是由一系列具体的教学方法构成。每种教学方法之间存在一定的联系,又都有各自的职能、特点、适用范围以及局限性。因此,教师在应用教学方法时要树立整体的观点。

3. 综合性原则

任何一次教学任务的完成都不可能运用单一的教学方法达成目的,所以要综合运用教学方法,优化组合各种方法,以充分发挥其整体功能,从而获得最优的教学效果。

4. 灵活性原则

教学过程是一个处于变化之中的过程,在实际教学活动过程中,存在各种可能的变化,所以在教学方法的选择与运用中教师要灵活机智。一方面,在备课时要预估教学活动中可能出现的被动情况,准备应变之策,灵活设计教学方法的备选方案,如突然出现计算机无法播放已准备好的视频资料,此时须因地制宜地使用其他的教学方法;另一方面,在上课时不能被预先设计的教学方案所限控,要根据课堂具体情况,因势利导,灵活地、创造性地使用教学方法,以确保完成教学任务,实现教学目标。

5. 实际性原则

教师选择的教学方法要符合学生与教师的特点,符合课程标准的规定及现代化教学设备的要求。无论应用什么教学方法,都必须反映教师、学生的主体要求,结合实际情况灵活选择与应用。正所谓"教学有法,但无定法,贵在得法",我们要从实际出发,正确地、创造性地运用各种教学方法,表现不同的教学艺术与风格,培养适应时代需求的高素质护理人才。

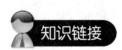

微格教学法

微格教学(microteaching),又称为"微型教学"、"微观教学"、"小型教学"等,形成于20世纪 60 年代美国的教育改革运动,是一种培训教师教学技能的系统方法。它是一种缩小了的教学,能够在完善陈旧技能的基础上发展新的技能,后来逐步完善形成了一种微格教学法。

微格教学将复杂的教学过程的教学技能分为许多单一的教学技能,如导入、课堂讨论、板书设计、分组研讨、作品评价等。微格教学是一种新的思路,把复杂的问题分散为多个小问题,逐一解决,提高教学质量,具有训练课题微型化,技能动作规范化,记录过程声像化,观摩评价及时化等优点。微格教学的特点:目标明确、具体;规模小,参与性强;教学直观,反馈及时。

资料来源:袁红霞,刘涛,周盾.微格教学法在护理本科健康评估实践教学中的应用.护理学杂志,2013,28(15):74-76.

第二节　教　学　媒　体

各具特色的教学媒体在以教师为主导的课堂教学,以学习者为主体的个别化学习,以及远程教育中扮演着不同的角色。多种辅助教学手段以不同的方式为学生提供多种感官刺激,发挥着辅助教学的作用。

一、教学媒体概述

(一)教学媒体的概念

媒体是指信息传播过程中,从信息源到接受者之间携带和传递信息的载体和物质工具,即指传递信息的中介物,也称媒介。媒体含有两重含义:①承载信息的载体,如语言、文字、图形、符号、声音等;②储存信息和传递信息的工具,如报刊、杂志、广播、电影、电视等。教学媒体(teaching media)又称教学手段,即以传递教学信息为最终目的的媒体,是储存和传递教学信息的工具。

(二)教学媒体的种类

一方面教学媒体是教学信息的载体,是最基本的学习资源;另一方面教学媒体又是教学系统的主要组成要素之一,是现代教育的重要标志。根据是否运用现代科技成果,将教学媒体分为传统教学媒体和现代教学媒体。传统教学媒体又称为普通教学媒体,主要包括教科书、标本、模型、教学板、板书、图表等;现代教学媒体又称电化教学媒体,包括光学教学媒体、音响教学媒体、声像教学媒体和电子计算机等。

(三)教学媒体的作用

1. 有利于教学标准化

使用教学媒体进行教学时,将设计和组织的相同的信息传递给所有的学生,供他们学习、练习和应用,减少了课程教学组织的"无序化"。

2. 有利于形成生动、形象的教学

教学媒体具有吸引注意力的作用,例如,生动的画面和形象、动画、特技效果、声音效果、清晰的信息等,都会激发学生的学习兴趣,引起学习动机,促使学生积极思考,主动参与教学。

3. 有利于提高教学质量和教学效率

大部分媒体可以在较短的时间内,向学习者呈现和传递丰富的信息,并调动学习者的各种感官,使学习者身临其境、容易接受和理解,在传授知识与技能的同时,潜移默化地传递情感和信念。

4.有利于因材施教

设计合理的教学媒体,可以为学生的个别化学习提供便利条件,学生可根据自己的实际情况决定学习的进度、时间和地点,合理安排自学。同时教师可随机地根据学生的具体情况加强个别指导,提高学生解决问题的能力和技能。

5.有利于探索和实现不同教学模式的教学

利用多媒体技术和虚拟现实技术,根据不同的学习理论,创设不同的学习条件和情境,以探索和实现不同教学模式的教学,更好地为师生服务。

二、传统教学媒体

(一)教科书

教科书是师生教与学的主要媒体,其储存的信息持久,呈现的信息比较稳定、可靠,并且使用方便。但是,由于其储存的信息都是简化了的客观事物的现象和过程,不能与学生相互作用,不能随时发问,相互反馈。因此,在使用时需要和其他媒体配合应用。

(二)教学板与板书

教学板与板书是教师应用来提示教学重要内容,增强学生对教学内容感知和记忆的重要媒体。它们具有能写、能画、能擦、能贴等功能,能让教师直观、方便、具体地表达教学内容,有利于帮助学生掌握教材的重、难点,让学生对教学内容形成清晰的印象,方便学生记笔记、复习。常用的教学板有黑板、多功能白板等。教师在运用教学板和板书时要注意:简明扼要、突出重点、布局合理、书写规范。

(三)图表

图表泛指不需放映就能供学生观看的教学视觉材料,包括图画、表格、挂图,如"人体解剖学"的挂图。教师在制作和运用图表媒体时要求做到:制作规范、形象逼真,目的明确、重点突出,文字工整,大小适当,内容严谨、科学性强。

(四)模型与标本

模型是根据教学需要,以实物为原型,加工模拟而成的仿制品,具有仿真、立体、可拆卸及反复使用的特点,如护理人模型、人体器官模型等。标本是经过一定方法处理后的实物原型,如人体标本、组织切片标本等。

三、现代教学媒体

(一)光学教学媒体

光学教学媒体主要是投影仪(overhead projector),它是一种通过直接在胶片上书写文字或将实物反射投影来展示教学内容的光学教学媒体。其作用特点包括:①可代替教学板,方便教学;②直观性强;③可展现事物发展变化过程;④亮度高,可在明室中放映。缺点:①难以展示连续性画面;②高亮度照射学生易于视觉疲劳。使用时应注意:①投影胶片上的字应工整清楚,字体不宜过小;②内容应该精要概括,不宜过多;③与语言讲解有机结合;④给学生留有记录时间。

(二)音响教学媒体

音响教学媒体(sound media)是以电声技术和设备为硬件基础,以录音教材为软件基础而构成的媒体系统,它们能将声音信号记录贮存。经过一定的处理加工后放大播出并进行空间传播。其中以录音媒体在护理教育中应用最多。录音媒体的作用特点:①重现性强,可自行录制、长期保存、随时调用和重复播放;②具有一定的编辑能力,可进行剪辑、删除或增添信息。缺点:录放音检索费时,不易准确定位。其应用要求:①播放前,指明要点,提出问题,让学生带着问题听;②播放中,以静听为主,适当穿插讲解;③播放后,指导学生概括总结内容要点。

（三）声像教学媒体

声像教学媒体(audio-visual media)是指能将静止或活动的图像转化为视频信号和磁信号,并予以记录、传输、放大和播放的教学媒体。目前应用较多的是电视和录像。电视媒体是指以电视为宣传载体,进行信息传播的媒介或是平台。优点:①信息传播及时;②传播画面直观易懂,形象生动;③传播覆盖面广,不受文化层次限制,但是受经济层次限制;④互动性强,观众可参与到节目中来。缺点:线性传播,转瞬即逝,保存性差。与电视不同,录像便于保存存放,并可根据需要反复重录,有利于学生重复学习,巩固学习效果。其缺点在于制作成本高、制作技术较复杂。

（四）电子计算机

1. 计算机化教育

计算机化教育(computer-based education)是现代教育与计算机技术有机结合的产物,主要包括计算机辅助教学和计算机管理教学两类。

(1)计算机辅助教学(computer assisted instruction,CAI):是以计算机为工具,以学生与计算机的"人机对话"方式进行的教学。该教学法具有两个教学特点:一是交互性,即人机对话;二是个别性,即教师和学生通过计算机进行"一对一"交流。该教学系统由计算机、教师、学生、多媒体教材或教学信息等要素组成。教师主要负责开发教学课件,学生则通过运行课件进行学习。目前计算机辅助教学主要有多媒体教学、交互式多媒体教学、网络教学、及高仿真模拟教学等几种类型。

计算机辅助教学的优点:①多媒体教学,速度快而清晰,避免大量板书,节省课堂授课时间,使讲课的内容更加流畅、紧凑;②将抽象、生涩、陌生的知识直观化、形象化,激发学生学习兴趣,调动其主动学习的积极性;③增大信息量,丰富了教学内容,拓宽了知识面,提高了教学效率;④使学生感受到学习的喜悦,寓学于乐,巩固教学内容。缺点:①过于强调课件时,易忽略对教学方法的研究和选择,课件的制作费时费力,课件内容易出现华而不实;②以电脑为中心的教学,不能提供学生身心发展所需的其他非智力要素。

(2)计算机管理教学:利用计算机进行教学管理,直接为教育行政人员和教师服务。

2. 多媒体计算机技术

多媒体计算机技术(multimedia computing)是指通过计算机把文本、图形、图像、动画、音频、视频等多种媒体综合起来,使之建立逻辑连接,并对它们进行采样量化、编码压缩、编辑修改、存储传输和重建显示等处理,集成一个具有交互性系统的技术。多媒体计算机辅助教学(MCAI)作为一种有效的现代教学手段已广泛应用于护理学的各个领域,尤其是多媒体课件,已广泛应用于护理教学中。多媒体课件主要是运用 PowerPoint 软件进行文本编辑,并利用一些计算机技术加入动画、视频、音频等资料进行实时播放,将教学内容形象、生动、直观地展现给学生,可显著提高教学效果。课件包括单机课件和网络课件两种类型,其中网络课件可通过计算机网络进行广域传播,达到教学资源共享。此外,该技术也逐步应用于模拟教学中,学生通过与装有虚拟现实技术系统的计算机或模型进行互动,来完成交互式模拟操作练习。如有的虚拟模型可通过语言、动画等指导学生进行 CPR 操作,并可以对按压的部位和深度,以及口对口人工呼吸效果等作出判断,最终反馈显示操作结果。

多媒体计算机技术的特点:①多样性:表现为信息媒体的多样性和媒体处理方式的多样性。②综合性:多媒体计算机技术的教学方式从视觉、听觉等角度,多方位地对学生进行知识的传授,同时综合多种媒体手段,更形象、直观、生动,激发学习兴趣。③交互性:可创造交互作用的教学环境,形成人机对话学习氛围,让学习者有强烈的真实感和参与感。④传播性:多媒体包含的声音、动态图像(视频)可通过网络高速度、大容量地向广域传播。

四、教学媒体的应用

(一)教学媒体的选择依据

1. 教学目标

在选择教学媒体时,应首先考虑媒体的使用是否有利于达成特定的教学目标,是否符合具体教学任务的实际需要,是否切合教学内容的性质和特点,教师应选择最能促使教学目标实现的教学媒体,并应用到教学实际中。

2. 教学内容

各门学科的性质不同,适用的教学媒体也会有所区别,即使是同一学科内容,各章节内容不同,对教学媒体的选择与使用也有不同的要求。

3. 媒体的特征与功能

媒体对教学的作用是通过其教学功能实现的。由于媒体的特征不同,在教学中所表现出的功能也有所不同。为充分发挥媒体对教学的促进作用,教师必须考虑各种媒体的特征与功能,做出合理选择。

4. 教学与经济条件

教学中能否选用某种媒体,还要依据当时当地的具体条件,如资源状况、经济能力、使用环境、管理水平、师生技能等。同时媒体的选择要本着经济有效、量力而行的原则行事,在尽可能满足教学需要的同时,也要注意节约,不要造成浪费。

(二)教学媒体的应用原则

(1)符合教学目标原则:教学目标是贯穿教学活动全过程的指导思想,选用教学媒体时,首先要保证教学目标的实现。

(2)优势互补原则:由于各种教学媒体都有各自的优点,也有各自的局限性,没有一种"全能媒体",因此,在选择教学媒体时应遵循多种媒体有机组合、优势互补的原则,但媒体的组合要以取得最佳的教学效果为出发点,而不只是形式上的相加。

(3)使用成本最低化原则:选用教学媒体时应考虑教学媒体的投资效益,即在保证教学效果的同时,尽量降低成本,选择经济有效的媒体。

(4)适应性原则:学生的认知结构是逐步形成的,它不但与年龄有关,更与他们的知识、经验、思维的发展程度有关。因此,只有当选择的教学媒体所反映的信息与学生的认知结构以及教学内容有一定的重叠时,教学媒体才能有效发挥作用。不同的教学媒体适合表现不同的教学内容,不同的教学内容应选择不同的教学媒体来体现。

（5）可操作性原则：在选择教学媒体时，应考虑教师使用时操作控制的难易程度，学习者对媒体使用时的参与程度，学习者操作时的难易程度，以及教学场所提供利用该媒体的方便程度等。

能力测试题

1. 比较各教学方法，试分析它们各自的优点与缺点。

2. 请观摩一堂课，分析授课教师运用了哪些教学方法和教学媒体。结合教学方法与媒体的使用原则，试分析其使用的教学方法和媒体是否合适。应如何改进？

3. 以自己所熟悉的某一护理教学内容为例，设计一堂采用以 CBL 或 PBL 教学方法为主的理论课。

4. 目前，许多新闻媒体和网站上都有这样的讨论话题：随着电脑和多媒体技术进入课堂，越来越多的教师选择用方便、简单的课件演示代替传统板书。不少老教师为此感到困惑，教学手段搭上现代化快车后，老师的一手漂亮板书，到底还需要吗？请问：对于这个话题你有什么看法？传统的板书在课堂授课中有必要吗？

（路 兰）

第八章 护理教学评价

导入案例

某护理院校的学生张华,平时学习非常努力,在"内科护理学"的课堂上积极与老师和同学互动,在对一些问题的讨论中,也显现出对知识的理解比较好,语言表达能力也很强。但期末该门课程考试(笔试,满分为 100 分)的成绩只得了 65 分,在班级排在了后面。张华认为仅仅通过最后的期末成绩来评价学习情况不公平。

你同意她的想法吗?为什么?采用期末考试评价学生的学习成绩属于什么类型的评价,该种评价有什么特点?

教学评价作为现代教育教学管理的关键环节和重要机制,是保证教育教学系统正常运行,促进教育教学系统不断优化的重要手段,在学习和教学过程中发挥着不可替代的重要作用。本章将着重阐述教学评价的基本概念和分类,学生学业评价和临床能力的评价,以及教师授课质量的评价。

第一节 教学评价概述

一、教学评价的相关概念

1. 教育测量

测量是依据一定法则用数据对事物属性加以描述和确定,不作价值判断。教育测量(educational measurement)是依据一定的法则对学生的学习能力、成绩、态度、思想或教育措施(包括学生和教学措施的测量)进行数量化描述的过程,属于事实判断,是教育教学评价的基础。

2. 教育评价

评价是指主体按照一定的标准对客体的价值进行判断的过程。教育评价(educational evaluation)是以教育目标为依据,运用有效的评价技术和手段,对教育活动的过程和结果进行测定、分析、比较,对评价对象的质量、水平、效益及社会意义进行价值判断的过程,包括对教学、管理、教师、学生、课程的评价等。

3. 教学评价

教学评价(teaching evaluation)是以教学为对象的教育评价,是教育评价的重要组成部分。教学评价是指按照一定的教学目标,运用科学可行的评价方法,对教学过程和教学成效给予价值上的判断,为改进教学、提高教学质量提供可靠的信息和科学依据的活动过程。

综上所述,教育测量是教育评价的基础,教育测量是对教育进行量的测定,而教育测量的结果只有通过教育评价这个环节才能获得实际意义。教育测量着重于对结果的客观描述,将结果予以数量化,具有客观性。而教育评价是对测量结果的分析和解释,确定结果的实际意义。教学评价是教育评价的一个方面,也就是说教育评价的范围比教学评价要广,它不仅关注教学评价,还包括学校管理评价、教师评价、学生评价、课程评价等。

4. 护理教学评价

护理教学评价(nursing teaching evaluation)是以护理教学目标为依据,对教学过程和教学效果进行价值的判断,其目的是保证最大限度地实现护理教学目标,提高护理教学质量。护理教学评价一般包括对教学过程中护理教师、学生、教学内容、教学方法手段、教学环境、教学管理等诸因素的评价,但主要是对学生学习效果的评价和教师教学工作过程的评价。

二、教学评价的分类

根据不同的标准,教学评价可以划分为不同的类型。

(一)以功能为依据进行分类

1. 诊断性评价

诊断性评价(diagnostic evaluation)也称教学前评价或准备性评价,一般是在某一护理教学活动开始之前,为使计划更有效地实施而进行的评价。

(1)诊断性评价的内容:①学生前一阶段学习中知识储备的数量和质量;②学生的性格特征、学习风格、能力倾向及对本学科的态度;③学生对学校学习生活的态度、身体状况及家庭教育情况等。

(2)诊断性评价的形式:主要包括教学活动前的相关成绩记录、摸底测验、智力测验、态度和情感调查、观察、访谈等。

(3)诊断性评价的特点:教师能够对自己的教育对象做到心中有数,以利于下一步教学计划、教学内容及教学方法等的设计与安排,达到因材施教的目的。

2. 形成性评价

形成性评价(formative evaluation)又称过程评价,是在某项护理教学活动的过程中,对学生日常学习过程中的表现、所取得的成绩以及所反映出的情感、态度、策略等方面的发展做出的评价。形成性评价是基于对学生学习全过程的持续观察、记录、反思而做出的评价。主要目的是明确活动运行中存在的问题和改进的方向,以便及时反馈、调整和改进教学工作,获得最佳的教学效果。

(1)形成性评价的内容:①了解阶段教学的结果和学生学习的进展情况;②学生在学习过程中存在的问题;③课程计划的执行情况和教学管理情况。

(2)形成性评价的形式:主要包括平时的书面作业、课堂提问、一个章节或一个单元后的小测验、课堂小组讨论表现及课后提交报告等。

(3)形成性评价的特点:注重从学生的需要出发,重视学习过程,重视学生在学习中的体验;强调人与人之间的相互作用,强调评价中多种因素的交互作用,重视师生交流;帮助学生有效调控自己的学习过程,使学生获得成就感,增强自信心,培养合作精神;使学生从被动接受评价转变成为评价的主体和积极参与者。

3. 总结性评价

总结性评价(summative evaluation)又称终结性评价,一般是在某一相对完整的教学阶段结束后,对整个护理教学目标实现的程度作出的评价。

(1)总结性评价的内容:以预先设定的教育目标为基准,考查学生发展达成目标的程度,即对教学效果做出评价。

(2)总结性评价的形式:一般采用期末考试、毕业考试等形式。

(3)总结性评价的特点:总结性评价着眼于对学生某门课程整个内容的测量,评价学生达到该课程教学目标的程度。因此,进行的次数或频率较少。另外,总结性评价的概括性程度较高,考核的内容范围较广。

在教学过程设计中,诊断性评价用于课程教学设计前对学生特点的分析和课堂教学设计中教学方法和策略的选择;形成性评价用于教学过程中对学生的评价,便于及时反馈,调整教学方法和内容;而总结性评价用于教学活动结束后的对学生学习结果达到教学目标程度的评价。诊断性评价、形成性评价和总结性评价的比较见表8-1。

表 8-1　诊断性评价、形成性评价和总结性评价的比较

比较内容	诊断性评价	形成性评价	总结性评价
作用	查明学习准备和不利因素	确定学习效果	评定学业成绩
主要目的	合理安置学生,考虑区别对待,采取补救措施	改进学习过程,调整学习方案	证明学习已达到的水平,预言在后继教程中成功的可能性
评价重点	素质、过程	过程	结果
手段	特殊编制的测验、学籍档案和观察记录分析	经常性检查、作业、日常观察	考试
测试内容	必要的预备性知识、技能的特定样本,与学生生理、心理、环境的样本	课题和单元目标样本	课程和教程目标的广泛样本
试题难度	较低	依教学任务而定	中等
分数解释	常模参照、目标参照	目标参照	常模参照
实施时间	课程或学期、学年开始时,教学进程中需要时	课题或单元教学结束后,经常进行	课程或一段教程结束后,一般每学期1~2次
主要特点	前瞻式	前瞻式	回顾式

(二)以基准为依据进行分类

1. 绝对评价

绝对评价(absolute evaluation)是在评价对象之外确定一个客观标准,将评价对象与该客观标准比较,对学生是否达到目标要求以及达到的程度作出评定,常又称作标准(或目标)参照评价。绝对评价的标准是依据特定目的所制定的,要求测验试题和评定标准必须以课程标准为依据。其特点是可使评价对象了解其与评价标准的差距,激励其积极进取。因此,绝对评价的测验或考试是教学质量监控和诊断教学成果缺陷的有效手段。

2. 相对评价

相对评价(relative evaluation)是将个体的成绩与群体的平均成绩或常模比较,从而确定其成绩的适当等级,以显示个体在群体中的相对位置的一种评价方式。主要目的是比较学生个体之间的差异,为人才的选拔和筛选提供信息。它要求测验试题的难度分布适中,既需要有简单的试题,也要有较难的试题,以便对所有学生都有较强的鉴别能力与区分度。

3. 个体内差异评价

个体内差异评价(individual referenced evaluation)是以评价对象自身状况为基准,对评价对象进行价值判断的评价方法。在这种方法中,评价对象只与自身状况进行比较,包括自身现在成绩与过去成绩的比较,以及自身不同侧面的比较。个体内差异评价充分体现了尊重个体差异的因材施教原则,并适当地减轻了被评价对象的压力,有利于自我发现差距。但由于评价对象不与他人相比较,评价本身缺乏客观标准,这就难以找出自己在群体中的真正差距,不易给被评价对象提供明确的目标,难以发挥评价的应有功能,故应把个体内差异评价法与相对评价法以及绝对评价法结合起来使用。绝对评价、相对评价和个体内差异评价各自有其优缺点和适用范围,具体比较见表8-2。

表 8-2 绝对评价、相对评价及个体内差异评价的比较

比较项目	绝对评价	相对评价	个体内差异评价
参照标准	某一预定的目标	对象群体的平均水平	自身状况
目的	评价学生是否到了护理教学目标所规定的要求及达到的程度	判断考生在该群体中的相对位置,以区分学生学习的优劣	对学生的过去和现在进行比较,或将学生的不同方面进行比较
优点	易于使学生了解自己的发展状况,主动学习	评价的客观性,不易受到评价者主观标准差异性的影响	充分体现了尊重个体差异的因材施教的原则,并适当减轻学生的压力
缺点	不能区分个体间的差异	无法反映评价对象达到目标的程度,不利于通过考核反馈性地调整计划	缺乏客观标准,不易给教师提供明确的目标
适用范围	基础知识及基本技能的测量	评定学生的优劣和选拔优秀人才	自身比较

(三)以方法为依据进行分类

1. 定量评价

定量评价(quantitative evaluation)是指依据定量化标准,对评价对象进行定量分析,然后作出价值判断的一种评价方法。例如,通过考试确定每个学生的分数,然后由所有学生的分数计算年级平均分、标准差等统计指标,最后对各个学生或学生群体作出学业成绩判断。定量评价在操作方法上要经过数据收集与统计并用数字作出定量结论。定量评价的最大优点是客观性、精确性,但教育活动中的许多要素是不可能精确量化的,如情感、态度、思想等,若一味追求客观定量,往往难以获得真实可靠的资料。

2. 定性评价

定性评价(qualitative evaluation)是指采用参与性观察、开放性访谈、调查等方式获取评价对象各方面的信息,对评价对象的状况作出描述和分析,从而进行判断。例如,可以通过观察学生的行为表现,访谈学生、教师与家长,对学生的学习状况及影响因素作出分析与评价。定性评价有利于了解评价对象的整体状况,并制定出有效的改进方案,带有一定的人文关怀,在现代教学评价中颇受重视。但由于其主观性强、评价效度与信度难以检验、评价结果不具有可比性,科学性同样受到了质疑。

综上所述,定量评价与定性评价都各有优缺点,在教学评价中,两者应综合起来使用,取长补短。

三、教学评价的功能

(一)导向功能

教学评价的导向作用是指可以引导评价对象趋向于理想的目标。教学评价应以明确的评价目的和指标以及评价内容体系为导向,帮助护理院校清楚地认识到自己的办学方向和发展目标,帮助教师和学生诊断教学过程中存在的问题,改善教学策略与方法,为教师和学生指明教与学的努力方向,使教学工作不断完善。因此,护理教学评价可以通过对教与学行为的不断评价、反馈、调节和控制,使教学活动达到教育目标和护理专业的培养目标。

(二)调控功能

调控功能是指护理教学评价对护理教学活动进行调节、控制的功效和能力。依据护理教学目标编制评价指标体系,在评价中对护理教学活动进行全面检测,获得信息,并做出目标达成度的判断,不断反馈给教学管理部门,有针对性地采取措施进行干预。对积极倾向给予表扬和肯定,对消极倾向给予否定和批评,甚至惩罚,从而调节教学活动,使其不断修正,以达到护理教学目标所设定的要求。

(三)鉴定功能

护理教学评价具有认定、判断评价对象是否合格、优劣程度、水平高低等实际价值的功能。主要是通过总结性评价来实现。通过一定的评价标准,判断评价对象是否基本达到,在多大程度上达到所规定的标准。如可以判断教师的授课水平和能力,学生学习的程度,成绩是否合格等,也作为评优和评先进的参考。

(四)激励功能

激励功能是指如果教学评价能够被正确运用,就能够形成一种正的强化作用,激发评价对象(教师和学生)的内在动力,调动其潜能,增进其工作的积极性与创造性。科学的、合理的教学评价可以调动教师教学工作的积极性,激起学生学习的内部动因,使教师和学生都把注意力集中在教学任务的某些重要部分。对教师来说,适时、客观的教学评价,可以使教师明确教学工作中需努力的方向;对学生而言,适当的测验可以提高学生的积极性和学习效果。

第二节　学　生　评　价

学生评价是教师对学生的思想品德、学业成绩、身心素质及情感态度等发展过程和状况进行价值判断的活动。本节主要从护理专业学生学业成绩和临床能力评价着眼,了解其评价的内容与形式。

一、学业评价

学业评价是学生评价的重要组成部分,是以国家的教育教学目标为依据,运用恰当的、有效的工具和途径,系统地收集学生在各门学科教学和自学的影响下认知行为上的变化信息和证据,并对学生的知识和能力水平进行价值判断的过程。评定的结果体现了学生在学习该课程中对基础知识与基本技能、基本学习态度与方法、基本情感与价值观等的基本情况。科学的学业评价能调动起学生的学习积极性与创造性,增强学生的自信心与自豪感,唤起学生的潜能,激发学生的求知欲望,同时也能让学生正确认识自我、调控自我、评价自我,了解自我存在的不足,明确以后的努力方向,增强学习的主动性与自觉性,提高学生的学习质量。

(一)学业评价的依据与要求

1. 围绕教学目标

护理教学目标是学生学业评价的主要依据。首先各护理院校根据护理学专业的培养目标制定课程计划,继而针对每门课程需要学生达到怎样的目标制定课程标准,所以护理学专业的培养目标和课程标准是学生学业评价的主要依据。然而,课程标准比较抽象,必须将其具体化、可测量,而课堂教学目标就是教育目的、教学目标和课程目标的具体化,是每次教学活动预期达到的结果,也是教师完成教学任务所要达到的要求和标准。因而,学生学业评价要紧紧围绕课堂的教学目标,通过试题或其他指标的形式作出评价。

2. 职业导向性

将学业评价与护理执业资格考试相联系,使学业评价更具有职业导向性和实效性。与护理职业技能和职业素质要求相结合。在评价中突出"能力"目标,以学生为主体,激发学生的求知欲,注重培养学生的创新精神和实践能力,促进学生全面的发展,评价要贯穿整个教学的始终,从而使学生不断认识自己,完善自己。

3. 评价内容的多面性

除考核基本理论知识和技能的理解与掌握之外,也要侧重考核学生职业能力,同时还应注重评价学生的职业素养、合作精神、探究能力与反思能力等。如:对学生基础知识和理论方面的评价,可采用笔试的方法;对技能领域方面的评价,可运用操作考核、观察等方法;对学生职业素养、情感态度方面的评价,可运用问卷、访谈等方法。

4. 评价类型的多样性

根据评价目的选择不同的评价类型,可运用绝对评价与相对评价相结合,他人评价与自我评价相结合,过程评价与结果评价相结合,知识评价与能力态度评价相结合等多种评价类型。

(二)学业评价的方法

1. 考核法

考核法(assessment method)是学生学业评价的主要方法。考核法是以某种形式提出问题,由学生用文字(笔试)或语言(口试)予以解答,并以此进行质量判断。由于考核法能按照评价目的有计划地进行预定的测量,故其针对性强,应用较为普遍。在高等护理院校,考核法一般又分为考查、考试和答辩三种形式。

1)考查:一般是属于定性的方法。对于无法定量考核和不必定量考核的课程,往往采用考查的方式。如附属于理论的实验、实习和选修等。形式有课堂提问、作业、实验报告等,有时也采取试卷的形式来考查。常用及格或不及格、通过或不通过来表示。

2)考试:考试是护理院校学生学业评价的主要考核形式,对学生的学习效果做定量的分析,一般采用百分制评定成绩。考试又可分为笔试、口试及操作考试等,可根据考核的目标和内容选择不同的考试形式。

(1)笔试:将事先编制好的试题印制成试卷,学生按照规定的要求在试卷上笔答,教师根据评分标准统一判卷评分。根据答卷的要求,笔试分闭卷考试和开卷考试两种。

笔试的优点:①一次考核试题量大,涉及面广,考核学生对知识掌握的深度、广度及运用知识的能力,其信度和效度较高;②大批考生同时应试,费时少,效率高;③考生心理压力相对小,较易发挥正常水平;④学生考核试题相同,教师便于掌握评分标准,可比性强。

笔试的缺点:①无法考查学生的口头表达能力、动作技能及在压力下的应变能力;②考生有可能凭借猜测或作弊得分。

(2)口试:通过师生对话的方式,对学生学业成绩进行考核的一种方法。教师事先拟定好题目,由学生抽签后稍作准备。一般主考教师先提出问题,学生针对问题做出系统的回答,随后主考教师根据考生答题的情况,给予评分。此法适用于少数理论性较强,重在培养学生语言表达能力和逻辑思维能力的课程考核。

口试的优点:①考生当场回答问题,能够考核出考生对所学知识掌握的牢固、熟练程度,思维敏捷性及口头表达能力;②主考教师能够通过连续发问,及时搞清考生回答中表达不清的问题,而提高考核的深度和清晰度;③能够考查考生的个人特征,如气质、性格和外界压力下的应变能力;④考生不易作弊。

口试的缺点:①只能逐个对考生进行考核,不能同时考核考生群体,费时、效率低;②每个考生的考题不同,评价标准难以保持一致,并易受主考教师个人偏好的影响,考试信度较差;③考生面对主考教师往往精神紧张,影响思考过程,难以发挥原有水平。

(3)操作考核:通过学生实际操作而进行的一种考试方法。此法适用于实践性较强的课程,如"护理学基础"的实践性考试,考查学生掌握操作技术和理论联系实际的能力。

3)答辩:不同于一般考核中的回答问题,而是要求学生具备一定的学术研究和探讨能力,从不同的角度阐述自己的学术观点,就教师的提问和质疑为自己的学术论点辩护。一般学生先在导师的指导下,进行科学研究并撰写学术论文,然后申请答辩。学位论文答辩一般由学位委员会专家教授主持,组建的答辩委员会具体实施。答辩人先简明扼要的介绍研究的背景和意义及论文的主要内容,然后答辩委员会委员根据本研究提出问题,由答辩人一一回答。最后学位委员会根据答辩评语、参考指导教师评语,进行讨论,采用表决方式通过。

2. 观察法

观察法(observation method)是指评价者在一定时间内,对评价对象在自然状态下的特定行为、活动、表现进行观察和分析,以获取评价信息的一种方法。

观察法最适用于了解评价对象的行为表现、动作技能技巧、情感反应、态度、兴趣、个性、人际关系、活动情况等。它可采用行为描述、轶事记录、检核表、评定量表等方式,记录观察结果。

优点:具有直接感受性、真实性和客观性。

缺点:依赖观察者的能力和心理状况,会因主观因素的干扰而引起失真,而且资料的记录和整理较难系统化。

3. 问卷法

问卷法(questionnaire method)是指通过被调查者回答精心设计的书面调查项目或问题(问卷)的方式,收集评价信息的方法。该法也是教育教学评价中最常用的、便捷的收集评价信息方法之一,具有效率高、便于定量分析等特点。问卷法既可以掌握评价对象的客观性情况,也可以了解其态度、动机、兴趣、需要、观点等主观方面的情况。

根据回答问卷的方式,问卷法可分为封闭式问卷法和开放式问卷法。封闭式问卷的基本形式是在列出调查项或问题时,提供若干可选择的答案供被调查者选择;开放式问卷则只提出项目或问题,由被调查者自由作答。在进行教学评价时,常将两者结合起来,以封闭式问卷为主,以开放式问题为辅,以获得更全面、更完整的评价信息。

优点:效率高、便于进行定量分析。

缺点:如不及时回收,回收率可能偏低,应进行追踪调查。

4. 访谈法

访谈法(interviewing method)是向评价对象或调查对象直接提问,了解情况,获得相关信息的方法。它获得的信息是被调查者自己陈述的,一般可作为定性分析。访谈法有双向交流、互相沟通的特点。它与问卷法都属于调查的基本方法,但更适用于调查对象较少的场合。按访谈的人数多少,访谈可分为个别访谈和群体访谈。两者各有所长,个别访谈可减少顾虑,能畅所欲言,谈得比较深入;群体访谈(开座谈会等)则利于互相启发、补充和核实。座谈会的人数不宜过多,以 6~12 人为宜,一般应提前将座谈的主题告诉与会者,以便做好准备,提高访谈效果。

首先,要确定访谈的对象。访谈对象应是知情者,能提供评价信息。选择时,要点面结合,既有典型性,又有代表性,以便获取全面、完整的信息。其次,要确定访谈的内容,要围绕评价的中心,拟定访谈提纲、访谈表格和工作细则。访谈的内容主要包括:事实和实情,被访者的意见、看法和建议及被访者的个人情况和具体特征等。要编排好访谈的问题,由简易到复杂,由有兴趣到核心本质,最后涉及较为敏感的问题;访谈人员要善于控制访谈的过程,具备访谈技巧,善于协调人际关系,消除访谈对象的各种疑虑,建立和谐融洽的访谈情境;一般采用现场速记记录访谈内容,并突出重点,尽可能保持访谈的原貌。有时,在访谈对象同意的情况下,可采用录音,然后再整理。

优点:可以双向交流。

缺点:对访谈者的要求较高;访谈结果的处理和分析也比较复杂。

5. 自陈法

自陈法(self-report method)是学生对自己的学业成绩进行自我评价的方法,即自我鉴定。此方法作为学生自我调整学习计划的手段,易收到良好的成效,但要防止出现误差。一般来说,自我评价多有偏高的倾向,故需与他人评价相结合,以弥补自我评价的不足。

(三)试题的类型与编制

1. 试题的类型

按应答的方式及判分手段的性质分类,试题可以分为主观性试题和客观性试题两大类。而每一类型的试题又包括各种不同形式的题目。

(1)主观性试题(subjective item):让学生根据自己的思考结果答题,以表达对试题的理解和看法,对于考查学生语言表达能力,思维创新能力具有独到的功能。但评分者对给分标准难以做到完全客观一致,需要借助主观判断确定,易受主观因素的影响。主观题也称自由应答型试题,其题型有简答题、论述题、应用题、案例题等。

(2)客观性试题(objective item):这类试题在编制时已给出答案形式,格式固定,评分标准易于掌握,评分可以完全克服主观因素的影响,故称为客观性试题,又称固定应答型试题。客观题的题型有选择题、是非题和填空题等。

2.各种题型的编制

1)选择题(multiple-choice item):包括两部分。一是题干,表示问题的情境,多为一段叙述、一个问题或一份简短的病例介绍等,一般由陈述句或问句构成;二是选项,又称备选答案,是由正确答案和具有干扰作用的错误答案组成,一个题目的选择项一般有 4～5 个。选择题的类型有多种,目前国内护理教育测量常用的有最佳选择题(A 型题)、配伍选择题(B 型题)和多项选择题(X 型题)。

试题的编制要求如下:①题干与备选项构成的句子应该在逻辑上成立,语法上无错误,语义上无歧义;②题干和选项应能表达一个意思完整的问题,题干的设问要科学、明确、清晰,尽量不要用反面陈述;③题干应简明扼要,只包含阐明问题所需要的条件;④题干与备选项之间在逻辑关系或词语使用上应避免有所暗示或包含;⑤选项文字表达要精炼,长短大体相当,能放入题干的字词,不要在每个选项中重复出现;⑥各选项应按同一性质编制,而且彼此之间不应相互重叠和相互依赖;⑦不论是单项选择题还是多项选择题,选项都必须为 4 个以上;在同一份考卷中,所有选择题的选项个数力求一致;⑧正确选项的位置要按逻辑顺序或随机排列。

例:

(1)最佳选择题:

①单句型最佳选择题(A₁ 型题):即每道试题由一个题干和五个可供选择的备选答案组成。备选答案中只有一个是最佳选择,称为正确答案,其余四个均为干扰选项。干扰选项应该是完全不正确或者仅仅部分正确。在回答此类试题时,应当找出最佳的或者最恰当的备选答案,排除似乎有道理而实际上是不恰当的选项。

例:腰椎穿刺后,病人应去枕平卧的时间为( )。

A.1～2 小时 B.3～4 小时 C.4～6 小时 D.10～12 小时 E.24 小时

②病例摘要型最佳选择题(A₂ 型题):即每道题由一个叙述性主体(简要病例)作为题干,一个引导性问题和五个备选答案组成。要求学生回答这类试题时,一定要全面分析题干中所给的各种条件,分清主次,选择正确答案。

例:病人,男,30 岁。30 分钟前因汽车撞伤头部发生颅前窝骨折入院,采取保守治疗。对此病人的护理措施不正确的是( )。

A.床头抬高 15°～20°   B.抗生素溶液冲洗鼻腔   C.禁忌堵塞鼻腔

D.禁止腰椎穿刺   E.保持外耳道、口腔、鼻腔的清洁

③病例组型最佳选择题(A₃ 型题):即每道题先开始叙述一个以病人为中心的临床情境,然后提出 2～3 个相关问题,每个问题均与开始叙述的临床情境有关,但测试要点不同,而且问题之间相互独立,每个问题都是一个单句型的最佳选择题。学生在回答这类试题时,要注意每个测试点的区别,找出情境中能够回答这个问题的相关内容。

例:病人,男,40 岁。上腹部剧痛 3 小时,伴恶心、呕吐就诊。初步体格检查:神志清楚,腹部平,全腹明显压痛,呈板样强直,肠鸣音消失,肝浊音界消失。

a.你认为该病人最可能是( )。

A.急腹症,怀疑胰腺炎   B.癔症

C.消化道感染,怀疑伤寒   D.中枢神经疾病,怀疑脑疝

E.外伤,怀疑盆腔骨折

b.作为分诊护士,此时最恰当的处理是( )。

A.优先普通外科急诊   B.优先神经外科急诊   C.急诊按序就诊

D.回家继续观察   E.进一步询问病史

c.在体检中肠鸣音消失的原因最可能是( )。

A.肠穿孔   B.肠血运障碍   C.机械性肠梗阻

D.剧痛而不敢腹式呼吸   E.炎症刺激而致肠麻痹

d.预设问题情境病例串最佳选择题(A_4 型题):即每道题先开始叙述一个以单一的病人和家庭为中心的临床情境,然后提出 3～4 个相关的问题,问题之间也是相互独立的,每个问题都是一个单句型的最佳选择题。当病情逐渐展开时,可逐步增加新的信息。每个问题均与开始的临床情境有关,也与增加的信息有关。回答这类问题时,一定要以试题提供的信息为基础,提供信息的顺序对回答问题是非常重要的。

例:(a～d 题共用题干)病人,男,63 岁。确诊慢性阻塞性肺病近 10 年,因呼吸困难一直需要家人护理和照顾起居。今晨起大便时突然气急显著加重,伴胸痛,急诊就诊。

a.采集病史时应特别注意询问( )。

A.胸痛部位、性质和伴随症状   B.冠心病、心绞痛病史   C.吸烟史

D.近期胸部 X 线检查情况   E.近期服药史如支气管舒张剂、抗生素等

b.体检重点应是( )。

A.肺下界位置及肺下界移动度   B.肺部啰音

C.病理性支气管呼吸音   D.胸部叩诊音及呼吸音的双侧比较

E.颈动脉充盈

c.确诊最有价值的辅助检查是( )。

A.B 型超声显像   B.心电图   C.X 线透视或摄片

D.MRI   E.核素肺扫描

d.[假设信息]经检查确诊肺气肿并发左侧自发性气胸,其治疗拟选择胸腔插管水封瓶引流,尽快使肺复张。此时护士向病人解释引流的主要目的是( )。

A.维护已经严重受损的肺功能,防止呼吸衰竭   B.缩短住院时间

C.防止形成慢性气胸   D.防止胸腔继发感染

E.防止循环系统受扰和引起并发症

(2)配伍选择题(matching multiple-choice item)(B 型题):每道题由 A、B、C、D、E 五个备选答案与两个、三个或更多题干组成。五个备选答案在前,题干在后。答题时,要求为每个题干选择一个正确答案,每个备选答案可以重复选用,也可以一次也不选用。

例:

A.疼痛向右肩背部放射   B.疼痛向左肩至背部放射   C.疼痛向上腹部放射

D.疼痛向下腹部放射   E.疼痛固定

下列三题应选择:

①急性胰腺炎( )

②急性胆囊炎( )

③输尿管结石(　　)

（3）多项选择题（compound multiple-choice item）（X 型题）：每道题由一个题干和五个备选答案组成。形式类似于 A 型题，但正确答案为两个至五个。要求学生答题时需注意所给出的条件。

例：护士对肾病综合征病人水肿部位皮肤采取的护理措施中，正确的是(　　)。

A. 穿着宽大柔软棉质衣服　　　　B. 床铺平整干燥　　　　　　　C. 经常更换体位

D. 肌内注射后应多压迫一段时间　　　　　　　　E. 水肿部位禁止静脉注射

2）是非题（true-false item）：也称判断题，要求学生对一个陈述句或问句做出对错的判断。答案形式有"是或否"，"正确或错误"，"同意或不同意"。是非题的表述形式一般为：请判断下列说法是否正确，你认为正确的在括号内打"√"，认为不正确的在括号内打"×"。试题的编制要求如下：

①题目简单明了，表述清楚，忌模棱两可，造成学生难以判断；②每个试题只包含一个主题；③避免暗示性词语，如"经常""总是""可能"等；④编排题序时不要把相同答案的题排在一起，正确与错误的题数应大致相等，随机排列顺序。

例：静脉输液的滴速，成人 40～60 滴/分，儿童 20～40 滴/分。是(　　) 否(　　)

3）填空题（completion item）：将数字、词组、短语等一些关键的词补充到一个留有空白的句子里，使其成为完整的一句话。主要用于测量学生对知识的记忆和理解的程度。

试题的编制要求如下：①空格部分需要填写的词应是有考查意义的重要内容和关键词；②试题叙述应该简洁、清楚，填上正确答案后句意完整，避免使用教材中的原话；③填空题中每个小题的空格个数应该统一，每道题一般为一个，个别可以达到两个；④空格不宜太零散，以免由于句子或段落结构上的支离破碎而引起歧义，使人难于作答；⑤答案应尽量明确、简练、唯一且无争议；⑥填空题的空格部分统一用下划线表示，长度一致，能满足答题需要；⑦填空题的空格所在位置应尽量置于句子或题目段落后半部分，避免在句首出现；⑧若考查计算能力并要求填写数字，则应在空格后标明答案的单位；⑨填空题以空格为基本计分单元，一般要求每个空格赋分相同；⑩如果正确答案内容与其叙述顺序无关，应该在参考答案后注明。

例：适用于儿童呼吸道疾病的胸部物理治疗方法有体位引流、　叩击　及震颤三种方式。

4）简答题（short-answer item）：要求学生对试卷中提出的问题用比较少的文字来回答。简答题命题比较容易，适用于考查基本概念和原理，猜想的影响小，但它不能用来考查比较复杂的学习结果，评分时容易受评分者主观因素影响。编制简答题时教师应选择课程中的重点内容，若是专业课的简答题，则应选择与所学专业有关的重要知识点。

试题的编制要求如下：①对问题的叙述要清晰明确：简答题中经常使用列举、列表、简述、归纳等行为动词，用以限定答题程度。②题目前应设置导入语：问题提出前，应该通过简单的语句，设计问题的切入点，切入点的设计应围绕问题的核心内容进行。③留出适当空格：留空格的时机要适当。一个小题目提问完，就应该留出学生答题的空格，而不应该是等到一个大题目的所有小题目全部提问完，才集中留出一个大空格。

例：简述糖尿病病人运动时的注意事项。

5）论述题或案例分析题：论述题（essay item）或案例分析题（case analysis item）属于主观试题，其特点是要求学生用自己的语言和表达方式来回答问题，基本上不给学生回答问题设定限制。它适用于评估高层次的认知功能，检测学生理解和表达能力、概括总结能力、分析和解决问题能力等。论述题可以促使学生注意知识之间的内在关系，学着把知识点串成知识链或知识面。另外,论述题测试作为一种间接方法,可用以评估学生的态度、价值、观点等情感方面,如询问学生对护理的看法等。

试题的编制要求如下:①试题的内容必须是本学科的重点内容;②试题的陈述要明确,既能划定答案的范围,又能有发挥真知灼见的余地;由于论述题是用来测量高层次教学目标的,所以要避免试题中含有"回忆""写出""选择""区别"等动词,这些动词将使考生的反应限制于较低层次的教学目标;测量高层次教学目标的试题,一般用"分析""提出""判断""评定"等动词来陈述;③最好对答题的长度有明确的限制;④切莫出过多的论述题让考生选择作答,因为各个论述题之间很难做到"等值",允许考生在过多的论述题中选择作答,等于让他们参加不同的几次考试;⑤要事先作好标准答案,注明要点,供评卷时参考;⑥试题内容要有一定的思想性和教育性,至少不给考生带来不良影响。

例:张女士,32岁,公司职员。反复发作上腹部疼痛3年,近2周因工作繁忙,疼痛逐渐加剧并伴有恶心、呕吐、反酸、食欲不振,病人心情忧郁。T 36.5 ℃,P 86次/分,R 22次/分,BP 116/80 mmHg。心肺无显著体征,腹软,上腹部稍偏右有轻度压痛,无反跳痛和肌紧张。

请问:

①此病人的初步临床诊断是什么?

②此病人的主要护理诊断及其相关性因素有哪些?

③护士对其进行健康教育的内容有哪些?

(四)试卷的编制

1. 试卷编制的原则

试卷是学习结果测评的工具,试题应体现本学科课程规划、课程标准。编制试卷需遵循以下原则。

(1)科学性原则:这是编制试卷需遵循的首要原则。试卷中的任何一道试题,其科学性是保证试卷质量的根本,关系到试卷编制的成败。任何一道试题,不能有原理性缺陷,不能与实际相矛盾,不能把几种毫不相关的现象、过程等拼凑成一种特殊的情境,不能主观想象和无根据地臆造试题。

(2)简洁性原则:试题的语言表达要清楚、简洁,无冷僻晦涩字眼,学生阅读试题后能够明确他们要解答的内容,不存在理解题意的障碍。

(3)合理性原则:试卷的内容、范围、深度均不得超出考试说明的有关规定;试卷结构在题型、题量、题分、难度、区分度、认知层次比例方面分配合理;试题既要求有较好的覆盖面,又要突出重点;试题应具备一定区分度。按照考试目的和学生实际情况确定试题的易、中、难层次的比例,一般来说,单元测试和学业水平测试的比例依次为7∶2∶1为宜;70%容易题主要考虑基础较弱的学生不至于考试而受打击,失去学习自信心;20%稍难题主要激励中等水平的学生,提高学生学习兴趣;10%较难题主要让较高水平学生的优势得到发挥,激发学生的创新意识和创造能力。编制试卷时要研究课程标准、学生认知特点等因素。试卷的评分标准应合理、科学,对主观题的答案及评分设置要有分步性。

(4)理论联系实际的原则:试题内容与护理实践紧密相连,避免那种从理论到理论的试题及没有实际意义的试题。以护理实践中的直接问题作为试题的背景材料,考查学生对护理学理论和知识的认识和理解,考查学生运用所学理论知识和方法去分析解决实际问题的能力。

(5)独立性原则:试题中各个题目之间必须彼此独立,不可以相互牵连或提示。

(6)开放性原则:试题的结论或条件、试题的情境或过程、试卷的策略或形式等都可以开放。部分试题,其答案可以不是唯一的,试题编制过程中应渗透思维开放性原则,允许学生有独到的见解和不同的意见,引导学生跨越现有的基础向更高更深层次思考。

(7)时代性原则:试题必须注意结合社会热点、焦点问题,联系护理学科发展的新理论、新技术和新进展。引导学生关注护理专业命运和发展,特别是学科发展的新趋势、新成就等。

2.试卷的编制程序

试卷编制工作是一项周密而复杂的创造性劳动,该过程必须要全面地考虑各种因素,应按规范程序进行。只有掌握试卷编制程序的各项要求,才能编制出一份符合考试要求、高质量的试卷。试卷的编制程序主要分为以下七个步骤。

(1)确定考试目标:考试目标是试卷编制的出发点和归宿,具有导向和制约功能。它可以根据教学目标,结合不同的测试目的、内容范围、时间限制加以确定。考试目标包括考试内容、考查目的和各种量化指标,例如试卷难度系数、考试及格率、优秀率、平均分等。

(2)编制双向细目表:在充分了解教材内容的基础上,根据考试目的的要求,依据教学内容和教学目标,制定出命题及编制问卷的具体计划。计划应包括测试内容(知识、能力)、题量、题型、时限、不同知识点所考查的学习水平以及所占的比例等各个方面的具体内容,并用命题双向细目表的形式反映出来。

命题双向细目表是一种体现教材内容和学生学习水平两个维度内容的表格。维度一:反映教学内容的"知识点",必须以课程标准作为主要依据。维度二:体现"学习水平",把学习结果或认知水平分为"识记、理解、应用、分析、综合和评价"六个层次。(注:属于布鲁姆认知理论内容,实际运用时可根据考试性质部分选用。)双向细目表一般为两个维度,或将多个二维表整合在一个表中,见表8-3。

表8-3 某课程试题设计双向细目表

项目\考点	目标要求							预测难易度			
	识记	理解	应用	分析	综合	评价	合计	较易	中等	较难	合计
考点一											
考点二											
……											
合计							100%				100%

编制双向细目表的注意事项:①考核内容要依照标准的要求,试题范围应覆盖课程的全部内容,既要注意覆盖面,又要选择重点内容;②制作双向细目表时,试卷中拟对学生进行考核的"知识点"须按章次进行编排;表中考核知识点的个数与试卷中涉及的知识点个数相一致;③按照课程教学大纲要求,识记、理解类试题须控制在60%以内,避免单纯考核记忆水平的试题;④试题题目类型应合理选择,一份试卷中主观性试题和客观性试题的搭配应合理,题型数量应适中。

(3)编选试题:编选试题要依据命题原则,紧扣命题内容,围绕命题双向细目表,严格选择材料,进行编选试题。同时要在编制试题过程中同步写出每一道试题的答案,以便发现问题并及时纠正。

试题初步确定后,应做进一步的筛选和修订。首先对照双向细目表,审查所编试题是否与各知识点及其学习水平的设计相符,并根据具体情况进行增补或删减;其次,依据测验的时间要求,确定题量,并对试题做进一步的调整。在以上工作的基础上,对已确定下来的题目,从科学性、逻辑性、独立性以及语言表达等方面做最后的审定和修改。

（4）组配试卷：试题拟好或选取好后要按选择题、填空题、简答题的顺序排列，每大题又按先易后难的顺序编排，形成梯度，组配成卷，并编拟好指导语。

（5）预测难度：组卷完成后，根据前面预测的试题的难度，估算学生各题的得分，从而估得全卷得分，由此估算全卷难度。再结合考试目的，适当调整若干试题的难度、试题类型、试卷结构，使全卷试题的难度系数达到与考试目的的难度系数相符。

（6）试答试题：命题结束后，命题教师应对试题进行试答，并记录答题时间。一般情况下，用于实际考试的时间为命题教师试答时间的 3 倍。根据试答试题的情况和答题的实际时间，对试题内容做最后一次调整。

（7）制定参考答案和评分标准细则：命题和参考答案应是同步进行，在命题时应同时将试题答案确定下来。答案应具体明确，准确无误，各层次的分值要明确标明。试题的评分标准应该客观明确，评分标准要进行分项分配。试题赋分根据试题难度和答题时间进行分配，试题难度较大，需花较长时间解答的，分值应大些。

（五）考核的管理

考核管理的目的就是保证考核过程顺利无误，使考核结果客观真实，做到公平、公正、有效。

1.试卷的准备与管理

确保试卷机密，建立一套考试印刷、保管和保密制度。首先，教师命难易度接近的 A、B 两套试卷，并确保试题的保密性。其次，管理部门在印刷和保管等环节，不让任何外界人员获悉试题。总之，在考试前必须采取一切措施，秘密保管。教务管理部门随机抽取一套为考试卷，另外一套作为补考延考试卷。

2.编制考试日程表

学校教务管理部门统一编制考试日程表，并予以公布，表中要标明考试的日期、时间、地点、考核班级、考试持续时间等。各门课程考试时间安排不要太过紧密，留给学生足够的复习时间。

3.考场管理

（1）对监考人员：①每个考场至少安排 2 名教师监考；②监考人员在规定的时间内到达考场，考试期间不得离开考场；③严格遵守考场规则，对考生提出疑问的试题不暗示、不解释；④严格执行考试时间，不得随意缩短或延长；⑤认真查看，防止和制止考生违纪作弊行为，并进行处理。情节较轻者，应及时严厉制止；情节严重的，应当场取消考试资格，试卷作废，并做好记录。

（2）对学生：①开考前 15 分钟进入考场，对号入座，迟到达 30 分钟者不得入场，开考 30 分钟内不准交卷退场；②理论考试除带必要的文具，操作技能考试除带必要的工具或通知要求携带的物品外，不得将有关的书籍和笔记带入考场；③答卷前在卷面填写好个人信息；④必须用同一颜色笔答卷，不得在考卷上作任何标记，否则按违纪处理；⑤如对试题发生疑问，如试题分布、印刷问题、字迹模糊等，可举手向监考人员询问，但不得涉及试题内容；⑥考试结束，应立即停止答卷，待监考人员检查核对无误后方可离去，不得将考卷带离考场；⑦不得以任何形式违纪作弊。

4.考场情况记录

主考人员应该填写教务部门印发的"考场情况记录表"，记录考场应试人员、缺考人员及考场纪律情况等,并签名以示负责。

（六）考核的结果分析与评价

考核是检验学生学习情况的一种手段,只有对考核结果进行科学的数据收集、分析、管理和反馈,才能更全面、系统地分析教学情况,更好地加强教学管理和提高教学质量。

1.考试成绩分析

试卷的卷面成绩分析是一次考试后必须要做的工作,目的在于了解本次教学的总体质量,学生教学目标达标程度、教学中存在的问题及试卷编制中存在的问题等。

（1）绘制本次考试学生成绩分布表和图。例:某护理院校 30 名学生"护理学基础"考试成绩如下。

第一步:先将考分从大到小排列:

92 91 90 88 87 86 85 85 84 83

82 81 81 81 80 79 79 79 78 78

77 76 74 73 72 70 68 67 61 55

第二步:编制考分频数分布表,按照 5 分一个组距,计算每组频数填入表 8-4。

表 8-4　某校某班 30 名学生"护理学基础"课程成绩频数分布表

组数	起止点	频数	频率/（%）
1	90～	3	10.00
2	85～	5	16.67
3	80～	7	23.33
4	75～	7	23.33
5	70～	4	13.33
6	65～	2	6.67
7	60～	1	3.33
8	55～	1	3.33

第三步:以横坐标为成绩,纵坐标为频数绘制成绩频数直方图（图 8-1）。

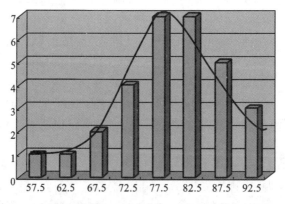

图 8-1　某校某班 30 名学生"护理学基础"课程成绩频数直方图

第四步:绘制线图,将直方图上面中点用平滑的曲线连接起来。也可采用统计学方法对成绩的分布进行正态性检验。成绩分布的类型一般有:正态分布、正偏态分布、负偏态分布等。

在学校测验和教学评价的过程中,正态分布与偏态分布都是数据分布的形态。正态分布说明测试结果与学生的实际情况一致,各种难度的试题比例合理,试题质量较好;正偏态分布说明试题难度偏高,或者学生基础比较差;负偏态分布说明试题难度偏低,或者学生整体水平较高。在实际的成绩评价中,不要盲目地追求正态分布,要具体问题具体分析,因为正态分布和偏态分布目标上具有一致性,功能上具有互补性。测验评价过程中,应有效整合二者,取长补短,使其相得益彰。

(2)计算本次考核的平均成绩和标准差:平均成绩是表示考试分数集中趋势的一种统计量,是教育测量中最为基本的统计指标之一。平均分在一定程度上反映了试卷整体的难度。平均成绩用 $\overline{X}$ 表示:

$$\overline{X} = \frac{\sum\limits_{i=1}^{n} X_i}{n}$$

其中,$\sum$ 表示数据之和,X_i 表示一个数据,n 表示数据总数。

标准差是描述一组分数离散情况最常用、最可靠的统计指标,也是教育测量中最为基本的统计指标之一。样本标准差用 σ 表示:

$$\sigma = \sqrt{\frac{\sum\limits_{i=1}^{n} (X_i - \overline{X})^2}{n}}$$

其中,$\sum$ 表示数据之和,X_i 表示一个数据,$\overline{X}$ 表示该组数据的平均数,n 表示数据总数。

根据均数加减1个或2个标准差,来反映本次考核学生成绩的集中趋势和离散程度。按理论比例的要求,一次考试的平均成绩应在75分左右,均数加减1个或2个标准差,应包括了68.28%或95.40%的考生成绩。

2. 评价试题质量的基本指标

考核的客观性和有效性取决于几个相互联系的基本因素,这就是要求考核的试题要具有比较适当的难度和比较高的区分度、信度和效度。只有保证了这些要求,才能达到考核的目的并提高考核质量。

1)难度(difficulty):是指试题或试卷的难易程度,是试题或试卷考查学生知识和能力水平适合程度的指标。难度指数越大,试题的难度越小。试卷难度应该根据考试的目的来选定,单元测验、期中考试、期末考试等检查性的考试,难度不宜过大,一般控制在 0.7~0.8 为宜,而竞赛试卷,难度应控制在 0.3~0.5 为宜。

因为试卷的难度值要在考试结束后才能统计得到,所以命题时必须对试卷做出比较准确的估计。一方面教师要钻研课程标准,精通教材;另一方面要了解学生的学习情况,只有这样才能编制出难度适当的试卷。一般情况下,难度适当的试卷,分数的分布应呈近似正态分布。

(1)0、1 计分试题难度系数的计算:0、1 计分试题又称为二分变量计分试题,即答案只有"对"和"错"两种,多见于客观题的计分,如选择题和是非题。其难度系数的计算公式为:

$$P = \frac{R}{N}$$

其中,R 为答对该题的人数,N 为参加考试的总人数。

例:有 100 名考生参加考试,答对某题的考生有 85 人,该题的 P 值为

$$P = \frac{R}{N} = \frac{85}{100} = 0.85$$

(2)非 0、1 计分试题难度系数的计算:是指得分从 0 分到满分的试题,如简答题、论述题等。其难度系数的计算公式为

$$P = \frac{\overline{X}}{W}$$

其中,$\overline{X}$ 为全体考生该题得分的平均值,W 为该题的满分值。

例:某题全体考生的平均分为 7.5 分,该题满分为 10 分,则该题的 P 值为

$$P = \frac{\overline{X}}{W} = \frac{7.5}{10} = 0.75$$

一般说来,难度对测验有以下三个方面的影响。

难度对测验分数分布的影响:测验分数的分布偏离正态分布有两种情况。一是试题难度普遍较大,考生得分普遍较低,使得低分端出现高峰,呈正偏态分布;二是试题难度普遍较小,考生得分普遍较高,使高分端出现高峰,呈负偏态分布。

难度对测验信度的影响:试题难度太大或太小,信度系数值降低。一般说来,试题难度为中等水平,即 0.5 左右时,测验的信度才会较高。

难度与测验目的的关系:目标要求简单的测验,则试题难度低一些;目标要求较高的测验,则试题难度就高一些。一般说来,难度系数≥0.7 属较易题;0.4<难度系数≤0.7 属中等难度题;难度系数<0.4 则属较难题。

2)区分度(discrimination):指试题或试卷对学生实际水平的区分程度或鉴别能力。区分度是反映学生掌握知识水平差异能力的指标。区分度高的试卷能对不同知识水平和能力的学生加以区分,使能力强的学生得高分,能力弱的学生得低分。如果水平高和水平低的学生得分相差不大或没有规律可循,那么这样的试卷的区分度就低。

区分度的计算方法有很多,如:点二列相关、二列相关、Φ 相关、四分相关、积差相关和极端分组法。特别需要注意的是对同一个试题的考试成绩采用不同的方法所得到的区分度的值是不同的。而研究表明,尽管采用不同方法计算出的区分度值不同,但在根据区分度值决定项目取舍时,结论却是完全一致的。极端分组法是通过比较两个极端效标组(高分组和低分组)在同一题上反映的差异来估计试题区分度的。对于极端分组的人数应占多大比例,要视被测学生总体的具体情况而定。如果测验总分的分布符合正态分布,最适当的比例是高分组和低分组各占 27%;如果分数分布较正态分布平坦,高、低分组人数比率要略高于 27%;一般情况下,其比率介于 25%~33% 之间即可。用极端分组法计算项目的区分度也被称作鉴别指数,其意义明确,具有计算简便、易于理解的优点,但所得结果不够精确,通常只用于一般教学测验中。

(1)0、1 计分试题区分度系数的计算:把学生总得分由高到低排序,取前 27% 的学生作为高分组,取后 27% 的学生作为低分组,则该题的区分度系数的计算公式为

$$D = P_H - P_L = \frac{R_H - R_L}{N_0}$$

其中,P_H 为 27% 高分组学生该题的难度系数,P_L 为 27% 低分组学生该题的难度系数,R_H、R_L 分别为高、低分组答对该题的人数,N_0 为高(低)分组的人数。

例:一次测试中,在 100 名学生中,高低分组各有 27 人,其中高分组答对第一道选择题的人数为 20 人,低分组答对该题的人数为 5 人,则这道题的区分度为

$$D = P_H - P_L = \frac{R_H - R_L}{N_0} = \frac{20 - 5}{27} = 0.55$$

（2）非 0、1 计分试题区分度系数的计算：把学生总得分由高到低排序，取前 27％的学生作为高分组，取后 27％的学生作为低分组，则该题的区分度系数的计算公式为

$$D = P_H - P_L = \frac{\overline{X_H} - \overline{X_L}}{W}$$

其中，P_H 为 27％高分组学生该题的难度系数，P_L 为 27％低分组学生该题的难度系数，$\overline{X_H}$、$\overline{X_L}$ 分别为高、低分组在该题上平均分，W 为该题的满分值。

例：在一次护理学基础的考试中，在 100 名考生中，按照总分的高低，高、低分组分别有学生 27 人，高分组最后的案例题的平均分为 8.5 分，低分组该题的平均分为 5 分，该题的满分为 10 分，则该题的区分度为

$$D = P_H - P_L = \frac{\overline{X_H} - \overline{X_L}}{W} = \frac{8.5 - 5}{10} = 0.35$$

试卷的区分度和难度有着密切的关系，试题太难或太容易均会造成无区分度。只有合适的难度才会有很好的区分度。实践证明，难度值为 0.5 的试题具有最好的区分度。但在实际编制试卷时，不可能要求所有题目的难度值均为 0.5。所以，当我们要求考生的成绩呈正态分布时，就需要减少难度大和难度小的题，增加中等难度试题，以使全卷难度接近 0.5，这样的试卷才具有较高的区分度。

3. 评价试卷质量的基本指标

1）试卷难度的计算：计算公式为

$$P = \frac{\overline{X}}{W}$$

其中，$\overline{X}$ 为试卷得分的平均值，W 为该试卷的满分值，一般满分为 100 分。

例：这次考试全体考生卷面的平均分为 78 分，试卷满分为 100 分，该试卷的 P 值为

$$P = \frac{\overline{X}}{W} = \frac{78}{100} = 0.78$$

2）试卷的区分度系数的计算：计算公式为

$$D = \frac{\overline{X_1} - \overline{X_2}}{W}$$

其中，$\overline{X_1}$ 表示 27％高分组学生总分的平均值，$\overline{X_2}$ 表示 27％低分组学生总分的平均值，W 表示试卷满分值，一般为 100 分。

例：一次考试中，高分组学生平均分为 85 分，低分组学生平均分为 65 分，满分为 100 分，则 $D = 0.85 - 0.65 = 0.2$。

3）信度（reliability）：即可靠性，指测量的结果的稳定性和一致性。信度的大小通常用两次考核结果的相关性来表示，相关系数称为信度系数。信度系数 r 介于 0～1 之间，系数越大，测量的结果越可靠。信度的测定主要包括三个方面：稳定性、内在一致性和等同性。主要包括以下几种方法。

（1）重测信度（test-retest reliability）：指同一考核在不同时间内对同一群体两次测定所得结果的一致程度，这两次考核结果的相关系数即重测信度系数。一致程度越高，相关性越大，则该考核的稳定性越好，重测信度也就越高。

（2）复本信度（alternate forms reliability）：用两份题数、题型、内容、难度、区分度、指导语、时限以及所用的例题、公式和测验等其他方面相同或相似，但题目不同的试卷来考核同一

群体学生,然后计算这两份试卷得分的相关系数,即复本信度系数。它可以说明试题的取样是否有充分的代表性,但无法表示考生掌握考试内容的稳定性。复本信度能够避免由于重测带来的记忆效应和练习效应,而且可用于长期追踪研究前后测量,减少了作弊的可能性。

(3)折半信度(split-half reliability):将全部试题分为相等的两半,如奇数题和偶数题,或前一半和后一半,分别计算每个考生两半试题的得分,再求得两个分数的相关系数。折半信度是测量内部一致性的简单方法,有的测量不可能再重复测量一次,不能计算重测信度,或者没有复本,不能计算复本信度,可以计算折半信度。但是,折半信度只计算了两半之间的关系,而不能反映各个题之间的内在一致性,需要用斯皮尔曼-布朗(Spearman-Brown,S-B)公式进行校正。S-B公式如下:

$$rtt=\frac{2rhh}{1+rhh}$$

rtt:全考核的信度系数。

rhh:两半试题得分的相关系数。

例:某次考核两半试题得分的相关系数为0.8,全考核的信度系数为

$$rtt=\frac{2rhh}{1+rhh}=\frac{2\times0.8}{1+0.8}=0.89$$

由于S-B公式是建立在两半试题得分的方差相等的假设上的,而实践中不一定能满足这一条件。当条件不满足时可用卢农(Rulon)公式:

$$rtt=1-\frac{Sd^2}{St^2}$$

其中,Sd^2表示学生在两半测验上得分之差的方差,St^2表示学生在整个测验上总得分的方差。

(4)评分者信度(inter-rater reliability):指不同的评分者对相同的对象进行评分时的一致性。简单的估计方法是随机抽取若干份试卷,由两个评分者单独打分,计算两个评分者所给分数的相关系数。由于主观型试题会受评分者主观因素的影响,如果试卷中主观型试题所占的比例较大时,就需关注评分者信度。

一般认为,$r<0.5$试卷信度较差,$0.5\leqslant r\leqslant0.8$的试卷信度良好,$r>0.8$的试卷信度较好。应用考核来测量评定学生成绩,一般要求信度系数在0.90以上。影响信度系数的因素很多,除随机误差外,还与试题的数量、质量、分数的分布及评分者的评定等有关。提高信度的方法主要有:①增加试题量,扩大覆盖面;②提高试题的区分度;③提高试卷评分的客观性和准确性。

4)效度(validity):即有效性,指一次考核能测量到所要测量的知识和能力的程度。

(1)内容效度(content validity):指考核题目对欲测量的内容和行为反映测定的有效程度。内容效度反映试题的代表性与合理性,即从质上看是否确切,从量上论是否适当,这就是内容效度所要解决的问题。

评价考核的内容效度,一般采取定性分析的方法。通过逻辑分析和比较,估计效度的高低,故内容效度有时也称推理效度或逻辑效度。因为内容效度不能用数量化的指标反映考核内容的有效性,而主要靠主观判断,所以要特别注意结论的客观性及合理性。主要从以下几个方面进行内容效度检测:①请有关专家和有经验的教师全面系统地对题目的有效性做出逻辑判断;②依据考核的目的,准确界定测量范围,根据课程标准和教材,结合制定的教学目标,明确考查范围;③逐一分析考核题目所考查的内容和能力水平;④作出评定结论。可从内容、

范围、题目的代表性、数量及分配比例等方面加以分析。

(2)效标关联效度(criterion-related validity):以测验分数和效标之间的相关程度表示的效度,其相关系数就是效标相关效度系数。所谓效标是指根据测验所要测量的特性或是预测的行为所确立的参照标准,它是根据测验目的而确定的。例如:某校为了选拔 10 名学生参加校外的护理相关知识竞赛,设计了一套试题,对全校护理专业学生进行了测试。要评价这次测验的有效性,可以用实际竞赛的考题,也对其他学生进行测试。如果选拔考试中的成绩与竞赛成绩有较高的正相关,就说明选拔考试具有较高的效标关联效度,在遴选竞赛人员上是有效的。用竞赛测验题测得的成绩,就是选拔考试的效标。

提高效度的方法:①恰当地规定考试目标,明确考查范围;②讲究命题的科学性,即试题取样科学,有足够的代表性,试题编制科学;③编制好命题计划,包括题号、题型、知识点、能力、难度、区分度、分值等,各部分试题的比例适当,数量适中。

信度和效度是密切相关的,信度是效度的一个必要前提,没有信度,效度不可能单独存在。效度高的测验,信度一定比较高;信度是效度的必要条件,但不是充分条件,信度高不一定保证效度高。当考核成绩的信度和效度不能同时兼顾时,首先应保证评价的效度,在此基础上再努力提高评价的信度。

4. 考试结果的总结性分析

考试结果的总结性分析主要是对考试质量进行综合性的分析。一般以文字形式将成绩的分布情况、试题质量、试卷质量等进行综合性的描述与分析,以诠释试卷命题与课程要求是否相符,能否真正达到考核目的,检测命题的质量,了解学生对所学知识掌握的情况及学生中存在的差异,检验教学过程中教与学的效果,以及目前教学存在的优缺点;同时,也可以全面掌握教师的教学效果、教风和学风,为提高改革提供科学依据。可以从以下七个项目进行考试结果的总结性分析。

(1)关于测试整体情况的综述:这一项目主要反映被测试者的总体情况,即简洁概述测试的时间、地点,测试进行的实际流程等情况。

(2)命题思路:针对本试卷试题,就其是否依据课程标准、是否支持课程教学改革、是否有利于理论联系实践、是否有利于推进职业素质教育等方面进行简要分析。

(3)整套试卷的主要特点分析:针对本套试卷的试卷结构、命题特点、考查侧重点、表现特别突出的试题及其实效进行分析,一般需要结合具体的试题进行简要分析。

(4)关于测试成绩的定量分析:在教育测量评价中,对测试试卷进行宏观与微观相结合的分析。其中,宏观分析主要对考试结果从整体上进行的分析,一般包括测试对象、测试日期、全卷总分、最高分、最低分、成绩分布情况、平均分、标准差、变异系数、试卷总体难度、试卷信度、试卷效度等项目。微观分析主要是对试题的分析,包括每道试题的平均得分、难度、信度、区分度、标准差、变异系数等。同时结合定量分析的结果从教、学、管理等方面找出存在的问题与不足。

(5)试卷中的典型试题的质量分析:通常情况下,高质量的试题既要体现基础知识基本技能、学科能力等方面的考查价值,又要体现相应学科的人文价值,关注学生的情感需求和个性差异。

(6)试卷存在的问题分析:①对试卷客观存在的具体问题进行分析,一般涉及所考查学科的内容方面的问题、试题与试卷呈现方式方面存在的问题、试题命题的具体操作上存在的技术问题以及题量题型的科学性方面的问题等;②对考生答题存在的问题进行分析,一般涉及考生运用基本知识的能力、考生理论联系实际等方面以及学生答题规范性方面等。

（7）教学建议：根据以上六点分析，给出相应的教学建议，建议包括教学要求、教学方法、学法指导等方面。

二、临床能力评价

（一）临床能力的内涵

在临床医学领域，普遍认为临床能力是医学生在临床实践中应该掌握相关知识和获取相关技能的能力，包括进行临床实践所必需的一般技能和完成某种特定临床工作所必需的特殊技能，如获取详尽的相关病史、进行体格检查、确立问题、分析判断、做出恰当处理等。在护理领域，临床能力也称临床护理能力，是近年来研究的热点。目前，国内外对临床能力的界定尚不统一，但其内容都是根据高等护理教育培养目标、标准，并结合教育理念及护理学科和职业特点而确定的。根据国内外文献的描述，护理专业临床能力通常被界定为护理人员为顺利完成以病人为中心的整体护理活动所必需的能力，包括评判性思维能力、沟通能力、决策和解决问题能力、健康教育能力、信息利用能力及自主学习能力等。

（二）临床能力评价的方法

临床能力的评价方法多种多样，按照评价的主体可分为临床带教教师评价、病人评价、自我评价；按照评价的形式可分为观察评价、床边考核法、客观结构化临床考试、计算机模拟考试等，以及多种方法相结合的综合评定法。

1. 临床带教教师评价

护理本科生实习期间一切护理活动都是在带教教师的直接指导下进行。临床带教教师履行着教育、指导学生工作的责任，比较了解学生临床能力，其评价的真实性和可靠性相对较高。带教教师可以根据临床能力的几个维度对学生进行评价，且在同一科室中，由同一位带教教师对一组学生进行评价，便于对学生间进行横向比较并把握相同的评价尺度。临床带教教师对学生的临床能力评价与学生自我评价表现出较好的一致性，会对学生的心理产生正性效应，促进学生赋予自身行为较高的价值，而产生自我满足感，增强改善行为的愿望。

2. 病人评价

护理学生实习期间直接接触的是病人，病人的评价会有其侧重点，病人对护理学生的评价更能反映病人的需求，更加符合现代医学模式对护理工作提出的要求。而且病人是临床护理的敏锐观察者，在判断学生临床技能方面是可以信赖的，所以对学生的评价应该参考病人评价意见。

3. 自我评价

自我评价对本科学生临床能力的形成与发展是必要的、有帮助的，自我评价是学生的临床能力评价中重要的一个方面，是培养学生自主学习能力的开始，也是培养学生终生学习能力的基础。学生亲自体验了临床实践，能对教育过程的好坏、优劣和是非提出自己的认识，能对自己的工作能力有一个基本的认识，可为院校调整和改革临床教育提供可靠依据。

4. 观察评价

观察评价是通过护理教师观察学生的临床护理行为表现，如护理操作技能、与病人交流能力、人际关系、工作态度等，而做出质量评价。一般由教学管理部门设计观察项目及评分标准，由科室负责人和带教教师负责实施。只有通过较长时间的观察，才能对学生专业思想、道德品质和专业态度等做出较为准确的判断。另外,经常观察学生的行为表现,还可以检查学生临床技能掌握程度,及时纠正其不足,以期获得有效可靠的结果。

5. 床边考核法

床边考核法是护理技能考核常用的方法,是由考核组指定一个临床实际病例,学生按要求完成临床护理项目来进行考核的方法,考核教师根据考生的实际护理行为对学生的临床能力做出评价。

床边考核法的优点:①提供了真实的护理情境;②可以灵活地运用病人的实际问题考核学生的临床思维能力;③通过学生与病人的沟通,可以考查学生的护患沟通能力。

床边考核法的缺点:①选择合适的病例有一定的难度,易受病种、时间和地点的限制;②由于缺乏标准的考试环境,评分易受考核教师主观因素的影响;③不适合对大批考生进行考核。

6. 客观结构化临床考试

客观结构化临床考试(objective structured clinical examination,OSCE)的基本思想精髓是"以操作为基础的测验"(performance-based testing),在 OSCE 中根据教学目标设置一系列模拟临床情境的考站,受试者在规定的时间内依次通过各个考站,对站内的标准化病人(standardized patients,SP)进行检查和(或)接受站内主考教师的提问,提出诊断结果和处理方法,获得测试成绩。主要用来评估医学生、实习医生、临床医生、护士等人员的临床操作技能以及循证医学、评判性思维、分析问题和解决问题等方面的能力。由于 OSCE 是以考查医学生基本技能和临床思维为重点,因此能更全面地评价学生的知识和技能。

OSCE 的优点:①客观评价实践能力:与传统考试方法比较,OSCE 采用标准化病人取代实际的病人,SP 模拟真实的情境,具有较高的真实性、客观性、可重复性及公平性,使临床实践能力的评价更加准确、客观及标准。②考核学生多方面的能力:OSCE 侧重于多方面能力的考核,而不仅仅是某一方面能力的考核。它可以更全面、系统地了解学生多方面的能力,如临床技能、健康教育、应急应变、护患交流、临床思维和评判性思维等临床实践中的综合能力。③激发学习动机:OSCE 为学生提供了逼真且全面的临床过程和真实感受,有利于掌握临床技能和改善单纯重理论的学习倾向,并通过模拟临床情境操作,使学生尽快适应临床实习工作,重视临床实习工作,主动完成实习任务,促进临床知识和技能向职业能力转化,激发学生的学习热情,调动学生学习的积极性和主动性。

OSCE 的局限性:①学生的压力:OSCE 作为一种新型的考试模式,学生在整个过程中感觉到有较大的压力,这种压力会影响其表现。②考核过程的复杂性:主要包括准备工作烦琐,需要大量的考务人员,考试成本高。另外,OSCE 是由一系列考站组成的,考站之间的间歇期,或分各个亚组进行考核时,存在泄漏信息的可能性,后考的学生有可能提前得到信息,从而影响考试的安全性。③考站数量难以确定:研究表明,OSCE 考站的数量严重影响了其信度、效度和可操作性,考站数量过少,考试的信度和效度会降低,而考站数量过多,将导致可操作性变差。一般认为考站数量以 8~16 个为宜。

7. 计算机模拟考试

作为一种评定成绩的工具,计算机模拟考试的目的是在逼真的环境下随病人病情的进展,通过推进模拟时间的方式由计算机评价操作者管理病人的能力。具体来说,计算机模拟考试就是通过计算机对声音、图像、图形、文字等信息的处理,视觉和听觉相结合,文字和画面相结合,借助典型病例和各种生动的画面(如典型体征、X 线摄片等)给受试者营造一个接近临床实际的环境,让学生在计算机上边观察边回答问题,考生如临其境,能较全面真实地反映出学生的解决临床问题的能力和水平,同时在一种可以延伸的环境下记录了医生的诊疗决策的结果。

计算机模拟考试的特点:①不受考核教师主观因素的影响;②利用网络技术可以进行异地测试;③结果可信度高:由于其提供了标准的考试环境,如时空条件均等、试题相同、评分标准相同,能更客观、公正地评价学生的临床能力。

8.综合评定法

综合评定法是根据培养目标和护理专业临床护理技能的要求,拟定评价指标体系和评定表,评价小组依据评价体系,综合采用定量与定性方法、观察法、床边考核法、计算机模拟评价等考核方法,对学生的临床能力做出综合评判。一般在毕业考核时应用。这种考核方法的优点是考核全面,缺点是组织上比较费时费力,评价结果易受到主观因素的影响。

根据教育评价的基本原则,临床护理能力的评价宜多主体结合,自我评价与他人评价相结合,过程评价与结果评价相结合,且宜采用多种方法,从多重角度、各个阶段进行评价,并注重结果的反馈,才能发挥评价的导向、激励和调控功能。

第三节　教师评价

教师评价就是对教师的素质、工作过程及工作绩效进行全面、客观、公正的价值判断的活动。随着高等护理教育改革的深入进行,全面、有效地对护理教师进行评价,是保证高水平护理教学质量、促进教师和学院发展的重要手段。

一、教师评价的主要内容

护理教师评价是一项内容多、层次多、涉及广,虽然复杂但却是非常有意义的工作。有效的教师评价是保证教师队伍持续发展的重要手段,也是建立和完善激励机制的前提。评价的内容主要包括教师素质评价、教师职责评价、教师工作绩效评价和教学影响评价。其中教师素质评价主要从文化知识素质、思想道德素质、能力素质及身体心理素质等方面进行评价;教师职责评价则主要针对教师在教学的准备和教学过程进行考核与评价;教师工作绩效的评价主要包括教育效果、教学绩效和教学科研成果三项;教学影响评价即教学反馈,反映的是不同群体对教师的满意程度,如教学管理者评价、同行评价、专家评价、教师自我评价和学生评价。

对教师进行评价时,可从上述四个方面选取若干指标,制定一个完善的指标体系。在制定指标体系的权重时,可根据需要在内容上有所侧重。

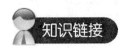

建立高校教师发展性教师评价体系

1985 年英国皇家督学团提出了发展性教师评价制度,或者是"专业发展模式"(professional development model)。发展性教师评价制度提倡奖惩分离,帮助教师改善行为表现,促进职业发展。发展性教师评价制度其核心是以人为本,重视主体性、重视评价的激励与发展功能,促进评价对象的发展与提高。该体系将教师个人身心的完善和工作业绩的提高有效结合起来,注重培养、增强教师的主体意识与创新能力,使教师能够在个人发展与工作创新之间寻求到一种平衡。该体系是教师专业化发展的唯一选择,这不仅是我国未来教师评价体系的理想模式,而且是我国教育改革和发展的客观要求。

资料来源:柳彦,王斌全.关于建立高校教学团队发展性教师评价体系的思考.护理研究. 2014,(18):2301-2302.

二、教师评价的方法

1. 学生评价

学生是教师课堂教学最直接的对象,能亲自感受和了解教师的整体素质水平,因此,从教学评价方面来说,学生是最有发言权的。从学生所处的地位来说,能较客观公平地反映实际情况。学生评价主要采用问卷调查与座谈会相结合的方式进行。它主要通过了解学生对教师教学的意见,来评定教师的教学态度、教学技巧、表达能力、教学组织能力以及沟通与协调师生关系的能力。这种评价在一定程度上能为教师教学的改进提供一定的反馈意见。

但是,学生评教也存在一些问题,首先学生评教受到知识水平的影响,对评教内容有不同理解程度和理解角度,另外,知识、经验的不足和学生作为受教育者的角色的局限性,决定了学生缺乏足够的能力全面准确地评价教师的工作,他们缺乏对教学目的或意图、教学内容及方法上的总体了解。此外,学生评教亦受到学生个人特点影响,如世界观、人生观、学习兴趣、师生关系等,从而不能真实客观地评价教师。

2. 教师自评

教师对自身的教学活动进行评定,是教学评定的主要途径。教师自评意味着对教师的尊重和信任,有助于增强教师的主人翁意识,鼓励教师积极参与评价过程,提高教师评价的有效性和可靠度,使评价成为教师自我改进、自我教育的过程。

教师的自评一般是通过三种方式进行的:一是根据别人对自己的评价来评价自己;二是通过与他人的比较来评价自己;三是通过自我分析、自我反思来评价自己,发现自己的不足,有利于授课质量的提高。教师自我评价有时会有夸大自己、评级较高的现象,但从总体上来说,教师能够做到客观地评价和分析自己的工作,并做出改进和完善的决策。

3. 同行评价

同行评价是指由教研室或学校其他的老师对某教师的教学做出评定,这种评定的优势在于参与评定的教师相互之间比较了解,对本学科的教材、教学目标、内容、方法等以及师生的具体情况比较熟悉。因此,做出的评定比较符合实际,同时也有利于教师之间的相互学习、相互交流,提高教师的整体水平。同行评价一般采取教案诊断和课堂听课的形式进行。教案诊断就是从教法的角度出发,通过了解教师准备的教案目标是否清晰具体、内容是否得当、重点难点是否突出等,进行分析并提出建议。课堂听课是指学校组织同学科教师相互听课,在现场观察的基础上,按一定的指标对教师课堂教学进行评分。

与学生评价重点在教学态度、教学技巧不同,同行评价更注重教师对本学科内容的掌握程度以及教学任务的完成情况等,一般而言,在教师教学质量评价方面,同行评价最具权威,也最能提出中肯的意见,但是如果组织不当,这种评价也容易流于形式。另外,同行评教过程中往往更注重教师授课内容的丰富性、逻辑性等情况,容易忽视学生的接受能力和教学效果。

4. 领导评价

领导评价是一种自上而下的评价,它一般是指由校长或学校上级教育行政部门领导实施的评价,具有较大的权威性。主要由学校领导通过听课、检查教案和学生的学习作业、召开师生座谈会等形式了解教师的教学质量并作出评定。在领导评定过程中,要遵循一个原则,即评价要实事求是、公正、公平,不能凭主观印象,否则将会打击教师教学的积极性,影响教学质量的提高。

5. 专家评价

专家评价往往是学校教师评价中的一种补充方式。具有精博专业知识,丰富教学经验的同行专家,能够从专业的角度评价教师的教学内容、教学方法和教学效果等。在此基础上,对教师的教学进行诊断性评价,帮助教师发现问题,提高教学质量。专家评价一般比较客观和专业,往往能开阔教师视野,更准确地对教师的教学作出判断。

及时、全面地对教师的教学活动进行评价,是帮助教师客观地认识自己的教学活动,改进教学法,形成教学风格,促进学术研究的基础。在对教师进行评价时,可采用多种方法相结合,并合理分配各评价主体的比重,才能做到客观和公正。

三、课堂授课质量评价

课堂教学质量是教师、学生、课程、教学管理等多种要素相互作用的结果,其中教师因素是影响和制约教学质量的主要因素。教师的课堂教学质量评价是整个教学工作质量评价的核心内容,是衡量教师知识水平和教学水平的重要依据之一。

（一）授课质量评价的原则

对护理专业教师授课质量进行全面、科学的评价,首先要明确其应遵循的基本原则,课堂授课质量评价的原则主要体现在以下几个方面。

1. 发展性原则

发展性原则主要包括两个方面的内容。第一,有利于学生的发展;第二,有利于教师的专业发展。

2. 主体性原则

在评价的对象上,主体性原则是指被评价对象对评价活动和过程的参与,包括评价指标的建立、评价方法的采用、评价过程的实施等都要有教师的参与;在评价的内容上,主体性原则是指评价中要体现互动和学生的发展,即评价的一个重要内容就是学生是否积极参与师生间的互动。

3. 效益性原则

效益性原则是指在单位时间内所取得的教学成果与所付出的物质代价和精神代价的比率。这既是教师创造性发挥的体现,同时也是通过课堂授课质量评价提高教学效率的重要方法,它的实现才能真正达到发展性评价的目的。

4. 艺术性原则

艺术性是教师素质的综合体现,不仅体现在教师的各种能力之中,也体现在课堂教学的各个环节之中。评价过程中对教学艺术性的评价主要体现在对教师素质和教学过程的评价上。

5. 过程性原则

过程性原则包括两个方面。第一,评价针对课堂教学过程,即课堂授课质量评价本身直接针对的是课堂教学活动及其历程,在这个过程中,可结合课堂教学的目标来评价课堂教学的效率。第二,它是与发展性原则相生相伴的一个原则。评价既要体现教师教学经验的发展过程,又要体现学生学习经验的发展过程。

6. 多元性原则

多元性原则主要体现在三个方面。一是评价内容的多元性,即对教学基本环节和过程进行评价,对教师的基本教学能力要素、教学效果、教学思想和理念等进行评价;二是评价主体的多元性,评价的主体有教学管理者、被评教师或学生、同行参与评价等;三是评价方法的多元性,既要重视客观、量化的评价方法,也要重视量性和质性评价相结合的方法。

(二)授课质量评价内容

课堂授课质量评价主要包括教学目标、教学态度、教学内容、教学过程、教学能力、教学效果六个方面。

1. 教学目标

护理教学目标评价的内容主要包括:①认知目标:按照护理课程标准规定的基础理论、基本知识和基本技能的任务要求,循序渐进地进行教学,保证教学质量。②能力目标:着重培养学生的各种能力,包括沟通能力、分析问题和解决问题的能力等。③情感目标:学生的专业思想稳固,重视专业情感的塑造与培养。着重评价教学中目标是否明确交代了教学目标,目标设定是否适当,本次教学是否达到了目标等,以及学生是否明确了教学目标。

2. 教学态度

教学态度是做好教学工作的前提和基础。评价内容主要有:热爱教学,不迟到早退;课前准备充分,教案和课件书写及制作完整、认真且精彩;教风良好,治学严谨;注重专业思想教育,教书育人;教师仪表符合规范要求,教态亲切自然,精神饱满,为人师表;关爱全体学生,注重学生的个性发展,因材施教等。

3. 教学内容

教学内容评价主要包括:知识正确,无科学性错误;护理专业是实践性学科,所以授课要注重理论联系实际,有助于学生理解;重点突出,难度适宜;恰当处理教材,合理设计教学情境;问题设计具有科学性、启发性。

4. 教学过程

教学过程主要是指教学方法的选择、教学手段的利用及教学过程的掌控。评价的内容主要有:①教学方法灵活多样,激发学生的学习兴趣,调动学生学习的积极性,课堂气氛活跃、轻松、和谐,学生参与率高;②运用多种手段创设问题情境,体现学生主体性,指导学生发现问题、分析问题、解决问题,以问题为主线展开教学活动;③板书设计合理,重点突出,字迹工整。课件精良,应用自如,教具使用合理;④授课进度掌握适当,各环节衔接紧密。

5. 教学能力

教师的教学能力贯穿整个课堂教学过程,直接影响着课堂教学的效果。评价教学能力主要依据以下四点:①教师的专业知识要准确、深厚;②教学技能规范;③语言表达准确有逻辑、流畅简洁;④具有应变能力,灵活处理突发事件,仪表端庄大方。

6. 教学效果

教学效果是根据一定的教学目的和任务,对教与学两方面的效果进行评价。评价内容包括:①学生较好地掌握了所学的知识技能;②学生积极主动参与学习;③学生对教学内容有兴趣、乐于探索、主动钻研,获得了成功的情感体验。

对教师的授课质量评价一般是将以上评价的内容分解为具体指标,并赋予权重,设计成评定量表的形式,由评定者对教师进行评价。但教师授课质量评价指标体系并没有固定的模式,各护理院校应根据国家和本专业对教师授课质量的基本要求,并结合本校的实际情况制定出一套切实可行、符合自己办学理念的指标体系,以客观、真实地评价教师的授课质量。

四、临床护理教师评价

临床护理教师在临床教学中扮演着重要的角色,对其教学能力评价的结果可以作为制定管理决策的依据,并有助于明确教师的发展方向及保证带教质量。

(一)临床护理教师评价的原则

1. 客观性原则

对临床护理教师的评价必须采取客观的实事求是的态度,在编制评价指标体系时要尽可能准确地反映临床教学实际情况。

2. 多维性原则

对临床护理教师的评价,不仅局限于临床教学能力的评价,还涉及护理能力、评价学生的能力以及人际交往的能力等。

3. 科学性原则

评价应以正确的教育思想和教学理论为指导,遵循临床教学的规律、原则,适应深化临床教学改革的要求和护理学科的特点。

4. 多主体评价原则

对临床护理教师除了采取自我评价、学生评价及专家评价外,很重要的一个评价主体是病人,即在对临床护理教师的评价中应引入病人评价。

(二)评价内容

1. 带教态度

良好的带教态度是做好临床带教工作的前提和基础。临床护理教师应热爱临床教学工作;关心和爱护学生,态度和蔼,保护学生的自尊心;认真解答学生提出的问题;经常与学生沟通,主动了解学生全面情况(学习、生活、心理等);公平对待每一位学生等。

2. 专业知识与技能

临床护理教师不仅应具有扎实的专业基础知识,还应有较广泛的相关学科的知识,并且技术操作规范、熟练,能够不断获得新知识和新技术,只有这样才能指导学生将所学的理论知识和技能与实践相结合,通过临床实习加强知识的理解和更好地以理论指导操作,培养和提高学生分析问题、解决问题与独立工作的能力。

3. 护理能力

护理能力是指护士将实践、观察、临床经验、知识和技巧结合起来,为达到"以病人为中心"的目的,准确快速处理紧急情况的能力,对待病人有爱心、耐心和责任心等。

4. 教学能力与技巧

临床护理教师教学能力的高低及教学技巧的运用是否恰当,对教学效果影响很大。应评价临床护理教师是否能根据教学目标制定切实可行的教学计划,事先准备好实习内容,有计划、有目的地进行教学;能否采用多种教学方法激发学生的兴趣并发挥学生的主体性;是否注重培养和提高批判性思维能力和临床思维能力;能否指导学生按规范书写护理文件,及时记录所护理病人的病情变化。此外,还要评价临床护理教师对学生操作技术的指导,培养学生独立工作的能力等。

5.人际沟通能力

教学过程是师生双方有目的地相互交流,并与环境发生关系的过程。良好的师生沟通是建立在教师有丰富的理论知识、临床经验、教学经验及教学意识的基础之上的。良好的师生沟通对有效教学很有帮助,能够提高学习动机和兴趣,有助于培养对护理专业的热爱。另外,临床教师与病人之间的沟通会潜移默化地影响学生,良好的沟通有助于形成榜样的作用,使学生对将来的职业角色有充分的认识,提高学习效果。

对临床护理教师的评价,国内各院校一般都采用评价量表的形式进行,把上述各个方面分解为具体的指标,然后对各个指标进行权重的分配,设计临床护理教师评价表,也可以采用多主体评价方式,客观、真实地评价临床护理教师。

能力测试题

1.正确解释下列概念:教学评价、诊断性评价、形成性评价、总结性评价、绝对评价、相对评价、试题难度、区分度、信度、效度、考核法。

2.阐述护理教学评价的概念和功能。

3.比较学生学业评价各方法的异同,分析各自的优缺点及适用范围。

4.比较各种类型试题,分析各自的优缺点和适用范围。

5.举例说明学生临床护理能力评价的方法和影响因素。

6.运用所学知识应用统计学方法,对某次考试试题的质量进行分析。

7.陈述教师课堂授课质量评价的基本内容。

8.阐述临床护理教师评价的原则和基本内容。

(杨　丽)

第九章　护理学专业的学生与教师

 导入案例

　　某实习医院的一位临床带教老师小李,准备带着一位她正在带教的临床实习学生去病房给某病人采集静脉血化验。在去病房之前,小李老师给学生讲解了静脉穿刺的要领,但是学生仍稍有些紧张。进病房实际穿刺时,学生两针都未能刺进血管,因此双手有些哆嗦。此时学生心想:"采不出来血不行啊,以后我还怎么再给这个病房的病人穿刺啊,所以一定得采出来呀!"于是,她又准备穿刺第三针。此时,小李老师将针接了过来,一针采出血来,并对病人说:"对不起,让您受痛了!"。

　　结合该案例分析:你怎么看带教老师小李和学生的做法与想法? 护理学专业的学生应具备哪些专业素质? 护理学专业的教师应具备哪些职业道德?

　　教师与学生是教育活动中最基本的要素,也是教学过程中最活跃的两个群体。护理学专业的学生是护理教育的对象,也是在护理教学活动中承担学习责任和接受护理教育影响的人。护理学专业的教师是在护理教育活动中承担教的责任和施加教育影响的人,是护理教学活动的组织者和执行者。作为护理学专业的教师,只有充分了解自己的学生,并对自身的教师角色有全面、正确的认识,才能更好地实现护理教育培养目标,不断提升护理教育质量。

第一节　护理学专业的学生

　　护理学专业的学生(nursing student)是护理教育活动中的受教育者,是教育活动的主体。护理学专业教师要充分了解学生的基本属性、权利与义务以及应具备的素质,研究其综合素质培养的方法与策略,以确保教学质量。

一、护理学专业学生的基本属性

　　护理教育的目的是通过教学过程将受教育者培养成具有良好政治思想素质和职业道德素质,具有坚实的理论知识和专业技能,以及能独立解决护理问题的合格护理学专业人才。护理学专业学生作为受教育者具有以下基本属性。

(一)具有发展潜能

　　学生的发展是指在遗传、环境和学校教育,以及自我内部矛盾运用的相互作用下身心两方面所发生的质、量、结构方面变化的过程与结果。这种发展不仅是其生理上成熟的过程,更是学生在认知、个性及社会化方面发展的过程。学生作为发展中的人，从开始专业学习到毕业，他们身心的各个方面都潜藏着各方面发展的可能性，其展现出的各种身心发展特征还处于变化之中，具有极大的可塑性。而且，学生的发展潜能是不可估量的，具有丰富性、隐蔽性、个别差异性和可开发性等特点。因此，应当视这种发展性为教育的资源和财富，加以开发和利用。同时，也应该看到这种发展性所表现出的不完善是正常的，既要对学生严格要求，又要允许其犯错误，并进行及时纠正，这样才能促进学生的进步与发展。

（二）具有发展需要

学生作为发展的人，意味着学生是一个正在成长的人，因此，其发展的需要是多方面的，包括生理和心理的、认知和情感的、道德和审美的、专业和人文的等。护理院校所设定的各层次的培养目标正是基于学生发展需要的多面性。

（三）具有发展的主观能动性

学生的主观能动性是指学生具有主动发展其自身的技能，不是被动的加工对象。在学校专业教育这一特定环境中，学生以学习为主要任务，在教师的指导下通过学习获得身心的发展。在护理学专业教育中，教师不能一味机械地灌输和简单地说教，而应把学生当作教育活动的主体，应该认识到学生不是消极被动地接受教育的人，而是具有主观能动性和不同的身心素质的人，学生的主观能动性具体表现在以下三方面。

1. 独特性

独特性表现在学生有其个性，学生之间存在差异性。在护理教学情境中，不同的学生会表现出不同的认知特点、不同的分析问题及解决问题的方式方法等。即使生活在一个群体中的个体之间都迥然各异，且这种差异是客观的、永恒的。护理教师应采取积极的态度去研究、了解每一个具体学生的特点。应在统一要求的前提下因材施教，使每个学生都得到发展。

2. 选择性

学生在教学过程中具有独立的主人翁意识，有明确的学习目的和自觉积极的学习态度。学生可以根据自身的条件、喜好和能力选择符合自己需求及自己感兴趣的学习内容，选择自己的专业发展方向。

3. 创造性

学生学习的过程并不是简单的复制过程，而是常常以批判与怀疑的态度来接受教育的影响，同时产生自己的思考和创新的过程。因此，在教学中要鼓励学生这种质疑的态度，充分发挥其学习的积极性和创造性。

总之，护理教育者必须充分尊重和调动学生的主观能动性、积极性，培养其创新精神，这样才能培养出适应当代社会需求的高素质护理人才。

二、护理学专业学生的权利和义务

（一）护理学专业学生的权利

在教育的法律关系中，学生有别于其他教育主体而享有特定的权利。护理学专业学生的权利是在公民一般权利和学生权利的基础上，根据医学院校教育和学生的特点而规定的护理学专业学生应享有和受到保障的权利。护理学专业学生既有作为普通公民享有的宪法法律所规定的一切公民权，又享有《高等教育法》、《普通高等学校学生管理规定》等教育法律法规所规定的专有权利，同时，作为护理学专业的学生，还享有医学生应享有的权利。

1. 人身权

护理学专业学生的年龄基本接近成人,按照我国《宪法》规定,他们享有平等权、人身自由权等,因此医学院校在培养护理学专业人才的过程中,应根据学生的特点科学安排教育活动,尊重学生自由,尊重学生人格,保护学生隐私,促进学生身心健康。

2. 受教育的权利

根据《教育法》和我国 2005 年 9 月 1 日起执行的《普通高等学校学生管理规定》,护理学专业大学生享有和所有在校大学生相同的权利:

(1)参加学习教育教学计划安排的各项活动,使用学校提供的教学设备、图书资料。

(2)参加社会服务、勤工助学,在校内组织、参加学生团体及文娱体育等活动。

(3)按照规定可申请获得奖学金、助学金及助学贷款。

(4)在思想品德、学业成绩等方面获得公正评价权,完成学校规定学业后获得相应的学历证书、学位证书。

(5)对学校给予的处分或者处理有异议,向学校或者教育行政部门提出申诉;对学校、教职员工侵犯其人身权、财产权等合法权益,提出申诉或者依法提出诉讼。

(6)法律、法规规定的其他权利。

(7)课外生活方式选择权。学生在完成正常学习活动之外,在不违反法律、法规的条件下,有权选择自己的生活方式。

(8)救济权。当学生合法权益受到不法侵害时,有权通过正当的途径请求保护。

3. 临床实习时的权利

临床实习是护理学专业学生在校学习的重要组成部分,是将理论知识转化为实践能力的必备过程,在护理学专业人才的培养过程中起着举足轻重的作用。在临床实习期间,护理学专业学生应享有以下权利:

(1)知悉实习的安排:学生有权知道实习过程的安排,有权利期望教师引导他们达到目标。教师应该向学生解释实习单位的政策、实习轮转的程序、临床教学方法及评价方法等。

(2)良好的学习环境:实习单位应为学生提供充分的临床实践环境与机会,提供必要的学习材料与学习活动等。

(3)有权选择带教教师:临床实习也属于护理的教学过程,学生在临床实习过程中有权利选择合格的带教教师来指导。

(4)有权拒绝执行某些操作:对教师要求其执行,但自己在实习中未曾学习过或自认为尚不熟练的技能,有权利拒绝执行。

(5)有权询问评价结果:为确保自己在临床实习期间获得客观、公正的评价,学生有权了解教师对自己实习表现的评价结果及评价依据,同时学生也须尊重教师对他们所作出的专业性评价。

(二)护理学专业学生的义务

护理学专业学生的义务是在公民义务的基础上,针对学校、教育及学生的特点而规定的对他们行为的限制和要求。护理学专业学生的义务既要履行普通高等学校学生的共性义务,又要履行本专业学生的特定义务。

1. 普通高等学校学生的共性义务

根据《普通高等学校学生管理规定》,护理学专业学生在校期间应履行与所有在校大学生相同的义务:①遵守宪法、法律、法规;②遵守学校管理制度;③努力学习,完成规定学习任务;④按规定缴纳学费及有关费用,履行获得贷学金及助学金的相应义务;⑤遵守学生行为规范,尊敬师长,养成良好的思想品德和行为习惯;⑥法律、法规规定的其他义务。

2. 护理学专业学生的特定义务

①尊重、珍视每一个生命,平等、关爱每一个病人;②努力学习专业知识和各项护理技术;③按要求参加临床见习和实习,并在带教教师的严格指导下进行临床工作。

三、护理学专业学生的素质

教育部、卫生部印发的《本科医学教育标准—护理学专业(2014年)》中指出:护理专业本科教育的培养目标是培养适应我国社会主义现代化建设和卫生保健事业发展需要的德智体美劳全面发展,比较系统地掌握护理学的基础理论、基本知识和基本技能,具有基本的临床护理工作能力,初步的教学能力、管理能力和科研能力,能在各类医疗卫生、保健机构从事护理和预防保健工作的专门人才。为更好地满足社会发展的需要,护理教育者在培养护理专业学生的过程中,必须明确新形势下护理专业学生应具备的素质,研究护理专业学生素质的培养途径与方法,才能为国家和社会培养合格的护理人才。

(一)护理学专业学生应具备的素质

1. 道德素质

(1)首先必须树立科学的世界观和人生观,要有坚定的政治信念,热爱祖国,忠于人民,对护理学科的性质有正确的认知,有强烈的责任感和敬业精神。

(2)关爱生命,尊重护理对象的价值观、文化习俗、个人信仰及权利等,充分体现人道主义精神和全心全意为护理对象服务的专业精神。

(3)具有科学的精神、慎独的修养、严谨务实的工作作风以及符合职业道德标准的职业行为。

(4)树立法律观念,明确法律意识,遵从医疗护理相关法规,自觉将专业行为纳入法律和伦理允许的范围内,能运用相关法规保护护理对象及自身的权益。在应用各种护理技术时应充分考虑护理对象及家属权益,对于不能胜任或不能安全处理的护理问题,应具有寻求上级护师帮助的意识。

(5)初步形成成本效益观念,具有利用一切可利用资源,以最小的医疗成本获取护理对象最佳健康水平的意识。

2. 业务素质

护理学专业学生应具备的业务素质包括系统的理论知识、娴熟的护理技能以及科学的思维方法。

(1)系统的理论知识:系统的理论知识是进行临床各科护理的基础,是指导临床护理实践的理论依据。

护理专业学生应掌握的知识包括:①相关的自然科学、人文及社会科学的基础知识;②基础医学、预防保健的基本理论知识,护理学基础理论和基本知识;③人体正常结构、功能、心理状态及其发展变化;④生命各阶段常见病、多发病及急危重症病人的护理;⑤常见传染病的预防、控制和管理知识;⑥基本的药理知识、临床用药及药品管理知识。

护理专业学生应熟悉的知识包括:①影响健康与疾病的各种因素及其评估和干预方法;

②不同护理对象的基本心理需要和常见临床心理问题的评估和干预方法;③不同人群卫生保健的知识和方法,掌握健康教育、疾病预防、疾病康复和临终关怀的有关知识。

护理专业学生需要了解的知识包括:①国家卫生工作的基本方针、政策和法规;②我国传统医学的基础知识及护理的基本方法;③护理学科的发展动态及趋势。

(2)娴熟的护理技能:娴熟的护理技能是做好护理工作,满足护理对象需要的重要条件。护理学是一门实践性很强的学科,学生的动手能力水平直接影响着未来护理服务的质量,因此对护理学专业学生而言,护理技能的培养至关重要。护理学专业学生应具备的护理技能包括:①与护理对象及相关专业人员进行有效沟通与合作的技能;②运用多学科知识和技能对护理对象实施整体护理的基本能力;③熟练的基础护理技术、急救护理技术以及专科护理技术,并能配合实施常用的诊疗技术;④敏锐的观察能力,能进行常见病、多发病的病情观察和护理;⑤初步配合急危重症的抢救和对突发事件进行应急救护的能力;⑥从事社区护理的基本能力,为个体、家庭、社区提供相应的健康保健服务;⑦进行初步临床教学和健康教育的教学能力;⑧初步的护理研究和信息能力,能运用现代信息技术有效获取和利用专业信息,研究护理问题;⑨基本的检索能力,能运用一门外语阅读护理学文献及进行简单会话,为护理对象提供维护健康与促进健康的能力。

(3)科学的思维方法:这是护理人员解决护理问题的重要途径之一,也是指导护理临床实践的基础。护理专业学生应具备的科学思维方法包括:①初步形成科学的质疑态度和批判反思精神,勇于修正自己或他人错误的态度,并运用循证思维指导护理实践;②初步运用评判性思维和临床决策的能力,以保证安全有效的专业实践;③善于从哲学的高度运用已掌握的理论和技能从宏观和微观两方面分析问题。

3.人文素质

人文素质是指由知识、能力、观念、情感及意志等多种因素综合而成的个人内在品质,表现为一个人的人格、气质与修养。随着医院竞争模式的改变,"以人为本"的人文关怀式服务已成为护理服务工作的重要内容,护理人员在关注病人疾病、减轻病人痛苦的基础上,必须具有以人为本的精神,树立尊重他人、关爱他人的理念。这就要求护理人员必须具备良好的人文素质,才能够立足救死扶伤的特殊岗位,肩负起构建和谐社会的光荣责任和神圣使命。护理人员不仅要承担健康照顾者、教育者等角色,还应承担病人合法权益的维护者及多元文化的实施者的角色,因此护理学专业学生应具备多元文化护理能力。

4.心理素质

(1)自我意识:包括自我认识、自我控制和自我接纳。通过明确与发掘自我意识,能够帮助学生发现生活中的真、善、美,使其具备健全的人格、高尚的心灵、美好的情操,把对病人的情感与自我价值的实现相互融合,自觉地找到自身工作的价值,提升道德感与责任感,发自内心对护理事业产生热爱,全心全意投入到护理工作中。一个人只有正确认识自己,才能有效地控制在面对病人疾病变化过程中所产生的焦虑、愤怒。

(2)自我激励:这是一种正面、积极的评价,是在遇到难以解决的障碍或困难时所表现出的不怕挫折、不自怨自艾及敢于竞争的信心。通过自我激励,可以激发挑战自我的能力,维持和提高对护理工作的激情。

(3)情绪控制:护理工作中压力源很多,要求护理学专业学生有克制冲动、保持情绪稳定的能力,并能够在复杂的环境中恢复平静状态,宠辱不惊,以积极乐观的情绪去善待他人、感染他人,塑造谦和稳定的个人形象,更好地调整自我,面对各种压力与刺激。

(4)挫折承受能力:护理工作中由于病人的病情复杂,变化迅速,难以达到理想的护理与治疗效果,因此造成护理工作成就感低,加之缺乏经验与应对复杂情况的能力,因此,容易出现沮丧、自卑等工作疲溃感。这就要求护理学专业学生能够具有较强的挫折承受能力,从容面对困难;注重积累工作经验,减少护理差错;当遇到困难时,要适度转移注意力,学会自己排解压力,逐步提高心理承受能力。

5. 身体素质

护理工作需要付出巨大的心力与体力,因此拥有强健的体魄是护理人员基本素质中最根本的部分。护理学专业学生可以通过多种形式的体育锻炼加强自身身体素质,还可以增加形体训练,如通过有氧健身操、健美操、艺术体操等项目达到坐、站、行、蹲等姿势的形体美。良好的身体素质不仅是完成护理工作的重要保障,也是提高自身心理素质的有效途径。

(二)护理学专业学生素质的培养途径与方法

1. 更新教育观念,合理安排课程设置

课程是人才培养最具体的形式,为培养社会发展所需的高素质护理人才,可以将素质教育的重要内容融入课程设置中。在课程设置时需注意:①加强专业学科课程,相应减少公共课程的课时,以突显护理的专业特点;②整合主干课程,规范选修课程,在知识教育的基础上注重学生素质的培养;③开设新型课程,改革教学方法,探索和研究适合学生专业发展的教学手段与方法;④课程小型化,形式多样化,引进"微课""慕课"等教学形式,实现课程选择自主化和知识资源公平化。

2. 加强实践教学,提高学生实践能力

实践教学是护理人才培养过程中贯穿始终、不可或缺的重要组成部分,是培养学生实践能力和创新能力的主要方法与途径。实践教学方案要坚持理论联系实际,提高实践教学针对性和吸引力;坚持课内课外相结合,确保实践教学贯穿人才培养全过程;坚持整合实践教学资源,形成实践教学的良好局面。

3. 加强人文教育,提高学生人文素质

构建"人文素养教育"的护理专业人才培养模式,明确护理的本质,树立人文意识,强化"以病人为中心"的护理服务理念,充分认识到人文护理在护理工作中的重要地位。培养良好的人文素质是一个潜移默化、循序渐进的过程,而非阶段性或跳跃式完成的。可以通过加大人文社会学科的课程比例,采用角色扮演等教学方法,将人文教育融入专业教育全过程。此外,护理教师在教学中的示范作用也是一种人文教育,教师要以身作则,提高自己的人文修养,将人文关怀渗透到每一次与学生的接触中。如在讲授"护理美学"时,教师的姿态、语言、行为都会对学生产生潜移默化的影响。同时,教学中还要重视人文社科知识及沟通技巧等实践体验及人文精神的塑造,并将沟通技巧、人文关怀纳入技能考核评价范围,从而强化学生人文意识,加快人文素质的内在转化。

4. 开展德育教育,提高学生思想素质

思想素质是培养学生的根本。思想是行动的先驱,是一切行为的动力。良好的思想是促成良好行为的必要条件。护理学生只有树立热爱祖国、热爱人民、热爱护理事业的正确思想,才能树立正确的职业道德,才能对护理工作尽职尽责。但是,德育教育并不是简单的知识教育,而应该更加体现在政治思想教育的渗透上。护理教师可以开展多形式的教学实践活动,寓德于教。此外,护理教师还应做好榜样的作用,注重潜移默化的影响。

第二节　护理学专业的教师

护理学专业的教师(nursing teacher)是护理教育活动的直接组织者和实施者,也是实现护理院校专业培养目标、发展护理专业及完成护理教育任务的基本力量。护理学专业教师职业素养的高低决定着护理院校人才培养的质量和办学水平。因此,正确认识护理学专业教师的角色与教师劳动,明确护理学专业教师的权利、义务及应具有的职业道德与素养,研究探索护理学专业教师培养的方法与途径等内容,对于促进护理学专业教师队伍建设,提高护理教育质量具有十分重要的意义。

一、教师角色与教师劳动

(一)教师的角色

"角色"是一个人在一定的社会规范中履行相应社会职责的行为模式,是一个人在多层面、多方位的人际关系中的身份和地位,是一个人在某种特定场合下的义务、权利和行为准则。在教学中,教师的角色不是一成不变的,而是随着教学过程的推进、教学形式的变化而发展变化的。教师的角色与教育的发展变化紧密相连。

高等学校的教师是与高等学校同时产生的,教师的角色由最初的单一性发展到现在的多元化,并随着教师在教育中承担的任务和职能的不同而不断发生变化。教师的角色概括如下。

1. 知识的传递者

这是教师的基本角色。教师要承担教书育人的教学工作,就应具有合理的知识结构及广博的文化知识,掌握精湛的教学艺术,对学生进行学习方法的指导,发展学生的思维及创造能力。

2. 人才的培育者

教学的任务,不仅在知识传递上,更重在育人,育人是教学质量的直接体现。教师要对学生的德智体美的发展全面负责,善于寓德于教,在教学中要将知识传递、智力发展与德育教育有机地结合起来。

3. 教学的设计者

教师是学生自主学习的设计者。教师要根据教学目标和学生的特点,选择适合的教材与教具,设计教学过程,设计学生和学习材料之间的相互作用。在设计过程中,教师要考虑三个问题:教学目标是什么?选择什么样的教学策略来实现这一目标?选择什么样的测验手段来检验教学效果?

4. 学习的促进者

教师是学习的引导者和促进者。教师要善于运用各种手段激发学生的学习动机,采取各种方式来促进学生的学习,使学生的学习不断深入,主动学习能力不断提高,教师的支持逐渐转变为指导。

5. 课堂的组织者和教学管理者

教师既要从事教学和科研,还要积极参与学校的各项管理工作。如课堂教学形式的组织与实施,对教学环境的控制和管理,教学过程中偶发事件的处理等,还要协助建立各种教学规章制度、维护正常的教学秩序。

6. 学生的伙伴

教师要与学生交朋友,要了解学生的需要、学习特点、兴趣、个性爱好等,与学生建立和谐融洽的师生关系,以保证因材施教的落实。此外,在教学过程中,教师还应以平等的身份和态度与学生进行讨论与交流,尊重并平等对待每一位学生,这样才能使学生敞开心扉,以便共同解决教学过程中出现的问题。

7. 科学的研究者

科学研究是教师不断提升学术水平,提高教学质量的重要保证。参加科学研究是高等学校教师必须参加的一项工作。教师要掌握科研的规律与方法,还要对自己的教学进行反思和评价,分析其中的不足,提出改进方案,并进行教学改革与研究。同时还要从事一些护理专业的科学研究,不断提高自己的专业学术水平。

（二）教师劳动的价值

教师劳动的价值是指教师劳动的属性、特点、功能、效果与教师劳动对象的需要之间的关系。教师劳动的价值主要体现在教师在社会和人的发展中所起的作用上,可分为显性价值和隐性价值。

1. 教师劳动的显性价值

教师劳动作为促进人发展的活动,在促进受教育者身心发展方面具有价值属性,即构成了教师劳动的显性价值。

(1)教师的显性价值表现在其能力价值上:能力价值依附于人的智商,是人的脑力与体力的表现。教师的能力价值主要通过培养人来实现。劳动力是实现教师显性价值的中介,劳动力价值是其显性价值的最终体现。

(2)教师的显性价值表现在直接经济价值的创造上:教师劳动除了传授知识外,科学研究也是另一项重要任务。

(3)教师的显性价值体现在以自己的知识和经验为基础为社会提供服务上:社会主义现代化建设需要大批各行各业、各个层次的高素质专门人才,需要教师付出辛勤的劳动。教师是人类文明的传播者与创造者,社会的发展与个人的幸福都依赖于教师的劳动。可以说,教师担负着推动社会进步的重大历史责任。

2. 教师劳动的隐性价值

教师通过促进受教育者发展,从而促进社会发展所呈现出的价值属性称为教师劳动的隐性价值。教师是新一代的塑造者和培育者,担负着为社会培养新一代人才的重任。教师是学校教育活动的设计者、组织者。教师通过自己的科学性劳动,可以有效地帮助学生构建合理的认知结构,最大限度地开发学生的心智潜能,并按照社会的要求,用自己高尚的情操、品德、人格,陶冶学生的心灵,塑造学生的行为。可以说,教师的劳动推动着个体精神世界的升华和人类社会精神文明的进步。

（三）教师劳动的特点

任何劳动都有其自身的特点,认识教师劳动的特点是认识教师的基础。概括起来,教师的劳动具有如下特点。

1. 示范性与感染性

(1)劳动的示范性:教育是培养人的活动,教师的劳动带有强烈的示范作用。教师劳动与其他劳动的最大不同点,就在于教师主要是用自己的思想意识和言行,通过示范方式影响或感染劳动对象。同时,处于身心发展中的青少年具有很强的依赖性,他们时刻观察着教师的一言一行,并视之为模仿的对象。著名教育家第斯多惠(F. A. W. Diesterweg)说:"教师本人是学校最重要的师表,是最直观、最有效益的模范,是学生最鲜活的榜样。"任何一个教师不管他是否意识到,他都在对学生进行示范。这就要求教师要时刻注意,处处为人师表,以身作则。无论传授知识、技能,还是思想品德,凡是要求学生能做到的,教师都要明确作出示范。此外,教师的思维方式、学习方法和人格特征,都在潜移默化地影响学生。

(2)劳动的感染性:教师在引导学生认识客观世界的同时,自己也作为其中的一部分出现在学生面前,参与学生的认知过程。教师要想取得好的教育效果,就必须用真挚的感情和优良的个人品质去打动学生的心灵,善于理解学生、关心学生及启迪学生。教师面对的是人,失去感染力的教师不会取得一流的教育成绩。

2. 劳动的长期性与效果的滞后性

教师劳动不是一种短期见效的行为,而是具有劳动的长期性和效果的滞后性。

(1)人的身心发展特点决定教师劳动的长期性:人的培养周期长,见效速度慢。十年树木,百年树人,人的成长不是在短时间内完成的。在人的培养过程中,无论是知识的传授、道德观念的树立,还是行为习惯的养成,都需要一个长期复杂的过程,同时也需要教师付出长期的努力。

(2)教育规律决定教育劳动效果的滞后性:教育规律表明,教育劳动的效果不是立竿见影就能看到的,它需要一个积累的过程。教师工作质量的好坏往往要等到学生走上社会,服务社会时才能得到检验,这就决定了教师的劳动是一种潜在形式的劳动。也由于教师劳动的长期性决定了评定教师劳动成果时,既要考虑学生现实的效果,又要将眼光放长远,考虑可能发生的潜在效果和社会效益。

3. 复杂性

教师劳动的复杂性是由教育对象、教育劳动过程的特点及教育劳动的内容所决定的。

(1)劳动对象具有主动性、多样性:教师的劳动对象是具有独立个性和主观能动性的人。由于先天遗传因素、个性心理、社会环境、家庭等因素的影响,以及后天教育的不同,教育对象之间存在着很大的差别,而且这些特点还处于不断的变化之中,这就使得教师的劳动不像工人那样只要有统一的模具、统一的操作规程,就能生产出同样优质的产品。此外,教师的活动不是单向灌输的过程,而是双向影响的过程。教育对象具有主观能动性,这种主观能动性还赋予教师劳动过程以反作用,这种反作用表现出特有的丰富形式和复杂程度。学生作为一种客体,是具有思想、情感、态度的综合个体,他们不是被动地接受知识,而是能动地参与教学过程,并影响教师的劳动。

(2)影响学生发展的途径具有多样性:教师劳动的过程是一种以知识信息为载体的传递和转化过程,是一种综合运用、消化、发现知识和技能的复杂的脑力劳动和体力劳动。教师要引导学生掌握知识,首先要有足够的知识储备,要对所教的知识有深刻的理解,还需要借助适当的教学方法和手段。教师不仅要考虑到学校教育对学生的影响,还要考虑校外的影响因素,要善于利用有利的影响因素,抵御或转化不利的影响因素。

(3)教师劳动的任务具有多方面性:教师劳动的根本任务是教书育人,促使每一个学生的身心都得到和谐统一的发展,这就体现了教师劳动任务的艰巨性和复杂性。教师要完成这一艰巨复杂的任务,不仅需要学校机构的配合,还需要家庭和社会的支持。此外,教师还承担着科研及服务社会的任务。

（4）教学内容的专业性、技巧性和复杂性：一个教师必须有深厚扎实的知识基础才能保证教学内容的正确性。同时，教师还应该接受教育学的专门学习和训练，这样才能在教育过程中表现出高超的教育技巧。教师劳动的复杂性就在于它在任何时候都应是科学与艺术、情感与技巧的完美统一。

4. 繁重性

教师劳动的繁重性主要体现在教学内容的多样性、劳动空间的延展性以及劳动时间的连续性上。

（1）教学内容具有多样性：教育不仅传递科学文化知识，还担负着学生思想道德的培养、身体素质的提高等多方面的任务。因此，教师既要在课内向学生传授科学知识，又要在课余组织学生开展丰富多彩、各种形式的第二课堂活动，发展学生兴趣、爱好、才能；既要全面指导学生校内学习、生活，也要关心他们的校外交往、活动；既要进行知识传授，又要从事科学研究。

（2）劳动空间的延展性和时间的连续性：学生活动的时间和空间不仅仅局限于学校，学生接受外界影响却没有时间和空间的界限。因此，教师的劳动也没有时间和空间的界限。只要有学生的地方，就是教师劳动的场所。同时，人的发展的无限性向教师提出无限量的时间要求。

5. 高度责任心

责任心是教师师德和整体素质的最基本、最集中的体现。教师劳动的高度责任心主要来自两个方面。

（1）教育事业是关于人类的今天和未来的事业。教育的成功常常影响社会的进步和发展、人类生活与生存质量的提高，因此社会与人们对教师寄予厚望。

（2）教师是直接从事各类人才培养的工作，他们的劳动优劣将直接关系到学生身心发展的前途，因而家长和学生本人也对教师寄予较高期望。社会、家长及学生的期望在教师身上转变成一种高度的责任感，给教师带来很大的心理压力，这种高度责任感要求教师必须始终兢兢业业地工作。此外，加强教师责任感需要个人、学校、社会三方共同努力，需要教师坚持"自律"与"他律"，并遵循物质激励与精神境界提升，教师个人价值实现与学校科学发展，保障教师合法权利与和谐社会建设等相结合的原则。

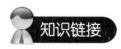知识链接

教师的威信

"教师的威信，首先是建立在责任心上。每一个优秀的教师，每一个诚实的教师，都明确了公民教育的伟大使命，并为达到这个目的而顽强地斗争。教师对待工作必须有高度的责任感，我听然确信，并且一生都这么说，连百分之一不合格的，连一个被浪费了的生命都不准有。"

资料来源：马卡连柯. 苏联文学名著：教育诗. 深圳：海天出版社，1970.

6. 创造性

劳动本身具有创造性，教师的劳动则要求有更灵活的创造性。教育是培养人的活动，教

育对象的特殊性和复杂性决定了教师劳动的创造性,这种创造性体现在以下几个方面。

(1)因材施教:学生的身心发展各有其特点,尤其在个性发展方面有他们各自的兴趣、爱好和特长。这就决定教师要想取得好的工作成绩,就必须不断探索创新,因人而异、因时而异、因地而异地选择和创造新的教育方式与方法。只有因材施教,才能扬长避短,灵活地、创造性地解决问题。

(2)对教育教学的原则、方法和内容的运用、选择和处理:具体表现为创造性地运用教学原则和方法。教学有法,但无定法。不同的教学内容、教学对象、教学条件和教师水平等情况下所运用的教学原则、方法就有所不同。反之,同样的教学原则、方法,在一种情况下适用,在另一种情况下可能完全不适用。因此,教师必须根据不同情况,创造性地选择、运用教学原则、方法,并经常探索新的、行之有效的教学原则和方法。

(3)对教学内容的处理和加工:教师劳动的创造性,还表现在对教学内容的不断更新和改造。教师备课是对教学内容再创造的过程,护理教师在教学过程中利用临床案例丰富教学内容,利用挂图等教具直观教学内容,使之既能符合当代科学和文化艺术的发展水平,又符合学生的年龄特征、认知发展水平和学习特点。

(4)灵活运用教育机智:教育机智(wisdom of education)是对突发性教育情境作出迅速恰当处理的随机应变能力。教育情境往往难于控制,预料不到的情况随时可能发生。教师要善于捕捉教育情境中的细微变化,迅速机敏地采取恰当措施,并创造性地利用突然发生的情况把教育活动引向深入。

7. 群体和个体的统一性

(1)教师以自己的知识、才能、品德、智慧去影响学生,完成自己的教育教学任务。在时间、空间、目标上均体现出个体性的特点,即教师劳动从劳动手段角度是以个体劳动的形式进行的。

(2)教师劳动的成果又是集体劳动和多方面影响的结果。任何一个学生的身心发展不仅是其在不同年龄阶段,不同学科的教师共同影响的结果,也是学校、家庭、社会和学生本人长期共同努力的结果。教师的个体劳动最终都要融汇于集体劳动之中。因此,教师劳动需要群体共同协作。

教师劳动的群体和个体的统一性,要求教师要协调好影响学生身心发展的综合环境,特别是处理好自身与教师群体之间的关系,又要不断提高自身的思想道德修养和业务水平。

二、教师的权利与义务

教师的权利是指教师依法行使的权利和享受的利益;教师的义务是指教师依法应尽的责任。为了切实保证教师能够充分地发挥自己的职能作用,顺利开展教育教学工作,在《中华人民共和国教师法》中明确规定了教师的权利与义务。

(一)教师的权利

(1)进行教育教学活动,开展教育教学改革和实验。

(2)从事科学研究、学术交流,参加专业的学术团体,在学术活动中充分发表意见。

(3)指导学生的学习与发展,评定学生的品行和学业成绩。

(4)按时获得工资报酬,享受国家规定的福利待遇以及寒暑假期的带薪休假。

(5)对学校教育教学、管理工作和教育行政部门的工作提出意见和建议,通过教职工代表大会或者其他形式,参与学校的民主管理。

(6)参加进修或者其他方式的培训。

(二)教师的义务

(1)遵守宪法、法律和职业道德,为人师表。

(2)贯彻国家的教育方针,遵守规章制度,执行学校的教学计划,履行教师聘约,完成教育教学工作任务。

(3)对学生进行宪法所确定的基本原则的教育和爱国主义、民族团结的教育,法制教育以及思想品德、文化、科学技术教育,组织、带领学生开展有益的社会活动。

(4)关心、爱护全体学生,尊重学生人格,促进学生在品德、智力、体质等方面全面发展。

(5)制止有害于学生的行为或者其他侵犯学生合法权益的行为,批评和抵制有害于学生健康成长的现象。

(6)不断提高思想政治觉悟和教育教学业务水平。

三、护理学专业教师的专业素养

教师专业素养是指从事教育教学工作所必须具备的特质。护理教师专业素养是护理学专业对护理教师的整体要求。护理学专业教师的专业素养包括职业道德、专业知识、专业技能、心理品质等方面。其中专业知识与专业技能组成了护理教师的智能结构。

(一)护理学专业教师的职业道德

教师的职业道德是指教师作为从事教学工作的脑力劳动者在教学实践中应遵循的道德规范,简称"师德"。教师职业道德对形成教师的职业理想和职业心理起着重要作用。护理学专业教师的职业道德是护理学专业教师从事护理教育工作时应当遵守的行为准则和规范,既与社会主义道德规范保持一致,又具有与护理教育专业相联系的特点。教师的职业道德建设不只是制定规范和准则,还要求教师将规范和准则内化为自身的一部分,成为从事护理教学的准则,以身作则。护理学专业教师高尚的职业道德主要包括以下几个方面。

1. 对待护理教育事业的道德

忠诚于护理教育事业,既是一个道德信念,也是护理学专业教师最崇高的美德。它是以坚定的共产主义理想、乐观的人生态度和高度的社会责任感为基础,并成为实现其他道德准则的前提。主要包括以下几个方面。

(1)热爱护理教育事业:热爱护理教育事业是护理专业教师热爱祖国、热爱人民的集中表现和实际行动。它既是护理学专业教师整体崇高声誉的重要标志,又是每个护理学专业教师做好护理教育工作的动力。

(2)不计得失,富于自我牺牲精神:教师工作是非常细致、艰巨和复杂的,教师所付出的劳动是任何量化的手段和指标都无法衡量的。而教师劳动效果的滞后性又决定了护理学专业教师的劳动不易被人们充分理解。护理学专业教师在劳动中倾注了他们的全部精力和心血,但所得报酬却可能低于他们的付出。这就要求护理学专业教师具备不计得失、勇于献身及乐于奉献的精神。这种精神表现为:教师要尽可能淡化功利思想,不斤斤计较物质享受,不迷恋世俗浮华,不对个人利益患得患失,一切以育人为上,全心全意,把知识、智慧、爱心、时间奉献给每一个学生。

(3)高度的责任感、强烈的事业心:高度的责任感是护理学专业教师做好护理教育工作的强大动力。护理学专业教师的责任感在于自觉地把培养高质量的护理人才作为自己神圣的天职,兢兢业业、勤勤恳恳,把自己的一切献给自己所从事的护理教育事业。强烈的事业心就是坚信自己从事的护理教育事业是崇高的事业,并决心在护理教育工作中,为党和人民作出更大的成绩和贡献,不断进取、勇于开拓,推动护理教育事业不断前行。

2.对待学生的道德

对待学生的道德与教师的职业道德最为密切。"教师"是相对于"学生"而言的,教师职业道德的特质就是对学生的道德。热爱学生是护理学专业教师职业道德的核心,是护理学专业教师最崇高的道德感情,是护理学专业教师处理师生关系的行为准则。

(1)关心学生,了解学生:学生作为教师的教育对象,是教师进行一切教学工作的前提。如果教师失去了对学生的热爱和关心,就失去了做好教育工作的重要基础。实践证明,教师对学生的关心和了解,可以开启学生心灵,密切师生情感,增加学生学习的兴趣,提高护理教育质量。因此,护理学专业教师应力求全面关心和了解每一个学生,熟悉学生的心理特点,努力使自己成为学生的知心朋友。

(2)尊重学生,信任学生:尊重学生包括三个方面的含义。第一,要尊重学生的"人"性。教师要意识到学生具备人所必需的自尊、需要及应有的权利,因此要科学平等地对待学生。第二,要尊重学生的发展规律。学生是教学的根本,因此,各项教学活动应适应学生的身心发展水平,要从学生利益出发。第三,尊重学生作为人的主观能动性。教师不应独断和专权,而应给学生心灵的自由,给予其个性发展的空间。

尊重学生就是要信任学生,信任也是一种教育力量,它能够唤起学生的自信心和对美好前途的追求。要相信每一个学生经过教育都是能够进步的。对犯错误的学生要给予充分的理解、信任并引导其改正错误。

(3)对学生公正、严格:教师公正是指教师在从教生涯中表现出的正大光明、质朴和公道的品质。对学生严格要求,负责到底,也是一种高尚的职业道德。护理教师既要对学生一视同仁、公正平等,又要严格负责。当然,严格要求并不是越严越好,而应严而有度,严而有理,严而有方,严而有情。

3.对待教师集体的道德

现代教育是一个多方配合,齐心协力的过程。学生在学校里德、智、体全面发展,有赖于教师集体的共同努力。因此,护理学专业的教师要正确处理好护理教师之间的关系,以及护理学专业教师与整个教师集体之间的关系,这不仅反映了教师本人的道德水准,而且还直接影响教育效果。此方面的道德主要体现在以下几个方面。

(1)尊重信任其他教师:首先须尊重其他教师的人格和声誉,坚决抛弃因个人恩怨而相互诋毁的行为。其次,要尊重其他教师的劳动,全面树立相互尊重、相互信任的道德风尚。

(2)支持和配合其他教师工作:在护理教育过程中,教师之间相互协作是经常的,多方面的。有各科教师之间的配合,也有与教学管理、行政人员的配合等。在护理教育教学工作中,教师之间应经常交流、相互支持、相互配合和团结协作,才能使护理教育取得卓越成绩。

(3)尊重依靠教师集体:护理院校的教师集体是担负共同的教育任务的复杂集体。所有成员协调一致,才能保证教师集体的统一完整性。因此,教师集体中每个成员不仅要对自己的本职工作负责,还要共同对整个事业负责。要依靠教师集体的力量与智慧,解决护理教育、教学过程中出现的各种问题。

4.对待自己的道德

(1)以身作则,为人师表:教师的职业特殊性在于育人,教师劳动的示范性表明,教师的行为举止会对学生产生潜移默化的影响。教师可以借助这一特点,不仅要用自己的知识、技能教人,还要用自己的品格陶冶人,用自己的模范行为去影响人。这种表率作用是任何其他教育因素都无法代替的。因此,护理学专业教师要时时处处严格要求自己,在品德修养、学识才能、言行举止、作风仪表、道德情操、生活方式等各方面"以身立教",成为学生的表率。

(2)学而不厌,努力进取:教学不仅仅是简单地传授知识,更是一种创造性劳动。当代科学技术飞速发展,新学科领域不断开拓,知识更新速度加快,学科间知识交叉融合,这就促使护理学专业教师必须努力学习,刻苦钻研,不断进取。此外,教育不仅是一门科学,而且是一种艺术,需要教师通晓教育理论,懂得教育规律,掌握教育技巧,不断提高自己的教学能力和教学水平。

(二)护理学专业教师的智能结构

护理学专业教师的基本任务为教书育人,这就要求护理专业教师除了具有较高的职业道德,还要有全面的智能结构。护理学专业教师的智能结构包括知识结构和能力结构两个方面。

1. 知识结构

(1)广泛而深厚的科学文化知识:教师既要术有专攻,又要广泛涉猎,既要精通一门学科,又要研究相邻学科。护理学专业教师应具有深厚的文化修养。首先因为各门学科的知识都不是孤立的,当代科学技术正朝着纵向分化和横向综合的方向发展,知识一体化的趋势正在不断增强,要求教师必须顺应这一趋势。其次,当今学生思维活跃,兴趣广泛,迫切希望教师在多方面知识上满足他们的需要。因此,教师的知识面越广博,越能将知识讲解得透彻而生动。

(2)系统精深的专业学科知识:这是教师知识结构的核心部分,也是教师向学生传授知识的必备基础。护理学专业教师必须精通所教学科的基本知识、基本理论和基本技能,了解学科发展的历史、现状、最新研究成果和未来发展趋势,以及与临近学科的关系。护理学专业教师所掌握的学科知识必须大大超过教学大纲的要求,才可能使学生在护理学领域中达到较高的水平。

(3)丰富的教育理论知识:教师应当系统地掌握教育学、心理学等知识,了解教育工作的原理和学生身心发展的规律。只有具备丰富的教育理论知识,才能树立正确的教育指导思想,克服教育工作的盲目性,达到良好的教育教学效果。从某种意义上说,是否懂得并掌握了教育的规律和理论,直接决定着教师教育教学活动的成败和效率。

2. 能力结构

1)教学能力:教学能力是护理学专业教师应具备的最基本能力之一。从教师的教学过程看,教学能力主要包括三个方面:教学认知能力、教学操作能力和教学监控能力。

(1)教学认知能力:指教师对教学目标、教学任务、学习者特点、教学方法与策略以及教学情境的分析判断能力,是整个教学能力结构的基础。主要表现为:分析掌握教学大纲的能力;分析处理教材的能力;教学设计能力;对学生学习准备性和个性特点的了解、判断能力等。

(2)教学操作能力:指教师在实现教学目标的过程中解决教学问题的能力。如制定教学目标、编制教学计划、选择和使用教学方法、教学材料设计及教学测评等的策略。它源于教师敏锐的观察、灵活的思维和果敢的意志,也源于教师教育经验和知识的积累以及对学生的了解和爱。教学操作能力是护理学专业教师教学能力的集中表现。

(3)教学监控能力:指教师为了保证教学的成功,达到预期的教学目标,而在教学过程中将教学活动本身作为认识对象,不断地对其进行积极主动地反馈、调节和控制的能力。教学监控能力是护理学专业教师体现教学能力的关键,是教学诸多能力中最高级的能力。

2)组织能力:教师是教育活动的组织者,要使教育与教学活动系统、有序及高效地开展,护理学专业教师必须具备多方面的组织能力,包括课堂教学、临床见习和实习的组织能力,组织学生的能力,维持正常教学秩序和纪律的能力,以及组织和加工教材的能力等。

3)语言表达能力:语言是教师教育教学的最基本工具,是教师向学生传播知识信息的载体和重要媒介。教师语言的优劣直接关系到教育教学的成败。语言表达能力主要包括口头表达能力和书面表达能力两个方面。

(1)教师的口头表达能力:教师通过口头形式表达语言的能力,包括科学准确地选择词和字的能力,避免词不达意;熟练使用规范语法的能力,避免发生误解;对表达内容进行选择组合的能力,使自己的语言合乎学生理解水平;善于运用不同语速、语调与节奏表达自己的思想感情,引起学生的情感共情,便于学生理解、记录。

(2)教师的书面表达能力:包括书写文字规范、条例清晰、用词准确、流畅;板书布局合理、概括性强;写出的评语、总结、文章等简明扼要、逻辑清晰及准确生动。

4)沟通能力:沟通是人与人之间相互信任、相互理解、相互尊重的桥梁,是教师取得良好教学效果的必备手段。护理学专业教师的沟通能力包括:善于倾听学生的倾诉、理解学生对问题的不同表达方式,能准确、恰当地将自己的要求和意见传递给学生,并使学生易于理解和接受;善于与其他教学人员交流教学见解,并取得支持和帮助,合作完成教学任务;善于与学生家长、教学医院和社区卫生保健部门进行沟通、联系,协调各方面的教育影响,并取得他们对护理教学、临床见习和实习工作的协作和配合。

5)研究能力:包括教学研究能力与科学研究能力。

(1)教学研究能力:这是当代护理教师必须具备的重要能力。教学研究实际上是教学的高度概括或总结。教学研究的结果可以呈多种形式,如经验总结、调查报告、实验报告、专题论述及对某些事实、观点、方法的综述等。

(2)科学研究能力:这是教师提高自身学术水平的重要途径。一名优秀的护理学专业教师必须具备科研能力,开展科研工作,提高自身的学术水平,并指导学生开展和参与科学研究工作。

20世纪70年代,英国著名的课程理论家斯滕豪斯(L. Stenhouse)提出"教师即研究者"的口号,引起世界教育界的广泛关注,强调教师应潜心研究教育、研究教学、研究学生。为顺应高等护理教育迅速发展的趋势,护理教师应在自己的教学实践中,不断总结经验,积极探索教育、教学的新途径、新办法,适应素质教育和培养创新人才的需要,同时,护理教师应不断探索、研究自己所教学科和相关学科领域。

6)自我调控能力:护理学专业教师自我调控能力包括三个方面。①根据客观需要调整自己工作结构的能力,如在护理教育、教学工作中根据社会需要、科技发展及学生反馈,不断调整教学计划、教学内容及教学方法的能力;②对自己在教学活动中的思维过程和行为过程进行自觉地反思和监控,不断调整自己的教学策略,提高自己的教学水平的能力;③调控自身的心境和情绪的能力,使自己在学生面前始终处于最佳心理状态,以愉快、乐观和奋发向上的精神状态去感染学生。

(三)护理学专业教师的心理品质

护理学专业教师的职业特点、社会角色和人际关系,决定了护理教师应具备一系列特定的心理品质。这些心理品质不仅可以推动教师积极有效地工作,而且还直接影响学生人格的健康发展。护理学专业教师的心理品质包括以下四个方面。

1. 护理教师认识过程的心理品质

（1）敏锐的观察力：敏锐的观察力是护理教师了解学生从而获得教育依据的重要能力。教师要根据学生的外部表现了解学生的个性及心理状态，甚至要对学生的心理状态进行推测，预知其将会发生的心理表现。

（2）善于分配注意的能力：一个好教师善于分配自己的注意力，在讲课时，教师的注意力既要集中在教材内容及表达方法的思考上，又要注意学生听课的表现和神态，还要从学生的表情、姿态的反馈中，注意调整自己的教学内容、速度和方法。

（3）清晰的记忆力：教师清晰的记忆力，主要表现在对教材、学生、活动及学生反映情况等几个配方面。教师备课后要记住教材内容与课堂设计；要根据学生的性别、身高、胖瘦、外部特征和个性特征来记住学生的名字、认识学生；要能将与学生集体在一起举行过的有意义的活动或与个别学生的某次接触以及学生反映的情况，在相当长的时间后清晰、准确地再现出来。这样，教师就能在心理上征服学生，融洽师生关系，使学生感到教师对自己的关注，对教师产生亲近感，从而提高教师的威望，有利于教师完成自己的工作。

（4）思维的创造力：教师是"智力能源的开发者"，是"塑造学生心灵的工程师"，这就需要教师具有思维的创造力与创新精神。教师思维的创造力首先表现在教学上，教师要根据教学大纲的要求，教材的难点、重点以及学生知识与智力水平，选用适当的教学方式，用学生听得懂而颇有吸引力的语言，创造性地把知识传递给学生。其次，教师要根据学生的特点因材施教。同一个学生在不同的年龄会表现出不同的特点，同样，不同学生在同一年龄也会表现出不同的特点，因此，因材施教要做到因时、因地、因人制宜。再次，就是对待自己和别人的教学经验，要有分析有批判地接受，不能生搬硬套，要取长补短，要有创新精神，不能因循守旧。最后，教师思维的创造力还要体现在学生身上，要通过各种方式培养学生思维的创造力和求异思维的能力，为他们今后的创造发明奠定基础。

（5）丰富的想象力：具有丰富想象力的教师，能够根据学生人性的特点和智力水平，预料他们发展的动向，给予某种教育影响。教师有可能根据这种想象，创造性地安排自己的教育措施，获得预期的效果。

2. 教师情感方面的心理品质

（1）教师的爱：爱是教师教育学生的基础，是教师的基本心理品质。具体表现在：①对学生的爱是教师毫无保留地贡献出自己的精力、才干和知识，使学生在精神和智力成长上取得最好的成果；②对学生的爱是对学生要有慈祥的、温暖的关爱；③教师不仅要爱学习成绩好的学生，而且也要爱后进生，对后进生的爱，才是教师真正的爱。被学生理解、接受，学生也会用爱来报答教师的爱。

（2）教师的期待：教师把具有各种各样个性的学生用某种观点来分析，从而提出不同的要求，称为教师的期待。期待学生成才，这是教师很重要的心理品质，教师的期待是与情感紧密相连的。罗森塔尔把教师期待的效果，称为皮格马利翁效应。

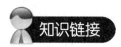
知识链接

皮格马利翁效应

传说皮格马利翁是古希腊神话中塞浦路斯的国王。他性情孤僻，常年一人独居。他善于雕刻,在孤寂中用象牙雕刻了一座他理想中的美女雕像,久而久之,他竟对自己的作品产生了爱慕之情。他祈求爱神阿佛洛狄忒赋予雕刻以生命,阿佛洛狄忒为他的真诚所感动,就使这座美女雕像活了起来。皮格马利翁遂称她为伽拉忒亚,并娶她为妻。后人把这种现象称为皮格马利翁效应,即对一个人传递积极的期望,就会使他进步得很快,发展得更好;反之,向一个人传递消极的期望则会使人自暴自弃,放弃努力。

资料来源:李瑞克.一本书看懂心理学.北京:新世界出版社,2010.

3. 教师意志方面的心理品质

意志对任何事业的成败都具有决定性意义,良好的意志对教师尤为重要。教师应锻炼和培养自己具有以下意志方面的心理品质。

(1)目的性:教师完成教育任务的明确目的性和力求达到这一目的的坚定信念,是动员自己的全部力量克服工作困难的源泉。教师的意志品质与其世界观和社会道德情感的发展直接相关。在教育工作中,教师所遇到的外部与内部困难越大,他们身上的意志品质就表现得越明显。只有忠诚于党的教育事业的教师,工作才会有明确的目的性,才能有克服困难的意志品质。

(2)果断性:教师的坚强意志还表现在果断性上。所谓果断性,就是教师善于及时地采取决断的能力。教师的坚决、果断和不屈不挠的坚定性是在教育过程中直接影响学生的内在力量,表现为教师对学生的态度上是坚定的、果断的,而不是犹豫不决的。

(3)自制性:教师意志的自制力是指自己能够掌握或支配行动的能力。自制力表现在善于控制自己消极的情绪情感、激情状态与冲动行为,表现在坚持不懈地了解和教育学生,也表现在对学生所提要求的严格、明确和不断地督促与检查上。所以教师的自制力与教师的沉着、耐心、首尾一贯的坚持性紧密地联系在一起,它是有效影响学生的重要心理品质。

(4)坚持性:教师要求学生首尾一贯的坚持性,对培养学生的技能、习惯和良好的品德有很大的作用。坚持性包括充沛的精力和坚韧的毅力,教师的精力和毅力也是影响工作成败的意志品质。一个教师对待自己的教学任务能够精神饱满地进行,在困难面前不泄气,知难而进,精力充沛、毅力顽强等,这些都能潜移默化地感染学生。

4. 教师的人格与自我适应

一个健全的教师,除了有高深的学识之外,还需要具备良好的人格,使学生乐于接近,方能发挥教师的主导作用。教师应有的人格气质包括:专业的气质与敬业的态度;稳定的情绪及深切的安全感;良好的人际关系;乐观、活泼的性格;高尚的品德以及教育的机智等。

四、护理学专业教师的专业化发展

(一)护理学专业教师的专业化发展的定义

护理学教师专业化发展是指教师作为护理学专业人员,通过合格的专业训练和自身的自主学习在专业思想、专业知识、专业能力等方面不断发展和完善的过程,即从护理学专业新教师到专家型教师的过程。教师的专业化发展的主要内容包括三个层次:①知识层次:教师作为一种职业,必须具备本专业的基本知识。②能力层次:教师专业化发展的程度就是教师的教育教学实践能力提高的过程。③情感层次:包括职业伦理与思想道德的范畴,是教师专业化发展的重要方面。护理学教师专业化发展是护理教师在专业生涯过程中其内在专业结构不断丰富和完善的过程,是新形势下护理学专业教师工作的客观要求和发展趋势。

（二）护理学教师专业发展的途径与策略

护理院校要培养高质量人才,关键在于培养建设一支高水平的专业化师资队伍。护理学专业教师的培养工作主要包括两个方面:一方面是发展高等护理教育,以源源不断地补充新的高学历的师资,使教师队伍的年龄结构、学缘结构及学历结构逐渐趋于合理优化;另一方面则应加强现有师资的培养和提高,使护理学专业教师队伍基本素质和学术水平适应社会发展的需要。对护理学专业教师培养的途径主要有以下几种。

1. 合理规划职业生涯

职业生涯规划是护理教师成长、发展的动力与方向。良好的职业生涯规划可以充分发挥自我潜能。护理教师可以通过对自身特征、能力、专业知识与技术、家庭等因素进行客观分析与评价,对自己各阶段的发展计划做出设想。

2. 树立终身学习理念

未来是一个学习型社会和终身学习的时代,以终身学习的观点培养自学的态度与愿望,这是护理学专业在职教师提高业务水平的重要途径。护理学专业教师一般都受过良好的教育和专业训练,具有一定的自学能力,可以结合自己专业的方向学习相关内容,以便使自己在专业知识方面更为博大精深。另外,应充分重视教育学、心理学及管理学等学科知识的学习,并在实践中锻炼、提高,形成自己的教学风格,促进教学能力与水平的提高。

3. 开展教学反思

教学反思是教师专业化发展的核心因素之一,是教师以现代教育思想和教育理念为基础,通过观察、回顾、诊断、自我监控等方式,对自己的教学实践进行理性思考、质疑、评价自己教学的有效性,进而不断自我完善的过程。教学反思可以进一步激发教师终身学习的自觉冲动,不断反思和发现困惑,不断地对已有的教学经验产生怀疑,从而促使自己拜师求教,深造学习,重新建构教学经验。

4. 进行规范化在职培养

护理院校可通过具体教学、临床实践以及科学研究工作对教师进行有计划、有针对性的培养提高。通过参加护理教学实践,巩固教师专业知识,不断提高教学水平。参加临床护理实践能及时了解临床应用的新技术、新疗法,进一步丰富教学内容并对护理工作中存在的薄弱环节给予警示。同时,还要鼓励护理学专业教师积极开展护理科学研究工作,在研究工作的过程中,教师的知识结构也就得到了更新,学术水平得到了提高。

5. 组织进行业务进修

教师业务进修的主要目的是使教师真正具备履行岗位职责所必需的知识和能力。主要形式有:单科进修,学位课程班进修、骨干教师进修班、国内访问学者、高级研讨班、社会实践、短期研讨班、出国进修等。护理院校可根据教师队伍建设规划和学科发展选择适合的进修形式。护理学专业的教师到校外进修,还可受到不同学校、不同学术观点的影响,开阔视野,活跃思想。在教师进修中应注重专业科学素养与教育科学素养,并维持两者的协调。从我国的实际与国际发展的趋势看,后者应受到更大的重视。因为教师有了丰富的现代教育科学理论的武装,才能更有效地发现、发掘本专业的知识。

6. 组织进行学术交流

学术交流(academic exchanges)是指针对规定的课题,由相关专业的研究者、学习者参加,为了交流知识、经验、成果,共同分析、讨论解决问题的办法而进行的探讨、论证、研究活动。可以采用座谈、讨论、演讲、展示、实验、发表成果等方式进行。当今社会,信息高速发展,科技日新月异,只有了解本学科的国内外发展动态,才能始终站在学科发展前沿,把握学科发展趋势。因此,护理院校要鼓励教师经常参加国内外学术交流活动,取长补短,提高业务水平,激发创造力。

能力测试题

1.简述教育机智、教师的职业道德、专业发展的概念。

2.简述护理专业教师与学生的权利与义务。

3.阐述护理学专业教师发展的主要途径。

4.与其他职业劳动进行比较,试说出护理教师劳动的特点。

5.举例说明护理学专业学生应具备的素质及护理教师应具备的专业素养。

6.根据本章所学的知识,选择你所熟悉的教师,试分析其具备的心理品质,并对其教学效果作出评价。

(赵文婷)

中英文名词对照

ZHONGYINGWEN MINGCI DUIZHAO

A

案例分析题	case analysis item
案例教学法	case-based learning,CBL

B

班级教学	class teaching
备课	preparation for lesson
本性	nature
比较研究法	comparative research method
毕业后护理学教育	postgraduate nursing education
编码	code
编码系统	coding system

C

操作性行为	operant behavior
长时记忆	long-term memory
成人教育理论	adult education theory
惩罚	punishment
重测信度	test-retest reliability
创新	creation
创造力	creativity

D

带教制	preceptorial model
单元计划	unit plan
调查研究法	survey method
定量评价	quantitative evaluation
定向	set
定性评价	qualitative evaluation
动作技能领域	psychomotor domain
读书指导法	reading tutoring method
短时记忆	short-term memory
多媒体计算机技术	multimedia computing

多项选择题	compound multiple-choice item

F

发现教学法	discovery teaching method
发现学习	discovery learning
反应	responding
泛化律	law of generalization
访谈法	interviewing method
分析	analysis
负强化	negative reinforcement
复本信度	alternate forms reliability
复杂的外显反应	complex overt response

G

感觉记忆	sensory memory
个别教学	individualized instruction
个人参与	personal involvement
个体内差异评价	individual referenced evaluation
观察法	observation method
过程模式	process model

H

核心课程	core curriculum
护理博士研究生教育	doctoral degree nursing programs
护理教学评价	nursing teaching evaluation
护理教育	nursing education
护理教育学	nursing pedagogy
护理教育研究	nursing educational research
护理硕士研究生教育	master's degree nursing programs
护理学本科教育	baccalaureate degree nursing programs
护理学短期培训	nursing short-term training
护理学函授教育	nursing correspondence education
护理学进修教育	nursing advanced education
护理学专科教育	associate degree nursing programs
护理执业前教育	preregistration education
护理专业教师	nursing teacher
护理专业学生	nursing student
活动课程	activity curriculum

J

机械动作	mechanism
基础护理学教育	basic nursing education
计算机辅助教学法	computer assisted instruction,CAI

计算机化教育	computer-based education
记忆	memory
继续护理学教育	continuing nursing education
价值	value
价值与价值体系的性格化	characterization by value or value complex
简答题	short-answer item
建构主义	constructivism
间歇强化	intermittent reinforcement
渐退	fading
讲授法	lecture method
教材	subject material
教科书	textbook
教学方法	method of instruction
教学规律	objective law of teaching
教学角色扮演法	role play method
教学目标	objectives of teaching
教学评价	teaching evaluation
教学艺术	teaching art
教学原则	teaching principle
教学组织形式	organizational form of teaching
教育	education
教育测量	educational measurement
教育机智	wisdom of education
教育目的	aims of education
教育评价	educational evaluation
教育心理学	educational psychology
教育学	pedagogy
交互决定论	reciprocal determinism
接受	receiving
经验	experience
经验学习法	experiential learning
绝对评价	absolute evaluation

K

考核法	assessment method
客观结构化临床考试	objective structured clinical examination,OSCE
客观性试题	objective item
课程	curriculum
课程编制	curriculum development
课程标准	syllabus

课程计划	instructional program
课程结构	curriculum structure
课时计划	teaching period plan
课堂教学	classroom teaching
课堂群体动力	group dynamics of classroom
课堂问题行为	problem behavior of classroom

L

类目	category
理论教学	theory teaching
理念	philosophy
连续强化	continuous reinforcement
练习法	exercising method
练习律	law of exercise
临床	clinical
临床查房	clinical ward round
临床见习	clinical observation
临床教学	clinical teaching
临床实习	clinical practice
临床实习讨论会	clinical discussion and conference
领会	comprehension
论述题	essay item

M

媒体	media
模拟教学	simulated teaching method
目标模式	objectives model
慕课	massive open online course

N

难度	difficulty
内容效度	content validity

P

培养目标	training objectives
配伍选择题	matching multiple-choice item
评分者信度	inter-rater reliability
评价	evaluation

Q

潜能	potentiality
强化	reinforcement
情感领域	affective domain

情境教学法	situational teaching method
区分度	discrimination
全日制护理教育	full time nursing education

R

人本主义心理学	humanistic psychology
人格	personality
认知领域	cognitive domain

S

"三明治"式教学法	sandwich type teaching method
上位学习	superordinate learning
社会学习	social learning
渗透性	pervasive
声像媒体	audio-visual media
失用律	law of disuse
实践教学	practice teaching
实习作业法	practical work method
实训室教学	laboratory teaching
实验研究法	experimental method
实质教育论	education on substance
是非题	true-false item
适应	adaption
塑造	shaping

T

谈话法	conversation method
提取	retrieval
提问法	questioning method
填空题	completion item
条件刺激	conditioned stimulus, CS
条件反射	conditioned response, CR
同化	assimilation
投影仪	overhead projector

U

联合国教科文组织	United Nations Educational, Scientific and Cultural Organization, UNESCO

W

文献研究法	literature research
问卷法	questionnaire method
无条件刺激	unconditioned stimulus, UCS

无条件反射   unconditioned response, UCR

X

习得律	law of acquisition
系统模式	systematic model
下位学习	subordinate learning
显性课程	explicit curriculum
相对评价	relative evaluation
消退律	law of extinction
小组教学	group teaching
小组讨论法	small-group discussion method
效标关联效度	criterion-related validity
效度	validity
效果律	law of effect
信度	reliability
信息加工模式	information processing model
行动研究	action research
形成性评价	formative evaluation
形式教育论	forms of education
叙事研究法	narrative analysis method
选择题	multiple-choice item
学科	discipline
学科课程	subject curriculum
学术交流	academic exchanges

Y

研究生教育	postgraduate education
演示法	demonstration method
业余护理教育	part-time nursing education
以问题为基础的教学法	problem-based learning, PBL
一般系统理论	general system theory
音响媒体	sound media
隐性课程	hidden curriculum
应答性行为	respondent behavior
应用律	law of use
有意义学习	meaningful learning
有指导的反应	guided response
运用	application

Z

折半信度	split-half reliability
诊断性评价	diagnostic evaluation

正强化	positive reinforcement
知觉	perception
知识	knowledge
中等护理学教育	diploma nursing programs
主观性试题	subjective item
注册后护理学教育	post-registration education
贮存	storage
专题讲座及研讨会	subject lecture or workshop
准备律	law of readiness
自陈法	self-report method
自发恢复	spontaneous recovery
自我发起	self-initiated
自我评价	evaluated by the learner
自我实现	self-actualization
综合	synthesis
综合课程	integrated curriculum
总结性评价	summative evaluation
组合学习	combinational learning
组织	organization

参考文献

CANKAOWENXIAN

[1] 姜安丽.护理教育学[M].北京:人民卫生出版社,2012.

[2] 郭渝洁,李惠萍.护理教育学[M].北京:人民卫生出版社,2014.

[3] 王萍.现代教育学[M].济南:山东教育出版社,2012.

[4] 李丽萍.护理教育学[M].杭州:浙江大学出版社,2009.

[5] 任平,孙文云.现代教育学[M].广州:暨南大学出版社,2013.

[6] 夏海鸥,孙宏玉.护理教育理论与实践[M].北京:人民卫生出版社,2012.

[7] 杜晓利.富有生命力的文献研究法[J].上海教育科研.2013,(10):1.

[8] 王艳荣,黄东民.试论比较研究法在教学中的应用[J].学周刊A版.2011,(5):111-112.

[9] 李小妹.护理教育学[M].北京:人民卫生出版社,2005.

[10] 胡正亚.教育评价与测量[M].呼和浩特:远方出版社,2005.

[11] 仰曙芬.护理专业OSCE考核指南[M].北京:人民卫生出版社,2013.

[12] 冯建新.现代教育评价与测量学[M].北京:中国社会科学出版社,2005.

[13] 石亚军.人文素质教育:制度变迁与路径选择[M].北京:中国人民大学出版社,2008.

[14] 侯怀银.高等教育学[M].太原:山西人民出版社,2014.

[15] 《教师资格认定考试专用系列教材》编委会.教师资格认定考试准用系列教材——教育学[M].北京:教育科学出版社,2011.

[16] 叶奕乾,何存道,梁宁建.普通心理学(修订版)[M].上海:华东师范大学出版社,2003.

[17] 珍妮·沃思,戈登·德莱顿.学习的革命(修订版)[M].顾瑞荣,译.上海:上海三联书店,1998.

[18] 孙宏玉.护理教育学[M].北京:北京大学医学出版社,2009.

[19] 李小寒.护理教育学[M].北京:人民卫生出版社,2003.

[20] 全国十二所重点师范大学.教育学基础[M].2版.北京:教育科学出版社,2008.

[21] 陈玉琨.教育评价学[M].北京:人民教育出版社,1999.

[22] 薛天祥.高等教育学[M].桂林:广西师范大学出版社,2001.

[23] 黄济,王策三.现代教育论[M].北京:人民教育出版社,1996.

[24] L W Anderson.学习、教学和评估的分类学:布卢姆教育目标分类学修订版[M].皮连生,译.上海:华东师范大学出版社,2008.

[25] A J Harrow,E J Simpson.教育目标分类学,第三分册:动作技能领域[M].施良方等,译.上海:华东师范大学出版社,1984.

[26] 李小寒.护理教育学[M].2版.北京:人民卫生出版社,2013.

[27] 郭常安.目标教学与中等医学教育[M].杭州:浙江科学技术出版社,1995.

[28]　张楚廷.教学论纲[M].北京:高等教育出版社,2002.

[29]　李方.课程与教学基本理论[M].广州:广东高等教育出版社,2002.

[30]　郑修霞.护理教育学概论学习指导[M].北京:北京医科大学出版社,2002.

[31]　罗伯特 M 戴尔蒙德.课程与课程体系的设计和评价实用指南[M].黄小苹,译.杭州:浙江大学出版社,2006.

[32]　李剑萍,魏薇.教育学导论(2006 年修订版)[M].3 版.北京:人民出版社,2006.

[33]　王升.现代教学论[M].2 版.石家庄:河北人民出版社,2005.

[34]　郭洋波,秦玉峰.教育学[M].北京:人民出版社,2013.

[35]　张焕庭.西方资产阶级教育论著选[M].北京:人民教育出版社,1964.

[36]　史振民,刘瑞儒,武忠远.导教促学论[M].北京:科学出版社,2012.

[37]　孙绵涛.教育组织行为学[M].福州:福建教育出版社,2012.

[38]　郭洋波,秦玉峰.教育学[M].北京:人民出版社,2013.

[39]　奥姆罗德.教育心理学[M].北京:中国人民大学出版社,2011.

[40]　Ｔ 胡森,Ｔ Ｎ 波斯尔斯韦特.教育大百科全书-教学[M].重庆:西南师范大学出版社,2011.

[41]　范秀珍.护理教育学[M].北京:人民卫生出版社,2009.

[42]　王金霞.有效课堂教学的实施与策略[M].石家庄:河北人民出版社,2010.

[43]　傅道春.教育学-情境与管理教育[M].北京:科学出版社,2011.

[44]　傅岩,吴义昌.教育学基础[M].南京:南京大学出版社,2014.

[45]　阮满真,赵光红.临床护士"三基"自测[M].北京:人民军医出版社,2008.

[46]　李宝峰.现代教育学基础[M].上海:华东师范大学出版社,2011.

[47]　邵宗杰,卢真金.教育学[M].5 版.上海:华东师范大学出版社,2010.

[48]　刘美凤.教育技术教程[M].北京:清华大学出版社,2014.

[49]　邵宗杰,卢真金.教育学[M].5 版.上海:华东师范大学出版社,2013.

[50]　易巧云.护理教育导论学习指导[M].长沙:中南大学出版社,2009.

[51]　宫玉花,陆虹.对临床教师有效教学行为的调查[J].中华护理杂志,2003,(01):11-14.

[52]　王金国.简介小组讨论教学法[J].教育研究,2000,6(8):137-147.

[53]　郑秀敏."三明治"式教学法在高等教育中的应用[J].高教探索,2004,20(2):46-48.

[54]　范佩玲."三明治"教学法在急诊科临床护理见习中的应用[J].全科护理,2013,11(6):1627.

[55]　Srinivasan M.PBL 教学法与 CBL 教学法的比较[J].夏颖,顾鸣敏,译.复旦教育论坛,2009,7(5):88-91.

[56]　吴鹏,桂伶俐,李科珍,等.案例中心教学法(CBL)结合客观结构化临床考试(OSCE)在八年制妇产科实习中的应用[J].中国高等医学教育,2012,26(2):134-139.

[57]　林秀燕.谈现代教学媒体的有效使用[J].吉林教育,2015,14(3):53.

[58]　张中兴.微课与微课程研究进展综述[J].中国医学教育技术,2014,28(6):586-589.

[59]　袁红霞,刘涛,周盾.微格教学法在护理本科健康评估实践教学中的应用[J].护理学杂志,2013,28(15):74-76.

[60]　郭元元.孔子与苏格拉底启发式教学方法比较研究[J].洛阳师范学院学报,2011,30(7):73-76.

[61] 李汉潮.东西方教学法的比较与启示——孔子的"启发式"与苏格拉底的"产婆术"[J].中国成人教育,2011,20(6):151-152.

[62] 李旭升,胡野,黄斌伦.护理专业学生学业评价多元化的实践[J].中国高等医学教育,2012,(02):31-32.

[63] 尚少梅.护理教育[J].护士进修杂志,2005,(10):869-870.

[64] 丁梦扬,蒋波.关于测验成绩正态分布与偏态分布的思考[J].常熟理工学院学报,2008,22(6):85-87.

[65] 郑思琳,陈燕华.国外护理临床能力评价研究现状[J].全科护理,2011,(11):1013-1015.

[66] 刘哲军,胡雁,苏颖.临床能力内涵的评价与界定[J].护理学杂志,2013,(21):88-90.

[67] 杨丽,赵秋利,朱雪梅,等.临床护理教师评价的研究进展[J].中华现代护理杂志,2012,18(23):2840-2842.

[68] 周厚秀,朱京慈.护理本科生临床能力评价指标体系的构建[J].解放军护理杂志,2007,24(9):4-7.

[69] 李静,孙宏玉,郑修霞.本科实习学生临床能力评价指标的调查[J].护士进修杂志,2005,20(8):700-702.

[70] 罗先武,姜小鹰.护理专业本科生临床能力评价指标的建立与论证[J].中国实用护理杂志,2006,22(25):10-12.

[71] 姜继红.浅谈教育叙事研究[J].读与写(教育教学刊),2008,5(9):72-73.